U0213402

YAOWU JINGJIE YU
FENGXIAN GUANLI

药物警戒与风险管理

主　编：宿　凌

副主编：许　燕　刘　颖

编　者：宿　凌　许　燕　刘　颖

　　　　朱飞跃　王宇婷　郑靖萍

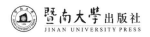

暨南大学出版社
JINAN UNIVERSITY PRESS

中国·广州

图书在版编目（CIP）数据

药物警戒与风险管理/宿凌主编 . —广州：暨南大学出版社，2023.6
ISBN 978 - 7 - 5668 - 3634 - 2

Ⅰ.①药…　Ⅱ.①宿…　Ⅲ.①药物—安全管理—中国　Ⅳ.①R965.3

中国国家版本馆 CIP 数据核字（2023）第 048002 号

药物警戒与风险管理
YAOWU JINGJIE YU FENGXIAN GUANLI
主　编：宿　凌

· ·

出 版 人：张晋升
责任编辑：黄　斯
责任校对：陈俞潼
责任印制：周一丹　郑玉婷

出版发行：暨南大学出版社（511443）
电　　话：总编室（8620）37332601
　　　　　营销部（8620）37332680　37332681　37332682　37332683
传　　真：（8620）37332660（办公室）　37332684（营销部）
网　　址：http://www.jnupress.com
排　　版：广州良弓广告有限公司
印　　刷：广州市友盛彩印有限公司
开　　本：787mm×1092mm　1/16
印　　张：14.75
字　　数：300 千
版　　次：2023 年 6 月第 1 版
印　　次：2023 年 6 月第 1 次
定　　价：42.00 元

前　言

药品安全事关公众生命健康，开展药物警戒活动，可以有效监测和控制药品安全风险。药物警戒是对药品不良反应及其他与用药有关的有害反应进行监测、识别、评估和控制。2019年，我国修订实施的《中华人民共和国药品管理法》首次提出建立药物警戒制度，正式确定了药物警戒工作的法律地位。2021年，国家药品监督管理局组织制定了我国第一版《药物警戒质量管理规范》。此外，我国还颁布实施了药物警戒相关的一系列规章制度。

目前，全国医药院校药学类、中药学类专业尚未开设"药物警戒"相关本科生、研究生课程，但药物警戒的理论和知识，是药学类、中药学类专业学生未来在药学领域从业不可或缺的。无论上市前药物非临床研究、药物临床试验，还是上市后药品安全性评价研究，都离不开药物警戒活动。随着我国药物警戒法律体系的建设和完善，非常有必要为药学类、中药学类专业本科生、研究生开设"药物警戒"课程，填补学生药物警戒理论知识，增强学生药品安全意识，培养学生风险管理能力。近年来，国际上药物警戒的法律和指南不断更新，国内药物警戒法规和指导原则陆续出台，目前急需一本适用于我国药学类、中药学类专业本科生、研究生学习药物警戒理论知识的参考书。

暨南大学是中国第一所由政府创办的华侨学府，是国家"双一流"建设高校。暨南大学药学院成立于2001年，拥有药学一级学科博士授权点，药学、中药学2个一级学科硕士授权点，制药工程、药学2个专业学位硕士授权点，以及药学、中药学、生物制药学3个本科专业。目前，暨南大学药学院已将"药物警戒"课程列入药学、中药学、生物制药学本科生和药学专业学位硕士生培养方案中。作为药学院药事管理学教研室的骨干教师，笔者承担了"药物警戒"课程的建设和教学工作，组织编写了《药物警戒与风险管理》一书。为了更好地开展教学和服务社会，在本书出版之际，我们正积极录制"药物警戒"的中国大学慕课，宣传药物警戒知识，推动药物警戒发展，提高医药人士药品安全意识和风险管理能力。

由于编者能力和精力有限，书中难免存在纰漏，恳请业内专家、读者朋友多多包涵，并欢迎大家多提宝贵建议。我们开设了微信公众号"宿凌 e 药事"（sulingyaoshi）开展交流和答疑，介绍药物警戒知识，传递慕课上线信息。

感谢暨南大学药学院的领导张冬梅教授、孙平华教授和江正瑾教授对本书编写和课程建设的大力支持！感谢广东省药品不良反应监测中心许燕副主任、刘颖老师、朱飞跃老师参与资料收集工作！感谢硕士生郑靖萍、王宇婷参与资料的收集与撰写工作！感谢硕士生丁楚凤、伍绮敏、梁燕坤参与校对工作！

感谢暨南大学本科教材资助项目、暨南大学研究生教材建设项目、广东省药品监督管理局科技创新项目、广东省药品不良反应监测中心科研项目的资助。

宿　凌

2023 年 3 月

书于暨南园

第一章　绪　论

第一节　什么是药物警戒

一、药物警戒的界定

药物警戒，英文 Pharmacovigilance，缩写 PV。Pharmaco 源于希腊文，意为药、药物，vigilance 源于拉丁文，意为警戒、警惕。

1974 年，法国科学家首创"药物警戒"一词，虽未给出明确的定义，但与当时"药品不良反应监测"基本相似。1992 年，欧盟一专家组对药物警戒做出定义：对药品，特别是对其在正常用法用量情况下出现的非需要效用监测的有关信息进行收集与科学评价的一个体系，也应包括常见的药品误用（Misuse）与严重的药品滥用（Abuse）信息的收集。同年，法国药物流行病学家 Begaud 在著作中也对药物警戒做出定义：药物警戒是监测和防止药物不良反应的所有方法，不仅是药物上市后的监测，还包括了药物在临床试验甚至临床试验前研制阶段中的监测。2002 年，世界卫生组织（WHO）将药物警戒定义为：药物警戒是发现、评估、理解和预防药物不良反应或其他任何药物相关问题的科学和活动。

2019 年 12 月 1 日，我国修订实施的《中华人民共和国药品管理法》（简称《药品管理法》）首次提出在我国建立药物警戒制度，正式确定了药物警戒的法律地位。

在我国，药物警戒是对药品不良反应及其他与用药有关的有害反应进行监测、识别、评估和控制。药品不良反应是指合格药品在正常用法用量下出现的与用药目的无关的有害反应。药品不良反应报告和监测是指药品不良反应的发现、报告、评价和控制的过程。药物警戒活动包括药品不良反应报告和监测。

二、药品安全风险的分类

药品安全风险可分为自然风险和人为风险。药品安全的自然风险，又称"必然风险""固有风险"，是药品的内在属性，属于药品设计风险；药品安全的自然风险是客观存在的，和药品的疗效一样，是由药品本身所决定的，来源于已知或者未知的药品不良反应。药品安全的人为风险，属于"偶然风险"范畴，是指人为有意或无意违反法律法规而造成的药品安全风险，存在于药品的研制、生产、经营、使用各个环节。人为风险属于药品的制造风险和使用风险，主要来源于不合理用药、用药错误、药品质量问题、政策制度设计及管理导致的风险，是我国药品安全风险的关键因素。药物警戒就是对药品自然风险和人为风险进行监测、识别、评估和控制的活动，旨在降低和用药有关的有害反应。

药物警戒和药品自然风险、人为风险的关系见表1-1。

表1-1 药物警戒和药品自然风险、人为风险的关系

	自然风险	人为风险
别名	"必然风险""固有风险"	"偶然风险"
属性	药品的内在属性，属于药品设计风险	人为造成的，属于药品的制造风险和使用风险
存在	客观存在	存在于药品的研制、生产、经营、使用各个环节
来源	来源于已知或者未知的药品不良反应	主要来源于不合理用药、用药错误、药品质量问题、政策制度设计及管理导致的风险，是我国药品安全风险的关键因素
药物警戒内容	对药品不良反应进行监测、识别、评估和控制	对其他与用药有关的有害反应进行监测、识别、评估和控制

三、药害事件的界定与分类

药害事件（Medication Misadventure）泛指任何与药物有关的医源性灾害或事件，包括药品不良事件（Adverse Drug Event，ADE）、药品不良反应（Adverse Drug Reaction，ADR）和用药错误（Medication Error，ME）。药品不良事件是指药物治疗过程中出现的不良临床事件，不一定与该药有因果关系，包括药品不良反应；而用药错误是指任何有可能导致药物使用不当或伤害的可预防性事件。药害事件、药品不良事件、药品不良反应和用药错误的关系见图1-1。

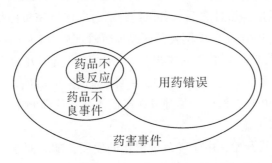

图1-1 药害事件、药品不良事件、药品不良反应和用药错误的关系

（引自：Anonymous，Am J Health Syst Pharm，1998，55：165-166）

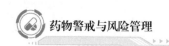

药物警戒不仅涉及药品不良事件的分析和评价，还涉及其他药害事件的分析和评价，包括假劣药、用药错误、药物滥用等。其中，用药错误主要涉及禁忌症用药、配伍禁忌、超适应症用药、超剂量用药、重复用药、药物相互作用等。

第二节　国际药物警戒概况

一、国际药物警戒发展概况

自从药品诞生以来，国际社会上发生了许多触目惊心的药害事件，这些药害事件对公众产生了广泛而深刻的影响，不仅提高了公众对于药品安全问题的重视，同时也促进了组织机构的建立和法律法规的出台。

1848 年，英国一名 15 岁的女孩在治疗嵌甲期间死于氯仿麻醉。随后，《柳叶刀》杂志成立了一个委员会，邀请英国及其殖民地的医生提交与麻醉有关的死亡报告。

1901 年，美国 13 名儿童死于受污染的白喉抗毒素。于是，在 1902 年，美国政府很快通过了《生物制品管理法》，以确保血清、疫苗和其他产品的纯度与安全性。

1937 年，美国上市了一种新的以二甘醇溶解的磺胺酏剂，该制剂由于上市前未做毒性试验，最终导致 107 人死亡，其中包括 34 名儿童。此事件促成美国国会通过了《联邦食品、药品和化妆品法》，规定药品在上市前必须进行药品安全性试验来验证其安全性，但此时对于药品上市后的安全性监测还没有相应的要求。

20 世纪 50 年代末和 60 年代初，震惊世界的反应停（沙利度胺）事件祸及全世界 40 多个国家，1 万余例新生儿"海豹肢畸形"，导致全球的药品监管发生了巨大的变化。反应停事件之后，各国纷纷通过立法，完善药品监管措施，加强药品安全的监管。1961 年，美国食品药品监督管理局（Food and Drug Administration，FDA）开始收集药品不良反应报告。1964 年，英国开始实行药品不良反应监测自发报告制度（黄卡系统）。1969 年，日本开始使用药品上市后监测（PMS）系统。1970 年，法国开始建立医院的不良反应监测中心，并于 1973 年正式启动了药物警戒系统。

20 世纪 90 年代开始，由于经济全球化的发展，随之而来的药品风险也在逐渐增加，药物警戒被广泛应用。人们开始对药物警戒进行深入了解和思考，从各个方面、多个层次去探讨药物警戒的内涵，与此同时各国开始逐步建立药物警戒制度，药物警戒活动取得进一步的发展。

1992 年，法国药物流行病学家 Begaud 明确定义了药物警戒。1996 年 6 月，在 WHO 总部日内瓦召开了药物警戒中心建立与运行的咨询会议，会议讨论了如何有效地组织、运行药物警戒体系，并提出了一些切实可行的建议。2002 年，WHO 进一步完善了药物警戒的定义。

在药物警戒的发展过程中，有多个重要的国际组织（UMC、CIOMS、ICH等）在世界药物警戒体系的建立中起到了重要作用。

WHO 乌普萨拉监测中心（Uppsala Monitoring Centre，UMC）主要工作是收集不良反应报告，研究和开发药品不良反应监测方法，反馈信息以及教育和培训。

国际医学科学组织理事会（Council for International Organizations of Medical Sciences，CIOMS）是由 WHO 和联合国教科文组织建立的非营利性国际组织。CIOMS 的专家团队商讨药物警戒的相关事宜并提出相应的建议，各个国家的代表参考 CIOMS 专家的观点并结合本国实际情况，制定各国指导原则。这些指导原则被广泛运用到各国的监管体系中，规范各国的药物警戒活动，并运用于监管实践中。

人用药品技术要求国际协调理事会（The International Council for Harmonisation of Technical Requirements for Pharmaceuticals for Human Use，ICH）是在 1989 年由欧共体、美国和日本三方的药品注册管理部门和药品研发生产部门协商成立的，颁布了多个指导文件，其中涉及药物警戒的主要是 E2A、E2B、E2C、E2D、E2E、E2F 等文件（见表 1 - 2）。

ICH 对于药品的国际技术要求，大多数来自 CIOMS 的建议。在这些国际组织和各国药监部门的共同努力下，各国的药物警戒制度逐步建立并进一步发展。

表 1 - 2　与药物警戒相关的 ICH 二级指导原则

编码	名称	内容
E2A	临床安全数据的管理：快速报告的定义和标准	主要为临床安全报告关键方面制定标准定义和术语以及在上市前建立适当的快速报告机制
E2B	临床安全数据的管理：个例安全报告传输的数据元素	围绕数据元素，对上市前、上市后的不良反应/不良事件的报告进行了规范
E2C	定期获益—风险评估报告	为 ICH 地区上市药品（包括正在进一步研究的批准药物）的定期获益—风险评估报告提供标准

（续上表）

编码	名称	内容
E2D	上市后安全数据的管理：快速报告的定义和标准	对上市后安全性数据管理提供指导，改善上市后安全性资料的质量以及协调收集与报告资料的方式
E2E	药物警戒计划	为制订药物警戒计划活动，特别是为新药上市早期的准备提供帮助
E2F	研发期间安全性更新报告	为 ICH 地区药品研发期间安全性更新报告提供标准

二、WHO 药物警戒发展概况

1. 乌普萨拉监测中心

反应停事件之后，1968 年 WHO 制定了国际药物监测计划（Programme for International Drug Monitoring，PIDM），该计划自 1978 年以来一直由总部位于瑞典的乌普萨拉监测中心（Uppsala Monitoring Centre，UMC）执行。UMC 设有 3 个部门，即内务部、外务部及研究开发部。UMC 的主要职能是管理从国家监测中心收到的国际药品不良反应报告的数据库。UMC 生成了各个国家监测中心的标准化报告，并促进各个国家之间的沟通，以促进信号的快速识别。中国于 1998 年成为 PIDM 成员，到 2022 年底，已经有 170 多个国家和地区加入 PIDM，定期向 UMC 报送药品不良反应数据。

1984 年，国际药物流行病学协会（International Society of Pharmacoepidemiology，ISPE）和欧洲药物警戒协会（European Society of Pharmacovigilance，ESOP）相继成立，ESOP 后来更名为 ISOP（International Society of Pharmacovigilance）。ISPE 和 ESOP 的成立，标志着药物警戒正式进入了学术界，并越来越多地融入临床实践中。一些国家开始建立主动监测系统，以弥补传统的药物监测方法的不足。如新西兰和英国的处方事件监测系统（Prescription Eventmonitoring Systems，PEM）、美国和加拿大的记录链接系统、美国的病例对照研究。

1969 年，WHO 首次发布了用于编码不良反应的术语集（World Health Organization Adverse Reaction Terminology，WHO-ART）。多年以来，WHO-ART 一直都是不良反应术语合理编码的基础，被国家监测中心、药品生产企业和监管机构广泛采用。随着新体征的不断出现，诞生了很多新的不良反应术语，WHO-ART 在保持原有结构和既有关系的基础上将这些新词汇融入其中。20 世纪 90 年代末 ICH 开发了一种被称为监管活动医学词典（Medical Dictionary for Regulatory Activities，MedDRA）的新术语，该术语在发达国家取代了 WHO-ART。MedDRA

适用于所有医疗产品的注册及上市前和上市后的安全监管。目前，MedDRA 用户数量日益增加，世界各地越来越多的监管机构、药品生产企业、临床研究机构及医疗保健人员使用 MedDRA。

2. VigiBase 数据库

自 1978 年以来，UMC 开发并维护 VigiBase 数据库。VigiBase 数据库是 UMC 和 WHO 国际药物监测计划工作的核心驱动力，目的是尽快发现未知的与药物有关的安全问题的早期迹象。它以结构化形式记录信息，以便方便且灵活地检索和分析数据，提供检索和沟通潜在药品安全风险的证据。VigiBase 是一个兼容开放数据库互联（Open Data Base Connectivity，ODBC）的关系数据库管理系统（Relational Database Management System，RDMS），使用结构化查询语言（Structured Query Language，SQL）进行数据库通信。

到 2022 年底，WHO 国际药物监测计划工作的成员国已提交了超过 3 000 万份疑似药品不良反应报告，VigiBase 会随着药品个例安全性报告（Individual Case Safety Report，ICSR）的输入而不断更新，每年增加几百万份报告。UMC 建议国家监测中心至少每季度发送一次报告，大多数国家监测中心都坚持这个指导方针。

VigiBase 没有直接给出数据下载链接，申请者可通过以下两种途径与 UMC 联系订购获取数据。①自定义检索：申请者不能直接获取 VigiBase 的原始数据，但可通过发送申请的形式，由 UMC 工作人员对数据进行分析后提供给申请者分析结果；②个例报告提取：申请者发出申请后，UMC 每年发送给申请者 VigiBase 完整的原始数据。但申请者获取原始数据之后，必须通过 UMC 伦理委员会批准后方可拥有数据的分析权限。

除了数据管理和质量保证工具外，VigiBase 还与 WHO Drug、MedDRA、WHO ICD（International Statistical Classification of Diseases and Related Health Problems）和 WHO-ART 等医疗和药物分类相关联。这些分类能够以不同的精度和聚合级别进行结构化数据输入、检索和分析，这对于准确和有效地分析数据至关重要。

VigiBase 中的所有数据都自动编码为 MedDRA 和 WHO-ART。用户需提供他们的 MedDRA ID 以检查由 MedDRA 编码的 VigiBase 数据；对于没有订阅 MedDRA 的用户，VigiBase 可以提供以 WHO-ART 编码的药品不良反应术语。

三、美国药物警戒概况

1. 美国药物警戒监管机构

美国食品药品监督管理局（Food and Drug Administration，FDA）隶属于美国

卫生与公众服务部。FDA 中负责药物警戒工作的主管部门是药品评价与研究中心（Center for Drug Evaluation and Research，CDER）。作为 FDA 的一部分，CDER 是美国全国唯一的药物警戒中心，管理包括生物制品和仿制药在内的非处方药和处方药。CDER 的使命是确保为美国民众提供安全有效的药物。

CDER 中与药物警戒的关系最为密切的是监测与流行病学办公室（Office of Surveillance and Epidemiology，OSE），它是 CDER 内药物警戒的主要负责部门。在药品的整个生命周期中，OSE 利用各种工具和方法，对用药安全状况进行监测和评估。OSE 下设两个主要部门，分别是药物警戒与流行病学办公室（Office of Pharmacovigilance and Epidemiology，OPE）和用药错误预防与风险管理办公室（Office of Medication Error Prevention and Risk Management，OMEPRM）。

OPE 包括药物警戒部（Division of Pharmacovigilance Ⅰ & Division of Pharmacovigilance Ⅱ，DPV Ⅰ & DPV Ⅱ）和流行病学部（Division of Epidemiology Ⅰ & Division of Epidemiology Ⅱ，DEP Ⅰ & DEP Ⅱ）。药物警戒部通过安全信号监测，评估所有上市药品和治疗用生物制品的安全相关问题。流行病学部通过主动的药物安全监测，使用观察性数据资源进行流行病学研究。

OMEPRM 下设三个部门，分别是用药错误预防与分析部（Division of Medication Error Prevention and Analysis，DMEPA）、风险管理部（Division of Risk Management，DRM）、缓解评估与用药错误监测部（Division of Mitigation Assessment and Medication Error Surveillance，DMAMES）。DMEPA 通过尽量减少药品的名称、标签、包装或设计有关的错误，来保障药品的安全使用。DRM 是 CDER 风险管理活动的协调中心。DRM 在制定和实施计划方面提供风险管理的专业知识，以支持该中心在《2007 年食品和药品管理修正法案》（*Food and Drug Administration Amendments Act of 2007*，FDAAA2007）中与风险评估和缓解策略（Risk Evaluation and Mitigation Strategy，REMS）有关的政策。DMAMES 的主要职责是识别和减少用药错误并评估已上市产品的风险和缓解策略。DMAMES 是用药错误药物警戒的领导者，与 DMEPA 和 DRM 合作开展检测和评估安全信号、理解和预防用药错误等方面的工作。

药物警戒的主要部门除了 OSE 外，其他相关部门和组织还有新药办公室（Office of New Drugs，OND）、合规办公室（Office of Compliance，OC）以及药品安全监督委员会（Drug Safety Oversight Board，DSOB）。OND 下设 8 个审查办公室和 27 个审查部门，主要负责审查新药申请，并与制药行业进行双向交流，最终确定药物的获益是否大于风险。OC 通过合规战略和基于风险的执法行动，保护患者免受劣质、不安全和无效药物的影响。DSOB 就重要和经常出现的药物安全问题向 CDER 主任提供建议，帮助 FDA 评估其安全决策对其他联邦机构医疗保健系统的影响。

2. 美国药品不良反应报告和监测

美国的药品不良反应监测包括被动监测（自发报告系统）和主动监测。被动监测通过 FDA 药品不良事件报告系统（FDA Adverse Event Reporting System，FAERS）数据库收集医疗机构、消费者自发上报和药品上市许可持有人（Marketing Authorization Holder，MAH）强制上报的信息。虽然被动监测是一种最经济、有效的监测不良反应信号的方法，但是仍然存在滞后性和局限性。于是 FDA 在 2008 年启动哨点计划，利用医保数据库、电子病例、药品监管数据库等主动收集药品安全信息。FDA 通过主动风险识别与分析系统（Active Risk Identification and Analysis，ARIA）来处理收集到的数据，通过大数据的挖掘和分析处理，提前发现药物的安全性信号，并对该信号是否为真正的安全性风险在前哨数据库中进行验证，从而为监管机构后续采取风险管理措施提供决策参考。

3. 美国 FAERS 数据库

FAERS 作为美国药物警戒数据库，对所有上市药品和治疗用生物制品的安全性进行监测，包含不良反应报告、用药错误报告和产品质量问题等类型的所有报告。药品评价与研究中心（CDER）和生物制品评价与研究中心（Center for Biologics Evaluation and Research，CBER）的临床审评员会对 FAERS 中的报告进行评估，以监测药品的安全性。如果在 FAERS 中发现潜在的安全问题，则会进行进一步评估。进一步的评估可能包括使用其他大型数据库进行研究，例如哨点系统（Sentinel System）中可行的数据库。基于对潜在安全问题的评估，FDA 可能会采取监管措施来提高产品安全性和保护公众健康。

在美国，FAERS 数据库中的数据来源主要有两种：①医务人员（医生、药剂师、护士等）和消费者（如患者、家庭成员、律师等）通过 Med Watch 网站自愿上报 ICSR。②持有人通过强制报告系统以数据库到数据库的传输（Database-to-Database Transmission，ICH E2B）或安全报告门户（Safety Reporting Portal，SRP）这两种方式将报告提交至 FAERS 数据库。

普通公众可以通过 FDA 不定期发布的药品安全通讯、致医务人员的函、药品安全重点年度报告等了解 FAERS 中发现的潜在药品风险、新药警告和其他药品安全信息。对于持有人，FAERS 提供 ICSR 数据，可以导出下载。持有人可以通过对数据库中产品相关的 ICSR 进行分析并开展信号检测，识别出安全性信号后需采取额外的药物流行病学风险评估措施进一步调查。

4. 美国药物警戒法律体系

美国的药物警戒体系分为法律、法规和指南三个方面。

美国与药物警戒相关的法律主要包括《联邦食品、药品和化妆品法》（*Federal Food Drug and Cosmetic Act*，FD&CA）和《处方药使用者收费法》

（*Prescription Drug User Fee Act*，PDUFA）等。FD&CA 第 505 款 §355 部分与药物警戒密切相关，规定持有人必须执行上市后风险评估和风险管理计划，并对风险管理计划的内容进行了详细的规定。PDUFA 规定用户费用将用于加快药物警戒活动的上市后安全性评价以及对其结果的有效评估。

在法规层面，美国的《联邦法典》（*Code of Federal Regulations*，CFR）第 21 卷是针对食品和药品的管理条款，药物警戒相关的法规均收录于该卷章节中。上市前研究用药安全性报告的相应法规收录在 21 CFR Part 312 中，上市后药品安全性报告的相应法规主要收录在 21 CFR Part 314 中，具体条款如下表 1 - 3 所示。

表 1 - 3　CFR 中与药物警戒相关的条款

上市前报告	
21 CFR Part 312. 32	新药研究申请（IND）的安全性报告
21 CFR Part 312 Subpart C	行政行为
21 CFR Part 312 Subpart D	申办方和研究者的职责
21 CFR Part 56	机构审查委员会（IRB）
上市后报告	
21 CFR Part 314. 80	上市后的药品不良反应报告
21 CFR Part 314. 81	其他上市后的报告
21 CFR Part 314. 540	严重或危及生命的新药加速审批：上市后安全性报告
21 CFR Part 314. 630	临床试验不符合伦理要求的新药申请上市后安全性报告
21 CFR Part 310. 305	未经批准的人用市售处方药的不良反应记录和报告
21 CFR Part 329. 100	人用非处方药的上市后不良事件报告
21 CFR Part 600. 80	生物制品（BLAs）的上市后不良反应报告
21 CFR Part 1271. 350	人体细胞、组织以及基于细胞和组织产品的报告

随着对药物警戒重视程度的提高，美国 FDA 发布了多个指南支持药物警戒工作。2001 年 3 月，FDA 颁布了《包括疫苗在内的人用药品和生物制品的上市后安全报告指南》，该指南规定了上市后安全报告的主体、报告的种类、不良事件上报的流程以及单个案例安全报告中应包含的最小数据元素。2005 年 3 月，FDA 发布了关于药品风险管理方面的 3 个指南，分别是《上市前风险评估指南》《风险最小化行动计划的制定和应用指南》《药物警戒管理规范与药物流行病学评估指南》。

2012 年 3 月，FDA 发布了《药品安全信息——FDA 与公众的沟通》。该指南描述了 FDA 如何向公众传播有关重要药物安全问题的信息，包括新出现的药物安全信息。2014 年 1 月，FDA 发布了《致医务人员的函——促进安全性信息的沟通》，该指南为持有人和 FDA 提供了关于致医务人员的函（Dear Health Care Provider，DHCP）的内容和格式的建议。

2009 年 10 月，FDA 公布了《REMS 以及评估和修改的格式和内容指南》，之后在 2017 年 10 月，FDA 对该指南进行修订，发布了《REMS 文件的格式和内容指南》新草案。此外，FDA 还分别于 2015 年 4 月、2016 年 9 月发布了《REMS：对行业的修改和修订指南》《FDA 在决定一个 REMS 是否是行业必要指导的法定因素的应用指南》，这些指南文件帮助持有人理解何种情况下应制定 REMS 以及如何根据要求对 REMS 进行修改等，为药物警戒活动的开展提供了内容和方法学的实际指导。

四、欧盟药物警戒概况

1. 欧盟药物警戒监管机构

欧洲药品管理局（European Medicines Agency，EMA）自 1995 年开始运作以来，已成为药品监管的核心行动者，在欧盟药物警戒基础设施方面发挥了关键作用，其目标是为患者、医务人员正确地使用药品提供更完善的信息以促进公众健康。

2012 年，EMA 建立了人用药物警戒风险评估委员会（Pharmacovigilance Risk Assessment Committee，PRAC），由来自成员国监管机构的药品安全专家以及代表组成，负责评估和监测医药产品的安全性。PRAC 的任务涵盖风险管理的所有方面，包括发现、评估、最小化和沟通相关不良反应风险，EMA 通过提供电子健康记录或处方数据库中的临床实践数据来支持 PRAC。PRAC 会将药物警戒工作得到的结果形成建议提交给负责人用药品注册管理的“人用药品委员会”（Committee for Medicinal Products for Human Use，CHMP）和协调各成员国之间药品上市许可互认协调的“药品互认与分发程序协调小组”（Coordination Group for Mutual Recognition and Decentralised Procedures-Human，CDMH），作为药品注册审批的决策依据或形成监管措施。

2. 欧盟药品不良反应报告和监测

欧盟的不良反应报告主要包括征集报告和非征集报告。征集报告主要来自有组织的数据收集系统的报告，包括临床试验、非干预性研究、登记、上市后指定患者用药项目、其他患者支持和疾病管理项目；非征集报告包括来自医务人员和消费者的自发报告、文献报告、非医学来源的报告以及来自互联网或数字媒体的可疑不良反应信息等。

3. 欧盟 Eudra-Vigilance 数据库

EMA 建立了一个药物警戒数据库（Eudra-Vigilance，EV），用来收集成员国药品监管机构、持有人和临床试验申办者在研发期间以及药品获得上市许可后的疑似不良反应，可早期检测出与药品有关的潜在的安全性信号，并持续监测、评估和报告潜在的与不良反应有关的安全问题。EV 是欧盟药物警戒的重要基石，同时也是世界上最大的药物警戒数据库之一。

EV 包括：使用基于 XML 的信息传递的全自动安全和信息处理机制；具有查询和跟踪功能的大型药物警戒数据库。EV Web 作为 Eudra-Vigilance 数据收集系统，允许注册用户创建、发送和查看 ICSR，是各成员国药监部门、持有人和临床试验申办者的首选报告途经。目前，EV 的数据未对公众开放使用。

4. 欧盟药物警戒法律体系

欧盟的药物警戒法律体系包括法规和指南两个层面。

2001 年，欧盟颁布第 2001/83 号（EC）指令，统一了人用药品相关规定，专门设置第 9 章规定药物警戒的总体要求。2010 年通过的第 2010/84 号（EU）指令和第 1235/2010 号（EU）法规，于 2012 年 7 月正式生效，修订后的药物警戒法规对欧盟药物警戒制度进行了实质性的更新，完善了关于药品上市后监测的法律体系，明确了药品监管机构和持有人的分工与责任。2012 年，欧盟颁布了第 2012/26 号（EU）指令和第 1027/2012 号（EU）法规，提高了药物警戒制度的执行要求，特别是在药品安全性问题及时通知和评估方面。

2012 年，为支持新法的实施，欧盟制定了《药物警戒质量管理规范》（*Good Pharmacovigilance Practices*，GVP），为药物警戒工作的开展提供了一整套的指南。GVP 共包括 15 个模块，每一个模块分为 A、B、C 三个章节，A 章节提供了有关本章节的法律、技术和科学背景。B 章节给出了操作指南，该操作指南以欧盟法规为基础，反映了国际上 A 章节的各种科学和监管方法、格式和标准；或是在不存在这种正式协议或专家共识的情况下，B 章节描述了该领域当前的一般思考方法。C 章节侧重于欧盟应用方法、格式和标准的细节，以及欧盟操作相应流程的其他方面。

模块 I 主要为持有人、成员国监管机构和欧洲药品管理局等组织如何设立和维护有质量保证的药物警戒系统。

模块 II 提供了关于药物警戒系统主文件的详细指南，包括该主文件的内容和方法，以及向监管机构提交主文件的方式等。

模块 III 阐述了在欧盟范围内药物警戒稽查的计划、执行、总结报告及随访。

模块 IV 为计划和开展药物警戒的审计工作提供了指南，并明确规定了审计的具体内容、管理操作等方面的内容，为促进药物警戒审计工作的开展提供了指导。

模块 V 为风险管理计划（Risk Management Plan，RMP）的格式和内容提供了指导。

模块Ⅵ重点介绍了基于 ICH 的药物警戒指南 E2A、E2B 和 E2D 中关于与使用人用药品相关的个例不良反应报告的收集、记录和递交的基本原则。附录提供了 ICSR 的随访流程、关于医学文献监测的详细指南、在欧盟递交 ICSR 的模式、如何将 ICSR 递交至 WHO、病例作废的基本原则以及重复 ICSR 的检测和管理。

模块Ⅶ提供了有关定期安全性更新报告（Periodic Safety Update Report，PSUR）的准备、提交和评估的指南。

模块Ⅷ主要是为非干预性上市后安全性研究（Post-Authorisation Safety Study，PASS）在透明度、科学标准和质量标准方面提供通用指南，本模块的附录介绍了上市后安全性研究的方法。

模块Ⅸ主要提供了信号管理科学和质量方面的一般指南和要求，并描述由药物警戒风险评估委员会 PRAC 监督的欧盟信号管理流程设置中的角色、职责和程序。附录描述了欧盟信号管理流程图。

模块Ⅹ提供了关于指定药品额外监测状态的一般原则，以及实施额外监测需要进行的沟通和信息公开的相关内容。此外还描述了欧盟监管网络在额外监测状态、沟通策略和对药物警戒活动影响的监管方面的运作情况。

模块ⅩⅤ为持有人、成员国监管机构和欧洲药品管理局就被许可的药品的安全性信息在欧盟范围内如何进行内部沟通协调提供了指南。

模块ⅩⅥ对额外的风险最小化措施的开发和实施以及风险最小化措施的效果评价提供了指南，附录描述了调查方法的关键元素。

模块ⅩⅦ为传染病预防疫苗药物警戒活动的开展提供了指南。

模块ⅩⅧ为生物制品药物警戒活动的开展提供了指南。

模块ⅩⅨ为儿科药物警戒活动的开展提供了指南。

表 1-4　欧盟《药物警戒质量管理规范》框架

模块	内容	发布时间
Ⅰ	药物警戒系统及其质量体系	2012 年 7 月 2 日
Ⅱ	药物警戒系统主文件（第二版修订）	2017 年 3 月 31 日
Ⅲ	药物警戒稽查（第一版修订）	2014 年 9 月 16 日
Ⅳ	药物警戒审计（第一版修订）	2015 年 8 月 12 日
Ⅴ	风险管理体系（第二版修订）	2017 年 3 月 31 日
Ⅵ	可疑药品不良反应报告的收集、管理和递交（第二版修订）	2017 年 11 月 22 日
Ⅶ	定期安全性更新报告（第一版修订）	2013 年 12 月 13 日
Ⅷ	上市后安全性研究（第三版修订）	2017 年 10 月 13 日

（续上表）

模块	内容	发布时间
IX	信号管理（第一版修订）	2017 年 11 月 22 日
X	额外监测	2013 年 4 月 25 日
XV	安全性信息沟通（第一版修订）	2017 年 10 月 13 日
XVI	风险最小化措施：工具和效果指标的选择（第二版修订）	2017 年 3 月 31 日
XVII	有关产品或人群的特异性考虑：传染病预防疫苗	2013 年 12 月 13 日
XVIII	有关产品或人群的特异性考虑Ⅱ：生物制品	2016 年 8 月 16 日
XIX	有关产品或人群的特异性考虑Ⅳ：儿科人群	2018 年 11 月 8 日

五、日本药物警戒概况

1. 日本药物警戒监管机构

日本涉及药物警戒工作的监管机构是厚生劳动省（Ministry of Health, Labourand Welfare，MHLW）及其下属机构药品和医疗器械管理局（Pharmaceuticals and Medical Devices Agency，PMDA）、药品安全和环境卫生局（Pharmaceutical Safety and Environmental Health Bureau，PSEHB）。

MHLW 在 2001 年 1 月由原厚生省和劳动省整合而成，是日本负责医疗卫生和社会保障的主要机构，设有 11 个局 7 个部门，主要负责日本的国民健康、医疗保险、医疗服务提供、药品和食品安全、社会保险和社会保障、劳动就业、弱势群体社会救助等。

PMDA 负责药品从临床研究、注册审查到上市整个过程的科学审查，上市后的安全监测，以及负责对 ADR 受害者提供补偿性赔偿。PSEHB 协助管理药品上市前后的质量与安全。MHLW 在药物警戒工作中，对于来自 PMDA 或者 PSEHB 有关药品安全的具体建议与监管措施，有最终审批决定权。

2. 日本药品不良反应报告与监测

日本药品不良反应的收集来源于持有人的强制报告及医疗机构和患者的主动上报。按照规定，持有人负责收集自发性报告、文献、学术会议信息及上市后研究等来源的所有不良反应信息，并进行报告。医务人员在以预防公共健康危害事件的发生或传播为目标的前提下，需承担报告不良反应的法定义务。医疗机构会主动给 PMDA 报告药品不良反应信息，与此同时，持有人会从医疗机构获取与自己药品相关的不良反应信息。另外，医疗机构除了自发报告药品不良反应，还会与 PMDA 合作，结合数据信息系统，增加药品不良反应信息的收集。2019 年 3

月，PMDA 正式出台一项针对患者不良反应信息收集的开创性政策（2012 年试行），允许患者和家属直接向 PMDA 上报用药后的效果和不良反应，这一政策对加强药品（创新药和仿制药）上市后的监管具有重大意义。

3. 日本 JADER 数据库

日本药物警戒数据库（Japanese Adverse Drug Event Report，JADER）由 PMDA 管理，包含了国内自发报告的 ICSR。

日本 JADER 数据库中的数据主要来源于消费者、医务人员和持有人。消费者可自愿向 JADER 报告不良反应数据。医务人员需主动承担报告不良反应的义务，向 JADER 报告不良反应数据。此外，持有人也需根据《药品和医疗器械法》规定，当收到不良反应引起的病例时，必须向 JADER 报告。不同报告主体均可通过在线填报、电子邮件和纸质报告邮寄等方式向 PMDA 报告。

普通公众可登录 JADER 进行特定药品不良反应信息检索；科研机构可利用 JADER 下载研究所需的数据集，经进一步研究评估后为药品安全作出贡献；持有人可从 JADER 中获得产品相关的安全性信息，对其进行确认、分析，并与 PMDA 合作，开展下一步行动规划并采取安全性措施。

4. 日本药物警戒法律体系

日本的药物警戒法律体系包括法律和指南两个层面。

2002 年 7 月，日本通过了《药事法 2002 修正案》。此次修正案主要有以下几个影响：①增强了上市后药品安全方面的措施；②修正的新法进一步确保了生物制品的安全；③引入了持有人的概念；④2004 年 4 月 PMDA 成立。2014 年 11 月，《药事法 2002 修正案》被《药品和医疗器械法》所取代，成为日本确保药品、医疗器械质量可控性、有效性和安全性的现行法律。该法的第 11 章（第 68 条第 2 款至第 15 款、第 68 条第 24 款）和第 16 章（第 80 条第 2 款）分别规定了上市前和上市后药物警戒要求；该法实施条例第 228/20 条第 1 款和第 273 条第 1 款规定了不良反应报告的要求。

2004 年，日本将《药品上市后监督管理标准》（*Good Post-Marketing Surveil-lance Practice*，GMPSP）分为《药物警戒质量管理规范》（*Good Vigilance Practice*，GVP）和《药品上市后研究质量管理规范》（*Good Post-Marketing Study Practice*，GPSP）。其中，GVP 共 17 条，规范不良反应报告和风险交流，规定药品上市后安全管理的标准；GPSP 共 12 条，规定药品生产和经营企业在上市后进行监督和研究时应遵守的要求，并对特定的安全问题进行研究。

2005 年，日本落实 ICH E2E 药物警戒计划，并将其作为药品风险管理的指导性文件。此外，在 2005 年，日本修订了《批准后 ADR 快速报告的定义和标准》，根据 ICH E2D 指南实施，更加重视对严重不良反应的记录：一方面，非严重不良反应被排除在需要快速报告的范围之外；另一方面，持有人应在 15 天内

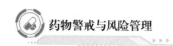
报告预期的严重不良反应。2011 年 4 月，MHLW 公开了风险管理计划（Risk Management Plan，RMP）指南的草案，RMP 指南在 2012 年 4 月正式实施，旨在提出制定风险管理计划的基本概念，除了 ICH E2E 指南中描述的安全规范和药物警戒计划外，还应包含降低药物风险的风险最小化计划。

六、英国药物警戒概况

1. 英国药物警戒监管机构

英国药物警戒制度的建立可以追溯到 1964 年，此时黄卡系统被引入英国。英国的药物警戒监管基于一个以药品和健康产品管理局（Medicines and Health-care Products Regulatory Agency，MHRA）为核心的监管体系。MHRA 是英国药品和药物警戒的主要监管机构，也是英国卫生部的一个执行机构。

2. 英国药品不良反应报告和监测

英国的医务人员和持有人都要向 MHRA 提交不良反应报告。英国的不良反应报告包括医务人员和患者的自发报告以及持有人的强制报告。医务人员应通过黄卡系统（即自发报告系统）的在线表格向 MHRA 报告药品不良反应，或者向持有人报告发现的不良反应。医务人员必须报告所有与"黑三角"（▼）产品有关的疑似不良反应，包括非严重的不良反应。在英国，所有生物药品都被定义为"黑三角"产品。医务人员虽然在法律上没有义务，但在专业上有义务报告药品不良反应，MHRA 鼓励医务人员报告所有疑似的严重药品不良反应。

英国的患者不仅可以直接向 MHRA 报告不良反应，还可以向持有人和医务人员报告。自 2005 年以来，患者也可以通过黄卡系统以电子方式报告，或通过电话或邮件的方式向 MHRA 报告。2015 年，MHRA 甚至推出了适用于智能手机的黄卡报告系统 App，患者可以通过 App 向医务人员或持有人报告药品不良反应。

英国在法律上明文规定持有人必须报告他们从医务人员和患者那里接收到的不良反应报告或在上市后安全研究中获得的所有疑似不良反应，在法律的层面上保证了不良反应的上报率。持有人在 ICSR 中处理来自患者或医务人员的报告，并随后将其转发至 MHRA 数据库。如果持有人不遵守不良反应报告的要求将会受到处罚。

七、德国药物警戒概况

1. 德国药物警戒监管机构

在德国，主要由两个机构负责监管人用药品的上市许可和药物警戒活动：德国联邦药品和医疗器械管理局（Bundesinstitut für Arzneimittel und Medizinprodukte，BfArM），监管所有化学药品、植物药和辅助用药；联邦疫苗及血清研究所（Paul-Ehrlich Institute，PEI），监管生物制品的注册，包括含有源自血液的活性成分的药物、疫苗、抗体药物、失活的组织植入剂和创新基因工程治疗药物。BfArM 和 PEI 两个机构彼此独立，在各自的责任框架内行使权力。德国卫生部对这两个下属机构都有监督作用。除非某些特殊情况（例如，沙利度胺治疗多发性骨髓瘤的许可），德国卫生部不参与特定和一般的风险评估程序的决策过程。

2. 德国药品不良反应报告和监测

自 1979 年以来，德国建立不良反应自发报告制度，此后又经历了多次修改。德国有三个自发报告方式，医务人员均可选择任一方式上报：①向国家监管机构直接报告疑似严重不良反应病例；②向德国医学会药物委员会报告；③向持有人报告。医务人员首选的报告方式是向持有人报告。

八、法国药物警戒概况

1. 法国药物警戒监管机构

法国的药物警戒始于 1970 年，法国的一些医院开始设立药品不良反应监测中心。随着地区不良反应监测中心的数目逐年增加，法国政府 1982 年颁布了药物警戒方面的法令，1984 年通过了强制报告的法令，法国药物警戒体系逐渐完善。

隶属于法国卫生部的国家药品和健康产品安全局（Agence Nationale de Sécurité de Médicament et des Produits de Santé，ANSM）是法国的药物警戒监管机构，负责药品上市后风险管理、安全信息管理。ANSM 按照获益—风险比将药品分为三类：需要药物警戒观察的近期许可的药品、需要再注册的药品以及老药（2005 年以前法国上市的药品品种）。

法国的药物警戒体系主要是设立在各地区首府大学医院里的 31 个地区药物警戒中心（Centers Régional de Pharmacovigilance，CRPV）：这些地区药物警戒中心既是监查部门又是情报部门，与全国各个医院进行联系，这种模式属于地方系统，每个地区中心负责本地区内的不良反应的收集、记录和评估等监测工作，并在进行因果关系评估后将其输入国家中央数据库。

2. 法国药品不良反应报告和监测

在法国，不良反应报告主要来源于医务人员报告、患者报告和持有人报告。

医务人员在法律上有义务报告他们发现的任何 ADR，不遵守的会受到法律处罚（可处以 3 年监禁和最高 4.5 万欧元的罚款）。根据法国立法，医务人员必须向患者所在的地区 CRPV 提交包含所有必要信息的不良反应报告。可以通过普通邮件、电子邮件、在线表格或传真提交报告。

自 2011 年 6 月起，患者也有权报告 ADR，但属于自愿报告。患者有不同的报告选择：①患者可以选择通过邮件、传真、在线表格提交至 CRPV。但在法国，一半左右的 CRPV 没有自己的网站来收集报告的 ADR，而且只有极少数允许直接在线报告。②患者可以直接联系相关持有人。③患者可以向医务人员咨询报告方面的建议和帮助。

持有人有法律义务对其获悉的每一个不良反应进行报告，任何不遵守的持有人都可被处以最高 15 万欧元罚款和 2 年监禁。持有人可以通过普通邮件、电子邮件或在线表格将报告直接发送给 ANSM。

九、澳大利亚药物警戒概况

1. 澳大利亚药物警戒监管机构

澳大利亚主要负责药物警戒的监管机构是澳大利亚治疗产品管理局（Therapeutic Goods Administration，TGA）。TGA 是澳大利亚卫生部所属的联邦药物主管机构，TGA 通过采取一系列的监管措施，确保澳大利亚公众能够及时且安全地获得所需的药品。TGA 鼓励持有人、患者、医务人员向其报告药品的安全性问题，但大多数不良事件的报告由持有人上报，部分不良事件的报告是由州和地区卫生部门、医院、医务人员和患者上报。TGA 会通过对药品进行审查、作出决策，以确保患者的获益大于使用药品的风险。

2. 澳大利亚药品不良反应报告和监测

TGA 鼓励报告者提供尽可能多的细节，要求他们至少提供以下内容：①报告者的联系方式（姓名、地址、电话号码）；②患者标识符（例如姓名缩写而非全称、出生日期或年龄）；③所涉产品的详细信息；④疑似不良事件的详细信息。

TGA 将收到的药物和疫苗不良事件的报告输入 TGA 不良事件管理系统（TGA Adverse Event Management System，AEMS）。严重不良事件报告通常会在两个工作日内输入 AEMS，TGA 工作人员会通过 AEMS 中产品的不良事件报告识别安全性信号。识别出信号后，TGA 会对产品进行详细的风险评估，以确定其治疗的风险。不良事件报告输入 AEMS（14 天）后，报告中的信息将被传输到可公开访问的不良事件通知数据库（Database of Adverse Event Notifications）中，让公众可以获取药品或医疗器械不良事件信息。

如果 TGA 发现与产品相关的安全问题，可以采取监管行动。TGA 可以采取的风险控制措施包括：①通过出版物中的安全性通报和文章告知医务人员和患者；②要求更改产品标签，或在产品信息和患者用药信息中添加警告、预防措施以及不良事件信息；③撤销产品的注册，或限制可以使用该产品的人群；④如果需要获得更多产品安全性相关的信息，TGA 则要求持有人进行上市后研究，调查安全问题，之后再判断是否需要采取进一步行动。

TGA 还开展了黑三角计划以保障药品安全，规定符合以下条件的处方药将被纳入黑三角计划：①该产品是新注册的（不包括生物类似药和季节性流感疫苗）；②该产品是临时注册的，或具有临时注册的适应症；③该产品的适应症已发生变化。TGA 要求在符合上述条件的产品信息和患者用药信息中添加黑色三角形符号，以提醒医务人员和患者报告与新药相关的可疑不良事件。纳入黑三角计划的产品在首次供应或新适应症获得批准之日起 5 年后（或临时注册产品的约定期限后）自动退出该计划。

十、新西兰药物警戒概况

1. 新西兰药物警戒监管机构

新西兰负责药物警戒的监管机构是药品和医疗器械安全管理局（Medicines and Medical Devices Safety Authority，Medsafe）。Medsafe 是新西兰卫生部的一个部门，负责在药品全生命周期采用国际准则，评估风险管理计划，进行获益—风险审查等。Medsafe 不收集和审查 ICSR，而是与设立在奥塔哥大学的新西兰药物警戒中心（New Zealand Pharmacovigilance Centre at the University of Otago，NZPhvC）签订合同，在全国范围内开展上市后数据收集、分析和监测工作。Medsafe 会与 NZPhvC 定期进行电话会议来规划工作计划、审查选定的 ICSR 并确定潜在的问题。

2. 新西兰药品不良反应报告和监测

新西兰不良反应监测中心（Centre for Adverse Reactions Monitoring，CARM）接受所有治疗性产品的报告，包括疫苗、补充及替代药物，对报告人的类型或来源没有任何要求。在鼓励使用纸质或在线标准报告表的同时，也接受电子邮件或电话等方式。NZPhvC 还领导开发了一个用药错误报告和预防的系统（Medication Error Reporting and Prevention，MERP），这是一个基于网络的、自愿的、非惩罚性的、保密性质的初级报告系统，支持用药错误方面的报告。

十一、印度药物警戒概况

1. 印度药物警戒监管机构

印度主要负责药物警戒的机构是中央药品标准控制组织（India's Central Drugs Standard Control Oranization，CDSCO）。CDSCO 内设药品管制局（Drug Controller General of India，DCGI），负责药品及医疗器械的监管，建立了药品和医疗

器械的质量标准，并设有分区办公室进行许可前后检查，上市后监管，必要时进行药品召回。此外，CDSCO 还提供技术指导，对监管人员进行培训，监测不良事件。印度在医疗委员会（Medical Council of India，MCI）认可的医学院校及医院、私立医院、公众卫生机构、自治区研究院设立不良反应监测中心（ADR Monitoring Centers，AMCs），负责收集药品不良反应报告，为药物警戒活动收集不良反应信息和数据，完善药物警戒体系。印度还设立了药物警戒国家协调中心（National Coordinating Centre，NCC），负责制定标准操作程序（Standard Operation Procedure System，SOPs）、指导文件及培训手册，并按照 SOPs 进行数据整理、因果关系评估，对 AMCs 进行培训，向 CDSCO 总部报告等。

2. 印度药品不良反应报告和监测

印度药品不良反应报告的途径包括两种：①药品不良反应监测中心收集 ADR 报告。报告的主体是医疗保健专业人员。报告表格内容包括 4 项：患者信息、可疑不良反应信息、可疑药物信息以及报告者信息。完成药品不良反应报告表格后，医疗保健专业人员邮寄到距离最近的药品不良反应监测中心或国家协调中心。②持有人自发呈报药品不良反应报告、临床试验期间安全报告。为了履行对上市药品的责任，持有人应收集、监测和自发呈报药品不良反应报告。申请人在获得信息的 15 日内必须向许可机关提交严重不良反应报告，随后提交可获得的有关临床信息。此外，若发现医生已经直接向 DCGI 提交其药品不良反应报告，持有人仍须上报不良反应。

3. 印度药物警戒法律体系

印度药物警戒主要以 1945 年《药品和化妆品法》附表 Y 的规范为指导。附表 Y 对药物警戒立法做出了规定，还涉及与新药研发的临床前研究和临床试验有关的法规，以及新药进口、生产、获得上市许可的临床试验要求。附表 Y 在 2005 年 1 月 20 日进行了修订，修订后的附表 Y 进一步明确了持有人对其上市药品和临床试验不良事件相关报告的责任。

第三节　中国药物警戒概况

一、中国药物警戒法律体系概况

我国很早就开始药品不良反应监测工作。1983 年，卫生部起草了《药品毒副反应报告制度》，后改为《药品不良反应监察报告制度》。1989 年，卫生部成立不良反应监察中心。1999 年 11 月，卫生部颁布了《药品不良反应监测管理办法（试行）》，同年药品不良反应监察中心并入国家药品监督管理局，改名为药品不良反应监测中心。

2001年12月1日，我国修订实施的《药品管理法》提出国家实行药品不良反应制度。2004年3月4日，卫生部和国家药品监督管理局联合制定发布了《药品不良反应报告和监测管理办法》。2011年5月4日，卫生部以第81号令修订发布了《药品不良反应报告和监测管理办法》，自2011年7月1日起正式实施。

2019年12月1日，我国修订实施的《药品管理法》首次提出建立药物警戒制度。2021年5月7日，为落实《药品管理法》的规定，规范和指导药品上市许可持有人（以下简称持有人）和药品注册申请人（以下简称申办者）的药物警戒活动，国家药品监督管理局组织制定了我国第一版《药物警戒质量管理规范》，自2021年12月1日起正式施行。

我国还颁布实施了药物警戒相关的一系列规范性文件。药物警戒相关的法律法规见表1-5。

表1-5 药物警戒相关的法律法规

序号	发布部门	编号	文件名称	生效日期
1	卫生部	卫生部令第81号	《药品不良反应报告和监测管理办法》	2011-07-01
2	国家药监局	国食药监安〔2012〕264号	《关于印发药品定期安全性更新报告撰写规范的通知》	2012-09-06
3	国家药品不良反应监测中心	监测与评价中〔2012〕27号	《关于印发〈药品定期安全性更新报告审核要点（试行）〉的通知》	2012-11-23
4	国家药监局	2018年第10号	《关于适用国际人用药品注册技术协调会二级指导原则的公告》	2018-01-25
5	国家药监局药品审评中心		《关于发布〈药物临床试验期间安全性数据快速报告的标准和程序〉的通知》	2018-05-01
6	国家药监局	2018年第131号	《关于发布个例药品不良反应收集和报告指导原则的通告》	2018-12-21
7	国家药监局	2018年第66号	《关于药品上市许可持有人直接报告不良反应事宜的公告》	2019-01-01

（续上表）

序号	发布部门	编号	文件名称	生效日期
8	国家药监局药品评价中心		《关于发布上市许可持有人直接报告药品不良反应常见问答文件的通知》	2019 – 02 – 01
9	国家药监局药品审评中心		《关于发布〈药物临床试验期间安全性数据快速报告常见问答（1.0 版）〉的通知》	2019 – 04 – 11
10	国家药监局	2019 年第 27 号	《关于发布上市药品临床安全性文献评价指导原则（试行）的通告》	2019 – 06 – 18
11	国家药监局药品评价中心		《关于发布〈个例安全性报告E2B（R3）区域实施指南〉的通知》	2019 – 11 – 22
12	国家药品不良反应监测中心		《关于发布药品上市许可持有人药物警戒年度报告撰写指南（试行）的通知》	2019 – 11 – 29
13	国家药品不良反应监测中心		《关于E2B（R3）电子传输系统上线试运行的通知》	2019 – 12 – 31
14	国家药品不良反应监测中心		《关于发布〈上市许可持有人药品不良反应报告表（试行）〉及填表说明的通知》	2020 – 01 – 08
15	国家药品不良反应监测中心		《关于发布药物警戒委托协议撰写指导原则（试行）的通知》	2020 – 06 – 04
16	国家药监局药品审评中心	2020 年第 5 号	《关于发布〈药物临床试验期间安全信息评估与管理规范（试行）〉的通告》	2020 – 07 – 01
17	国家药监局药品审评中心	2020 年第 7 号	《关于发布〈研发期间安全性更新报告管理规范（试行）〉的通告》	2020 – 07 – 01
18	国家药监局	2020 年第 86 号	《关于可适用〈E2C（R2）：定期获益—风险评估报告（PBRER）〉国际人用药品注册技术协调会指导原则的公告》	2020 – 07 – 21

（续上表）

序号	发布部门	编号	文件名称	生效日期
19	国家药监局	国药监药管〔2020〕20 号	《关于进一步加强药品不良反应监测评价体系和能力建设的意见》	2020 – 07 – 30
20	国家药品不良反应监测中心		《关于 E2B（R3）XML 文件递交系统上线的通知》	2020 – 12 – 31
21	国家药监局	2021 年第 65 号	《关于发布〈药物警戒质量管理规范〉的公告》	2021 – 12 – 01
22	国家药监局药品审评中心	2021 年第 60 号	《关于发布〈研究者手册中安全性参考信息撰写技术指导原则〉的通告》	2021 – 12 – 23
23	国家药品不良反应监测中心		《关于发布药物警戒体系主文件撰写指南的通知》	2022 – 02 – 25
24	国家药监局	国药监药管〔2022〕17 号	《关于印发〈药物警戒检查指导原则〉的通知》	2022 – 04 – 15
25	国家药品不良反应监测中心		《关于发布〈药品上市许可持有人 MedDRA 编码指南〉的通知》	2022 – 05 – 06
26	国家药监局	2022 年第 92 号	《关于发布〈药品召回管理办法〉的公告》	2022 – 11 – 01
27	国家药监局药品审评中心	2023 年第 16 号	《关于发布〈药物临床试验期间安全性信息汇总分析和报告指导原则（试行）〉的通告 》	2023 – 03 – 17
28	国家药监局药品审评中心	2023 年第 17 号	《关于发布〈药物临床试验期间安全性数据快速报告常见问答（2.0 版）〉的通告》	2023 – 03 – 17

2017 年 6 月，国家药品监督管理局正式加入 ICH，成为全球第八个监管机构成员。为鼓励药品创新，推动药品注册技术标准与国际接轨，加快药品审评审批，加强药品全生命周期管理，2018 年 1 月，国家药品监督管理局决定适用《M4：人用药物注册申请通用技术文档（CTD）》《E2A：临床安全数据的管理：快速报告的定义和标准》《E2D：上市后安全数据的管理：快速报告的定义和标准》《M1：监管活动医学词典（MedDRA）》和《E2B（R3）：临床安全数据的管

理：个例安全报告传输的数据元素》5 个 ICH 指导原则。2020 年 7 月，国家药品监督管理局决定，持有人提交定期安全性更新报告可适用《E2C（R2）：定期获益—风险评估报告（PBRER）》ICH 指导原则。

此外，药物警戒相关的 ICH 指导原则还包括《E2E：药物警戒计划》《E2F：研发期间安全性更新报告》等。

1.《药品管理法》有关药物警戒的规定

持有人应当依照规定，对药品的非临床研究、临床试验、生产经营、上市后研究、不良反应监测及报告与处理等承担责任。

持有人应当开展药品上市后不良反应监测，主动收集、跟踪分析疑似药品不良反应信息，对已识别风险的药品及时采取风险控制措施。持有人、药品生产企业、药品经营企业和医疗机构应当经常考察本单位所生产、经营、使用的药品质量、疗效和不良反应。发现疑似不良反应的，应当及时向药品监督管理部门和卫生部门报告。

对已确认发生严重不良反应的药品，由国家药品监督管理部门或者省级药品监督管理部门根据实际情况采取停止生产、销售、使用等紧急控制措施，并应当在 5 日内组织鉴定，自鉴定结论作出之日起 15 日内依法作出行政处理决定。

药品存在质量问题或者其他安全隐患的，持有人应当立即停止销售，告知相关药品经营企业和医疗机构停止销售和使用，召回已销售的药品，及时公开召回信息，必要时应当立即停止生产，并将药品召回和处理情况向省级药品监督管理部门和卫生部门报告。持有人、药品生产企业、药品经营企业和医疗机构应当配合。持有人依法应当召回药品而未召回的，省级药品监督管理部门应当责令其召回。

持有人应当对已上市药品的安全性、有效性和质量可控性定期开展上市后评价。必要时，国家药品监督管理部门可以责令持有人开展上市后评价或者直接组织开展上市后评价。经评价，对疗效不确切、不良反应大或者因其他原因危害人体健康的药品，应当注销药品注册证书。已被注销药品注册证书的药品，不得生产或者进口、销售和使用。已被注销药品注册证书、超过有效期等的药品，应当由药品监督管理部门监督销毁或者依法采取其他无害化处理等措施。

持有人未按照规定开展药品不良反应监测或者报告疑似药品不良反应的，责令限期改正，给予警告；逾期不改正的，责令停产停业整顿，并处 10 万元以上 100 万元以下的罚款。药品经营企业未按照规定报告疑似药品不良反应的，责令限期改正，给予警告；逾期不改正的，责令停产停业整顿，并处 5 万元以上 50 万元以下的罚款。医疗机构未按照规定报告疑似药品不良反应的，责令限期改正，给予警告；逾期不改正的，处 5 万元以上 50 万元以下的罚款。

持有人在省级药品监督管理部门责令其召回后，拒不召回的，处应召回药品货值金额 5 倍以上 10 倍以下的罚款；货值金额不足 10 万元的，按 10 万元计算；情节严重的，吊销药品批准证明文件、药品生产许可证、药品经营许可证，对法定代表人、主要负责人、直接负责的主管人员和其他责任人员，处 2 万元以上 20 万元以下的罚款。药品生产企业、药品经营企业、医疗机构拒不配合召回的，处 20 万元以上 50 万元以下的罚款。

2.《药物警戒质量管理规范》总则的规定

《药物警戒质量管理规范》适用于持有人和获准开展药物临床试验的申办者的药物警戒活动。

持有人和申办者应当建立药物警戒体系，通过体系的有效运行和维护，监测、识别、评估和控制药品不良反应及其他与用药有关的有害反应。

持有人和申办者应当基于药品安全性特征开展药物警戒活动，最大限度地降低药品安全风险，保护和促进公众健康。

持有人和申办者应当与医疗机构、药品生产企业、药品经营企业、药物临床试验机构等协同开展药物警戒活动。鼓励持有人和申办者与科研院所、行业协会等相关方合作，推动药物警戒活动深入开展。

二、中国药品不良反应报告和监测概况

药品不良反应报告和监测，是指药品不良反应的发现、报告、评价和控制的过程。

自 1988 年我国试行药品不良反应监测制度以来，药品不良反应监测已成为发现药品安全性信息、加强药品安全监管、促进临床安全合理用药、控制药品风险的重要途径和手段，对保障群众用药安全发挥了重要作用。

1989 年 11 月，我国组建了卫生部药品不良反应监察中心，设在卫生部中国生物制品检定所，我国国家级药品不良反应监测专业机构自此诞生。其后，各省也开始建立药品不良反应监测专门机构。1988—1990 年，卫生部在北京、上海、湖北、广东、黑龙江等省（市）和解放军总医院组织实施了药品不良反应报告制度的试点工作。

我国自发报告药品不良反应经历了最初的电子邮件方式（2001 年）、单机版软件方式（2002 年），到网络直报方式。目前我国药品不良反应在线报告和评价的平台为国家药品不良反应监测系统（www.adrs.org.cn）。

在不良反应监测工作开展的几十年间，我国的药品不良反应报告从无到有，报告形式从手写纸质报告发展到线上电子报告，报告主体从单纯的试点医院扩展到全国的药品生产、经营企业和医疗机构，不良反应报告体系日趋成熟，监测工作取得了长足的发展。

2009 年，为加强上市后药品监测与评价，维护公众用药安全，依据《药品不良反应报告和监测管理办法》，国家药品监督管理局对药品不良反应报告进行了总结分析，并首次以年度报告形式予以公布。自 2010 年开始，国家药品监督管理部门每年发布上一年度药品不良反应监测年度报告（以下简称"年度报告"），截至 2022 年已发布 13 期。

（一）药品不良反应/事件报告总体情况

1985 年 7 月 1 日，我国第一部《药品管理法》将报告药品不良反应列为药品生产、经营、使用单位的法定责任。

2001 年，我国对《药品管理法》进行了修订，规定"我国实行药品不良反应报告制度"。

2011 年 7 月 1 日起实施的《药品不良反应报告和监测管理办法》规定："国家实行药品不良反应报告制度。药品生产企业（包括进口药品的境外制药厂商）、药品经营企业、医疗机构应当按照规定报告所发生的药品不良反应。"

不同的监测单位，监测和报告内容有所不同。药品生产企业、药品经营企业、医疗机构上报个例药品不良反应、群体药品不良事件；持有人除了上报个例和群体药品不良反应/事件外，还应上报定期安全性更新报告。

年度报告中公布的药品不良反应/事件报告是指国内单位（医疗机构、持有人、药品生产和经营企业）向全国药品不良反应监测系统提交的发生在中国境内的个例药品不良反应报告。

个例报告按不良反应的严重程度分为一般不良反应报告和严重不良反应报告，按不良反应在说明书中载明情况又分为新的不良反应报告和已知不良反应报告。年度报告中，药品不良反应/事件报告总数量、新的和严重药品不良反应/事件报告数量和比例、每百万人口平均报告数量等均是衡量国家药品不良反应监测工作水平的重要指标。

1. 药品不良反应/事件报告总数量

药品不良反应/事件报告总数量是考核不良反应监测工作实施情况的重要指标。自 1999 年开始，我国药品不良反应/事件报告总数量迅速增加，报告系统不断完善。2004 年颁布的《药品不良反应报告和监测管理办法》的实施，促进了药品不良反应监测体系的建设，我国药品不良反应/事件报告总数量呈快速增长趋势。但由于报告基数小，增长相对容易，涨幅也相对较大，甚至出现了翻倍增长的趋势。

2008 年后，报告数量增长趋缓，2009 年国家药品不良反应监测中心收到《药品不良反应/事件报告表》的总数量与 2008 年的报告总数量基本持平。2009 年全国药品不良反应监测网络共收到《药品不良反应/事件报告表》638 996 份。

2011 年 5 月 4 日，新修订的《药品不良反应报告和监测管理办法》以第 81 号卫生部令正式颁布，于 2011 年 7 月 1 日起实施。2011 年版《药品不良反应报告和监测管理办法》进一步规范了药品不良反应的报告和处置，明确了省以下监管部门和监管机构的职责，强化了药品生产企业在报告和监测工作中的作用，刺激了药品不良反应/事件报告总数量的快速增长。此外，2011 年开始运行"国家药品不良反应监测系统"，报告单位通过网络平台在线报告个例药品不良反应，国家、省、市、县各级监测机构对报告逐级进行审核和评价。综上原因，促使 2012 年的报告数量突破百万，同比增长 41.7%。

2009—2019 年，个例报告由 63 万多增长到 151 万多，增长了 136.9%。2013 年以后年增幅放缓，平均增长在 10% 以内，报告总数量增长曲线出现了"缓坡期"。

国家药品监督管理局药品评价中心发布的《国家药品不良反应监测年度报告（2021 年)》显示，2021 年全国药品不良反应监测网络收到《药品不良反应/事件报告表》196.2 万份。1999—2021 年，全国药品不良反应监测网络累计收到《药品不良反应/事件报告表》1 883 万份。1999—2021 年全国药品不良反应/事件报告总数量增长趋势详见图 1 – 2。

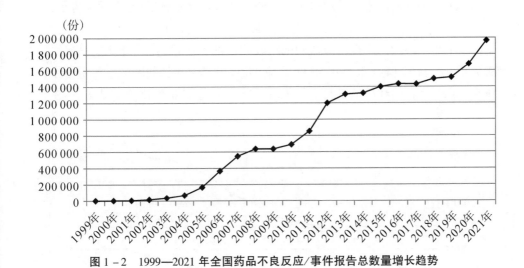

图 1 – 2　1999—2021 年全国药品不良反应/事件报告总数量增长趋势

经过各方努力，持有人、药品生产和经营企业、医疗机构报告药品不良反应的积极性已经逐步提高，我国药品不良反应报告总数量总体呈上升趋势。

2. 新的和严重药品不良反应/事件报告数量和比例

严重药品不良反应/事件报告比例是衡量报告总体质量和可利用性的重要指标之一，药品不良反应监测评价工作一直将收集和评价新的和严重不良反应作为重点内容。

严重药品不良反应是指可能导致死亡，或危及生命，或致癌、致畸、致出生缺陷，或导致显著的或者永久的人体伤残或者器官功能的损伤，或导致住院或者住院时间延长等的不良反应。2009—2021 年，我国严重药品不良反应报告数量由 2.4 万份增长至 21.6 万份，增长了 8 倍，远远高于报告总数量的增长幅度。

严重药品不良反应/事件报告比例是指严重药品不良反应/事件报告数量占报告总数量的比例。2009—2013 年，严重药品不良反应/事件报告比例徘徊在 3.8%～5.0% 之间，在 2014 年比例突破 5.0%，随后每年稳定上升，在 2019 年突破 10.0%，达 10.3%。

新的药品不良反应是指药品说明书中未载明的不良反应，以及不良反应发生的性质、程度、后果或者频率与说明书描述不一致或者更严重的药品不良反应。

新的和严重药品不良反应/事件报告数量是指新的且一般的药品不良反应/事件报告与所有的严重药品不良反应/事件报告的总和。2009—2021 年，新的和严重的不良反应/事件报告数量由 9.4 万份增长至 59.7 万份，占比由 14.8% 增长至 30.4%。新的和严重药品不良反应/事件报告数量增长幅度持续高于严重药品不良反应/事件报告数量的增幅，说明新的药品不良反应/事件数量也在快速增加。

2021 年全国药品不良反应监测网络收到严重药品不良反应/事件报告 21.6 万份，严重药品不良反应/事件报告占同期报告总数的 11.0%。

2021 年全国药品不良反应监测网络收到新的和严重药品不良反应/事件报告 59.7 万份；新的和严重药品不良反应/事件报告占同期报告总数的 30.4%。2004—2021 年新的和严重以及严重药品不良反应/事件报告比例详见图 1 - 3。

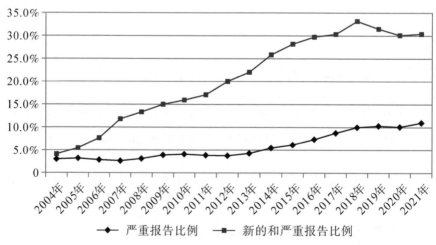

图 1 - 3　2004—2021 年新的和严重以及严重药品不良反应/事件报告比例

值得强调的是，新的和严重药品不良反应报告，尤其是严重药品不良反应报告数量多了，并非说明药品安全水平下降，而是意味着监管部门掌握的信息越来越全面，对药品的风险更了解，风险更可控，对药品的评价更加有依据，监管决策更加准确。同样，在医疗实践中，能及时了解药品不良反应发生的表现、程度，并最大限度地加以避免，也是保证患者用药安全的重要措施。

3. 每百万人口平均报告数量

每百万人口平均报告数量是衡量一个国家药品不良反应监测工作水平的重要指标之一。WHO 要求，药品不良反应监测体系健全的国家，每年收到的病例报告数不应低于每百万人口 300 份。我国 2004 年的每百万人口平均报告数不足 60 份，2007 年达到 400 份，以后每年均以一定幅度增长，可见我国药品不良反应监测工作取得了明显的进步。

其中，增幅最大的是由 2011 年的 633 份增加到 2012 年的近 1 000 份，这可能归因于新的药品不良反应监测信息网络系统试运行。随着线上直报覆盖面越来越广，在线报告单位持续增加，每百万人口平均报告数量也在不断地增加。

尽管我国年度报告数量已经达到几十万份甚至上百万份，但报告数量仍有增长的空间。2012 年之后，我国每百万人口平均报告数量的增长幅度趋于平缓，2021 年为 1 392 份。1999—2021 年我国每百万人口平均报告数量详见图 1-4。

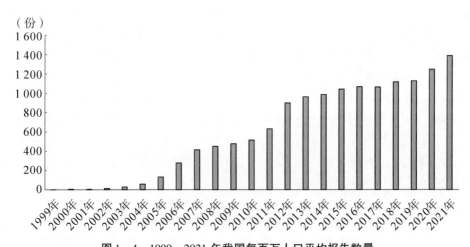

图 1-4　1999—2021 年我国每百万人口平均报告数量

纵观美国，2018 年美国国内药品（含治疗用生物制品）不良反应报告数量 142.3 万份，按人口 3.3 亿计，每百万人口不良反应报告数量超过 4 300 份。相比较，我国的百万人口报告数量与美国相比还有很大差距。

4. 药品不良反应/事件县级报告比例

药品不良反应/事件县级报告比例是衡量我国药品不良反应监测工作均衡发

展及覆盖程度的重要指标之一。我国的药品不良反应监测组织体系是由国家药品监督管理局负责全国药品不良反应报告和监测的管理工作，省（区、市）、市（州）、县（市、区）级药品监督管理部门负责本辖区内的药品不良反应报告和监测的管理工作，县级以上卫生部门在职责范围内依法对已确认的严重药品不良反应或者药品群体不良事件采取相关的紧急控制措施。

我国的县级报告单位报告数量逐年提升。到2021年全国98.0%的县级地区报告了药品不良反应/事件。相信随着我国市级、县级药品不良反应监测机构的逐步健全，预计未来药品不良反应/事件报告数量仍有上升的空间。

（二）药品不良反应/事件报告来源

年度报告中与药品不良反应报告来源相关的数据包括报告单位类型和报告人职业。

1. 报告单位类型

根据《药品管理法》规定，开展药品不良反应报告和监测工作是持有人、药品生产企业、药品经营企业和医疗机构的法定责任。因此，医疗机构、持有人、药品生产企业和药品经营企业，是我国药品不良反应报告的主要来源。

一直以来医疗机构的报告都占绝大多数，在我国15万家报告单位中，医疗机构占到半数，医疗机构药品不良反应报告占了80%左右。2009—2021年，医疗机构的报告比例在74.8%~88.1%之间，出现先降后升再趋于平稳的趋势，在2012年降至最低，此时药品经营企业报告比例达到近年来最高，占24.4%。药品经营企业的报告数量比例在6.6%~24.4%之间，出现先上升再下降的趋势；药品生产企业的报告数量在2017年之前一直在0.8%~3.2%之间徘徊。2018年9月底国家药品监督管理局出台《关于药品上市持有人直接报告不良反应有关事宜的公告》（2018年第66号）后，药品生产企业的报告数量大幅提高，上升超过5%。2009—2021年我国药品不良反应/事件报告来源情况详见表1-6和图1-5。

表1-6　2009—2021年我国药品不良反应/事件报告来源比例

	医疗机构	药品经营企业	药品生产企业	个人及其他
2009 年	84.6%	12.3%	3.1%	0.0%
2010 年	85.0%	13.1%	1.9%	0.0%
2011 年	83.1%	13.7%	3.2%	0.0%
2012 年	74.8%	24.4%	0.8%	0.0%
2013 年	78.4%	19.6%	1.4%	0.6%

（续上表）

	医疗机构	药品经营企业	药品生产企业	个人及其他
2014 年	82.2%	16.0%	1.0%	0.4%
2015 年	82.2%	16.0%	1.0%	0.4%
2016 年	85.6%	12.8%	1.4%	0.2%
2017 年	88.0%	9.9%	1.8%	0.3%
2018 年	86.8%	8.0%	5.1%	0.1%
2019 年	88.1%	6.6%	5.2%	0.1%
2020 年	85.4%	10.6%	3.9%	0.1%
2021 年	86.3%	9.4%	4.1%	0.2%

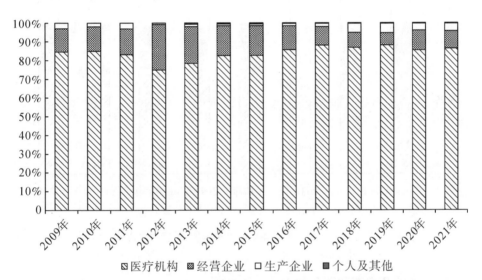

图 1-5　2009—2021 年我国药品不良反应/事件报告来源分布

2. 报告人职业

医疗机构的医生、药师和护士是最直接接触患者的群体，也是最容易发现不良反应的专业人士。监测数据显示，报告人职业中最多的是医生，其报告数量占一半以上（53.0% ~ 56.8%），其次是药师（平均 24.9%），最后是护士。2014—2021 年我国药品不良反应/事件报告人职业情况详见表1 - 7和图1 - 6。

从变化趋势上看，医生和护士的报告占比变化幅度不大，而药师的报告占比近些年呈下滑趋势。医务人员是我国药品不良反应最重要的报告群体，其报告的优势不言而喻。除法律法规要求医疗机构履行报告义务外，医生、药师和护士的报告积极性还来自卫生部门和各医院的奖惩措施。

表1-7 2014—2021年我国药品不良反应/事件报告人职业比例

	2014年	2015年	2016年	2017年	2018年	2019年	2020年	2021年
医生	53.8%	53.0%	55.5%	56.8%	55.2%	56.6%	55.3%	55.6%
药师	27.3%	27.6%	25.3%	23.7%	23.0%	22.3%	24.7%	25.5%
护士	14.0%	14.6%	15.1%	15.6%	15.3%	15.3%	13.7%	13.0%
其他	4.9%	4.8%	4.1%	3.9%	6.5%	5.8%	6.3%	5.9%

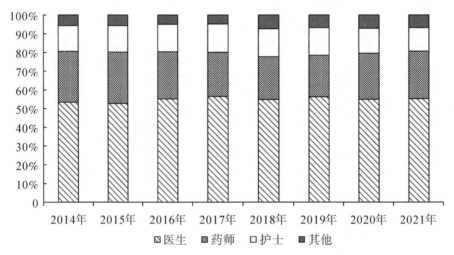

图1-6 2014—2021年我国药品不良反应/事件报告人职业分布

3. 报告涉及患者和药品情况

药品不良反应/事件报告的内容包括了患者的基本信息以及患者用药情况，综合分析可以了解我国患者不良反应发生的基本情况，以及导致药品不良反应的情况，有针对性地制定风险防控措施。年度报告中主要关注了患者的性别、年龄、不良反应表现，以及涉及药品的类别、剂型等。

（1）患者年龄。

14岁以下儿童和65岁及以上老年人为特殊用药人群。从图1-7可以看出14岁以下儿童的报告数量占比近年来基本稳定在10%左右，到2021年有下降趋势；65岁及以上老年患者的报告数量占比却增长较快，由2011年的14.3%增长到2021年的31.2%，十年间的增长超过一倍。2011—2021年特殊人群药品不良反应/事件报告比例变化趋势详见图1-7。

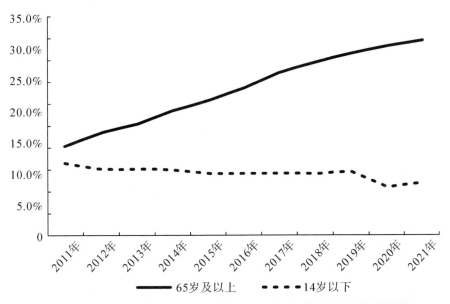

图 1 - 7　2011—2021 年特殊人群药品不良反应/事件报告比例变化趋势

儿童患者报告数量占比总体下降或持平，这说明儿童用药的安全性总体良好。儿童处在生长发育特殊时期，从新生儿、婴幼儿、儿童直至青春期少年，在不同的发育阶段其身体结构、器官结构与代谢能力随年龄的变化而变化，且为非线性变化，不同年龄段儿童对药物代谢能力的差别较大。儿童自身的特殊性决定了儿童用药的复杂性，出于医学伦理等方面的因素，儿童用药上市前的安全性数据比较有限，因此上市后的安全性数据分析尤为重要。儿童药品不良反应的监测与分析一直是国家药品不良反应监测的重点。

然而，65 岁及以上老年患者比例持续升高，提示临床应加大对老年患者安全用药的管理。老年人在生理、心理方面均处于衰退状态，给用药安全带来隐患。在生理方面，老年人肝肾功能退化，药物吸收、分布、代谢和排泄均受影响，不良反应发生率升高；老年人往往身患数病，经常多种药物同时使用，容易发生药物相互作用。此外，老年患者安全用药常识相对缺乏，自我风险管理能力较弱；很多老年患者求医心切、用药依从性较差，容易出现不合理用药情况。老年人用药安全问题日益突出，需要社会各界关心、关注老年人健康，共同努力减少药物损害、药源性疾病给老年人带来的健康威胁。

（2）涉及药品类别。

药品不良反应是指合格药品在正常用法用量下出现的与用药目的无关的有害反应。药品不良反应是药品的固有属性，一般来说，所有药品都存在或多或少、或轻或重的不良反应。年度报告中包括了对药品大类（化学药品、中成药和生物制品）和一级分类（按治疗类别分类）前五名的统计数据，对最常见发生不良反应的药品进行了警示。

在报告发生不良反应的药品中以化学药品最多，占比在80%～90%；中成药占比在10%～20%；生物制品的不良反应/事件报告数量最少，占比不超过2%。2010—2021年药品不良反应/事件涉及药品类别情况详见表1－8和图1－8。

表1－8 2010—2021年药品不良反应/事件涉及药品类别比例

	化学药品	中成药	生物制品	无法分类
2010 年	86.2%	13.8%	0.0%	0%
2011 年	83.0%	15.7%	1.3%	0%
2012 年	81.6%	17.1%	1.3%	0%
2013 年	81.3%	17.3%	1.4%	0%
2014 年	81.2%	17.3%	1.5%	0%
2015 年	81.2%	17.3%	1.5%	0%
2016 年	81.5%	16.9%	1.6%	0%
2017 年	82.8%	16.1%	1.1%	0%
2018 年	83.9%	14.6%	1.5%	0%
2019 年	84.9%	12.7%	1.6%	0.8%
2020 年	83.0%	13.4%	1.1%	2.5%
2021 年	82.0%	13.0%	2.0%	3.0%

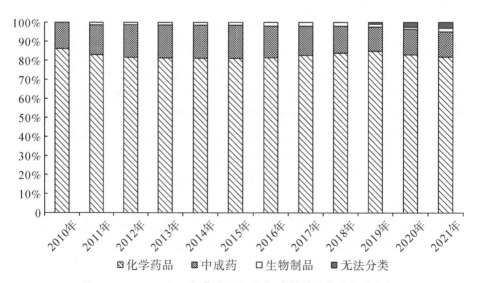

图1－8 2010—2021年药品不良反应/事件涉及药品类别分布

①化学药品。

化学药品不良反应/事件报告中，报告数量最多的为抗感染药，其次是心血管系统用药。值得关注的是，抗肿瘤药的不良反应/事件报告近几年较为突出，增长迅速。

抗感染药是指具有杀灭或抑制各种病原微生物作用的药品，包括抗生素、合成抗菌药、抗真菌药、抗病毒药等，是临床应用最为广泛的药品类别之一，其不良反应/事件报告数量一直居于首位，是药品不良反应监测工作关注的重点。近年来，抗感染药不良反应/事件报告占总体报告比例呈现持续下降趋势，说明国家出台《抗菌药物临床管理应用指导原则》、加强抗感染药使用管理等措施取得一定实效，但其严重不良反应报告数量仍然很高，提示抗感染药的用药风险仍需继续关注。2010—2021 年抗感染药不良反应/事件比例变化趋势详见图 1-9。

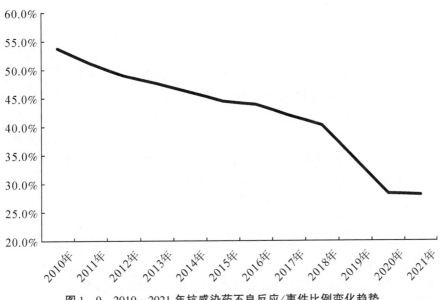

图 1-9　2010—2021 年抗感染药不良反应/事件比例变化趋势

心血管系统用药是指用于心脏疾病治疗、血管保护、血压和血脂调节的药品，包括降血压药、抗心绞痛药、血管活性药、抗动脉粥样硬化药、抗心律失常药、强心药和其他心血管系统药。心血管系统用药的不良反应/事件报告数量仅次于抗感染药，在 2016 年以前其不良反应/事件占比呈现上升趋势，占比在 10% 左右。2018 年之后不良反应/事件占比有所回升，提示应对该类药品风险给予更多的关注。2010—2021 年心血管系统用药不良反应/事件比例变化趋势详见图 1-10。

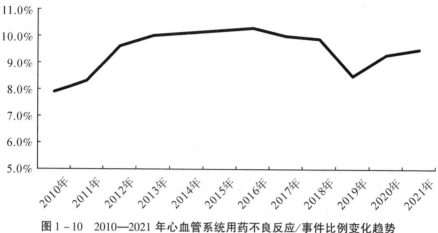

图 1-10　2010—2021 年心血管系统用药不良反应/事件比例变化趋势

　　一般来说,对于肿瘤细胞有消灭和杀灭作用的药物都称为抗肿瘤药。此类药物在杀伤癌细胞的同时,对正常组织,尤其是新陈代谢活跃的细胞(如骨髓干细胞)也有较强的抑制作用。随着疾病谱的改变,肿瘤发生增多以及患者带癌生存时间延长,肿瘤用药使用增多,不良反应/事件的发生和报告相应增加。近年来,肿瘤用药占比依然呈上升趋势,肿瘤用药的不良反应/事件报告数量以 15% 左右的年均增长速度逐年上升,其严重报告构成比居于首位,提示肿瘤用药的安全性风险需持续关注。2010—2018 年抗肿瘤药不良反应/事件比例变化趋势详见图 1-11。此外,肿瘤患者通常基础条件较差,发生严重不良反应/事件的风险较高,医生和患者均应重视可能的不良反应/事件,合理用药、适当预防、及时干预,尽量避免因严重不良反应/事件影响治疗。

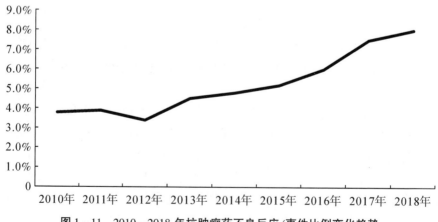

图 1-11　2010—2018 年抗肿瘤药不良反应/事件比例变化趋势

②中成药。

中成药和其他药品一样，也可能会产生不良反应。辨证论治是中医认识疾病和治疗疾病的基本原则，中药的使用讲究合理组方、一人一方、随证加减，有时还讲究道地药材、如法炮制等。严格地说，在这样的情况下服用中药，有助减少和避免不良反应/事件。但是如果不遵守辨证论治的原则或者辨证不当，组方不合理，将引发更多不良反应/事件。

中药注射剂在中药中的关注度与抗感染药在化学药品中的关注度相似，近三年中药注射剂不良反应/事件占比呈大幅下降趋势。2014—2021年中药注射剂不良反应/事件比例变化趋势详见图1-12。

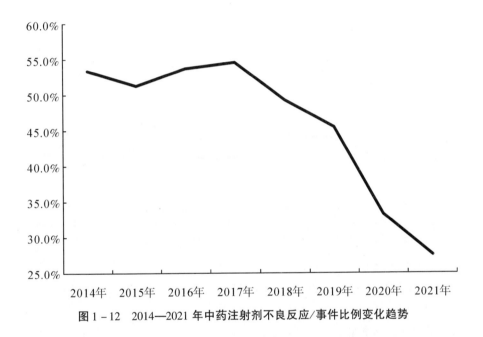

图1-12 2014—2021年中药注射剂不良反应/事件比例变化趋势

每年中成药不良反应/事件报告数量排名前20位的品种中，中药注射剂始终占了85%。中药注射剂的严重不良反应多表现为心悸、胸闷、呼吸困难、寒战、高热、皮疹、过敏样反应、过敏反应、过敏休克等。2009年以来，国家药品不良反应监测中心先后通报了清开灵、双黄连、生脉、香丹、喜炎平、脉络宁等中药注射剂的严重不良反应。2022年1月11日，国家药品监督管理局发布《关于注销莲必治注射液药品注册证书的公告（2022年第2号）》，决定自即日起停止莲必治注射液在我国的生产、销售、使用，注销药品注册证书，莲必治注射液成为首个强制退市的中药注射剂。

③生物制品。

生物制品由于其制备来源、工艺方法、生产技术、分析方法、使用目的、使用对象等方面迥异于化学药品和中药制剂，成为具有其自身鲜明特色的一类药品。生物制品品种也由过去的疫苗和血清为主，发展至疫苗、抗毒素及血清、血液制品、细胞因子、酶、体内及体外诊断制品和其他生物活性制剂等。在2016—2020年报告发生不良反应/事件的生物制品中，抗毒素及免疫血清最多，其次是细胞因子，然后是血液制品（占比在5%左右）。2021年排名发生改变，药品不良反应/事件报告涉及的生物制品中，细胞因子占71.7%、抗毒素及免疫血清占16.0%、血液制品占0.8%。2016—2021年生物制品排名前三类药品不良反应/事件比例变化趋势详见图1-13。

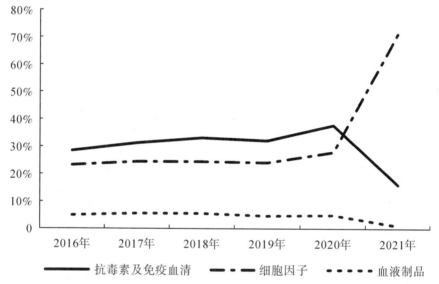

图1-13　2016—2021年生物制品排名前三类药品不良反应/事件比例变化趋势

（3）涉及药品剂型。

注射给药是药品不良反应发生风险因素之一。注射给药中以静脉注射为主，药品直接入血，药品中的高分子蛋白、聚合物、不明杂质都可能导致不良反应的发生，尤其是过敏反应和过敏样反应的发生。2010—2021年，注射给药比例稳定在55%~65%之间，口服给药比例稳定在30%~40%之间，其他给药途径在2020年超过5%。2010—2021年药品不良反应/事件涉及给药途径情况详见表1-9和图1-14。

静脉给药途径涉及病例报告数量较多受多方面因素影响。例如可能与剂型本身特点有关，药物直接入血，发生严重不良反应的可能性比其他给药途径要大；除了注射剂本身的安全性外，还与患者的用药意识和医疗机构制剂的使用和管理有关。此外，静脉给药途径主要发生在医疗机构，不良事件报告率也较高。因此，建议患者和医务人员，能口服给药的，不选用注射给药；能肌内注射给药的，不选用静脉注射或滴注给药。

表 1 - 9　2010—2021 年药品不良反应/事件涉及给药途径比例

	口服给药	注射给药	其他给药途径
2010 年	37.0%	59.6%	3.50%
2011 年	39.3%	55.8%	4.9%
2012 年	39.5%	56.7%	3.8%
2013 年	37.3%	58.7%	4.0%
2014 年	35.2%	60.9%	3.9%
2015 年	34.7%	61.3%	4.0%
2016 年	33.7%	63.1%	3.2%
2017 年	32.0%	64.7%	3.3%
2018 年	32.2%	64.2%	3.6%
2019 年	32.5%	62.8%	4.7%
2020 年	38.1%	56.7%	5.2%
2021 年	37.9%	55.3%	6.8%

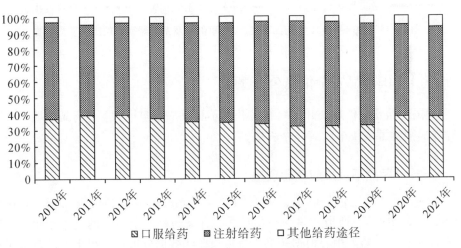

图 1 - 14　2010—2021 年药品不良反应/事件涉及给药途径分布

4. 不良反应累及系统器官情况

按《世界卫生组织不良反应术语集》的系统器官分类，2019 年之前的年度报告中不良反应发生最多的是皮肤及其附件系统损害，占比在 26% ~ 28% 之间；

其次是胃肠系统损害，占比在23%～28%之间；最后是全身性损害，占比不超过13%。2021年报告的药品不良反应/事件中，累及系统器官排名前3位依次变更为胃肠系统疾病、皮肤及皮下组织类疾病、全身性损害。2014—2021年药品不良反应/事件累及系统器官表现比例变化趋势详见图1-15。

皮肤及其附件损害的不良反应表现以皮疹和瘙痒为主；胃肠系统损害的不良反应表现以恶心、呕吐、腹泻、腹痛、便秘、肝功能异常为主；全身性损害的不良反应表现以乏力、胸闷、寒战、过敏反应、心悸、发热为主。胃肠系统损害的不良反应表现多与口服制剂相关，全身性损害的不良反应表现多与注射剂有关。

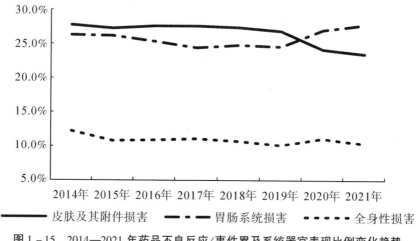

图1-15　2014—2021年药品不良反应/事件累及系统器官表现比例变化趋势

三、中国药品安全信息公开概况

我国药品安全信息公开主要有《药品不良反应信息通报》《药品说明书修订公告》《药物警戒快讯》等三个板块。

（一）《药品不良反应信息通报》

《药品不良反应信息通报》是我国最早建立的风险控制措施之一。我国的《药品不良反应信息通报》是一种及时反馈有关药品安全风险的技术通报，是国家药品不良反应监测中心根据药品不良反应监测数据分析整理得出的药品风险信息。其目的是提醒药品上市许可持有人、药品生产企业、药品经营企业和医疗机构关注已被通报药品品种的安全风险，同时为公众安全用药提供参考。

1. 通报药品基本情况

2001年11月，国家药品不良反应监测中心发布了第1期《药品不良反应信息通报》，截至 2022 年 12 月，共发布《药品不良反应信息通报》77 期，通报了 121 条用药安全风险信息，其中化学药品约占 3/4。《药品不良反应信息通报》涉及的药品种类及通报次数详见表 1－10。2010 年之后，通报的药品品种逐渐减少，甚至 2018—2022 年只发布了一期通报。但是，相对于之前而言，通报里药品的品种虽然减少了，但对药品不良反应/事件发生情况的报告愈加详细。

表 1－10　《药品不良反应信息通报》涉及的药品种类及通报次数

	化学药品	生物制品	中成药	总计
2001 年	2	0	3	5
2002 年	11	0	3	14
2003 年	8	0	1	9
2004 年	4	0	1	5
2005 年	2	0	3	5
2006 年	4	0	0	4
2007 年	3	0	0	3
2008 年	5	1	2	8
2009 年	8	0	2	10
2010 年	10	0	2	12
2011 年	9	0	0	9
2012 年	4	0	5	9
2013 年	5	0	3	8
2014 年	5	0	1	6
2015 年	4	0	2	6
2016 年	1	0	2	3
2017 年	4	0	0	4
2018 年	0	0	0	0
2019 年	0	0	0	0
2020 年	1	0	0	1
2021 年	0	0	0	0
2022 年	0	0	0	0
总计	90	1	30	121

《药品不良反应信息通报》中共涉及多种药品，按世界卫生组织药物统计方法整合中心（The WHO Collaborating Centre for Drug Statistics Methodology）制定的

药品解剖学治疗学及化学分类系统（Anatomical Therapeutic Chemical，ATC）分类，药品类别及相应药品详见表 1 – 11。

表 1 – 11　《药品不良反应信息通报》涉及的药品类别及相应药品

ATC 类别	化学药品	中成药	生物制品
消化系统及代谢	奥利司他、质子泵抑制剂[a]、甲氧氯普胺[b]、门冬氨酸钾镁注射剂、吡格列酮、罗格列酮、西布曲明、盐酸芬氟拉明、硫普罗宁注射剂	痔血胶囊、龙胆泻肝丸	
血液系统	维生素 K1 注射液、抑肽酶注射剂、噻氯匹定、右旋糖酐 40、含羟乙基淀粉类药品[a,b]	口服何首乌及其成方制剂[a]	重组人红细胞生成素
心血管系统	他汀类药品[a,b]、辛伐他汀[b]、藻酸双酯钠注射剂、曲美他嗪	珍菊降压片、红花注射液、香丹注射液、生脉注射液、参麦注射液、脉络宁注射液、脑络通胶囊、葛根素注射剂[b]	
皮肤病用药	乙双吗啉、异维 A 酸、甲紫溶液	复方青黛丸、白蚀丸、克银丸	
生殖泌尿系统和性激素	睾酮药品[a]		
非性激素和胰岛素类的激素类系统	碘化油、丙硫氧嘧啶、垂体后叶注射液		
全身用抗感染药	喹诺酮类药品[a,b]、氟喹诺酮类药品[a,b]、加替沙星[b]、环丙沙星[b]、左氧氟沙星[b]、注射用头孢哌酮钠/舒巴坦钠、克林霉素[b]、林可霉素、头孢拉定[b]、头孢曲松钠、头孢唑林注射剂、阿米卡星、注射用阿莫西林钠、酮康唑口服制剂[b]、阿昔洛韦[b]、利巴韦林、替比夫定、拉米夫定、阿德福韦酯、注射用头孢硫脒、莪术油注射液、注射用单磷酸阿糖腺苷	莲必治注射液、双黄连注射液、喜炎平注射液、鱼腥草注射液、穿琥宁注射液、炎琥宁注射液、清开灵注射液、感冒通、维 C 银翘片、感冒清片（胶囊）、新复方大青叶片	

（续上表）

ATC 类别	化学药品	中成药	生物制品
抗肿瘤药和免疫调节药	麦考酚类药品[a]、吗替麦考酚酯[b]、环孢素、甘露聚糖肽注射剂、胸腺肽注射剂[b]、甲氨蝶呤	雷公藤制剂[a]	
肌肉—骨骼系统	骨肽注射剂、复方骨肽注射剂、二膦酸盐药物[a]、别嘌醇、苯溴马隆	壮骨关节丸[b]、仙灵骨葆胶囊	
神经系统	抗癫痫药[a]、卡马西平、脑蛋白水解物、氯氮平、抗抑郁药[a]、安痛定注射液、安乃近、催眠镇静药[a]、苯佐卡因、非典型抗精神病药[a]		
抗寄生虫药、杀虫药和驱虫药	咪唑类驱虫药[a]		
呼吸系统	盐酸氨溴索注射剂、阿司咪唑、细辛脑注射剂	鼻炎宁制剂	
其他	含钆造影剂[a,b]、碘普罗胺注射剂、苯甲醇	含马兜铃酸中药[a]	

注：a 表示其包含多个品种，即涉及的某类药品；b 表示重复出现的药品。

2. 重点关注的药品情况

《药品不良反应信息通报》涉及的药品中，有 17 种药品的不良反应被二次通报。其中，加替沙星和左氧氟沙星属于喹诺酮类药品/氟喹诺酮类药品，辛伐他汀属于他汀类药品，吗替麦考酚酯属于麦考酚类药品，故均计为二次通报，通报内容均为严重不良反应，包含 11 种化学药品，6 种中成药。《药品不良反应信息通报》重点关注的药品情况详见表 1 – 12。其中，喹诺酮类药品和他汀类药品为药品大类，随着此类药品的大量应用，其不良反应及不合理使用带来的危害也日益突出，给患者的身体健康和生命安全带来隐患。为使广大医务人员、药品生产企业和公众了解该类药品的安全性问题，指导临床合理用药，国家药品监督管理局特以专刊形式对该类药品的不良反应进行通报。

被多次通报的不良反应中，引起过敏反应的药品最多，表述方式为过敏样反应、过敏性休克和光敏反应；其次是肾损害，表述方式为肾毒性、急性肾功能损害和肾源性系统纤维化。

表 1 - 12　《药品不良反应信息通报》重点关注的药品情况

药品	通报原因
甲氧氯普胺	锥体外系反应
含羟乙基淀粉类药品	肾损害
胸腺肽注射剂	过敏性休克
酮康唑口服制剂	肝损害
阿昔洛韦	急性肾功能损害
头孢拉定	血尿
克林霉素	急性肾功能损害、过敏性休克
加替沙星	严重不良反应、血糖异常
左氧氟沙星	过敏性休克、过敏样反应
喹诺酮类药品/ 氟喹诺酮类药品	司帕沙星引起光敏反应、莫西沙星引起肝损害、帕珠沙星引起肾损害、氟喹诺酮类药品的严重不良反应（重症肌无力加重、可能造成不可逆转的周围神经病变）
辛伐他汀	与胺碘酮联合使用或高剂量使用增加横纹肌溶解发生风险
他汀类药品	血糖异常不良反应及与 HIV 蛋白酶抑制剂的相互作用
吗替麦考酚酯	生殖毒性
麦考酚类药品	生殖毒性
含钆造影剂	肾源性系统纤维化、反复使用引起脑部钆沉积风险
葛根素注射剂	过敏反应、急性血管内溶血
穿琥宁注射液	过敏性休克、血小板减少
含马兜铃酸中药	肾毒性
清开灵注射液	过敏性休克、过敏反应
双黄连注射液	严重不良反应、过敏反应
壮骨关节丸	肝损害

经统计，《药品不良反应信息通报》共有四期涉及喹诺酮类药品的严重不良反应，下面以其为例进行重点介绍。

喹诺酮类药品为人工合成的抗菌药，首次出现于 20 世纪 60 年代，随着药物研究的持续深入，不断出现很多新品种，用于临床抗感染治疗。我国上市的喹诺酮类按原料药名称计有 20 余种，制剂百余种。根据对喹诺酮类药品不良反应的监测情况，2006 年和 2009 年国家药品不良反应监测中心分别通报了加替沙星和左氧氟沙星的严重不良反应，2009 年又对氧氟沙星等 13 个喹诺酮类药品的不良反应进行了系统评价。为保障公众用药安全，促进喹诺酮类药品的合理使用，2011 年第 35 期通报了 13 个药品：氧氟沙星、环丙沙星、氟罗沙星、洛美沙星、诺氟沙星、培氟沙星、依诺沙星、莫西沙星、妥舒沙星、司帕沙星、芦氟沙星、帕珠沙星和吡哌酸。其中妥舒沙星、司帕沙星、芦氟沙星、吡哌酸主要为口服剂型，其他药品包括口服剂型和注射剂型，还有一些是局部外用制剂。

自 2004 年至 2009 年 10 月，国家药品不良反应监测中心共收到上述 13 个喹诺酮类药品的病例报告 8 万余份，其中严重病例报告 3 500 余份，占总报告数的3.6%。总病例数排名前 5 位的依次为：环丙沙星、氧氟沙星、氟罗沙星、洛美沙星和诺氟沙星；严重病例数排名前 5 位的依次为：氧氟沙星、莫西沙星、诺氟沙星、环丙沙星和氟罗沙星。病例报告数量及排名除与药品本身的不良反应性质相关外，主要受到药品销售量、使用量以及报告单位报告意识等因素的影响。

喹诺酮类药品因有相似的化学结构、理化性质和药理作用，故不良反应/事件也表现出许多共同之处。严重病例的不良反应表现按累及的系统器官分类，以全身性损害、神经和精神系统损害、皮肤及其附件损害为主，此外，消化系统、泌尿系统、呼吸系统的不良反应/事件也相对较多。对喹诺酮类药品的不良反应进行分析发现，一些药品的某种不良反应较其他药品相对突出，且存在临床不合理使用现象，在临床使用过程中应尤为关注，主要包括超适应症用药、超剂量用药、禁忌症用药、不合理联合用药、输液时滴速过快等。《药品不良反应信息通报》中喹诺酮类药品常见的不良反应详见表 1 – 13。

表 1 – 13　《药品不良反应信息通报》中喹诺酮类药品常见的不良反应

药品	重点关注不良反应	主要临床表现
加替沙星	血糖异常	出现恶心、呕吐、心悸、出汗、面色苍白、饥饿感、肢体震颤、一过性晕厥等现象
左氧氟沙星	严重过敏反应	过敏性休克、过敏样反应、呼吸困难、多形性红斑型药疹、喉水肿等

（续上表）

药品	重点关注不良反应	主要临床表现
环丙沙星	严重过敏反应	皮肤损害、静脉炎、消化系统症状、呼吸困难、白细胞减少、过敏性休克、神经/精神异常等
司帕沙星	光敏反应	手、颜面及其他暴露于光下的皮肤出现红肿，伴瘙痒或灼热感，严重者出现皮肤脱落
莫西沙星	肝损害	恶心、食欲下降、肝酶异常升高、黄疸等
帕珠沙星	肾损害	尿频、血尿、蛋白尿、结晶尿、尿液浑浊、肾功能异常、少尿等，严重者表现为急性肾功能衰竭

3. 药品不良反应/事件基本情况

国家药品不良反应监测中心是采用《世界卫生组织不良反应术语集》对所通报的药品不良反应/事件信息进行归类，化学药品和中成药最常被通报的不良反应/事件基本类似，全身性损害、皮肤及其附件损害、胃肠系统损害和呼吸系统损害排在前列；重组人红细胞生成素是唯一通报的生物制品，其通报的不良反应/事件涉及全身性损害和心血管系统损害。

在所有的药品不良反应/事件中，全身性损害通报最多，如阿昔洛韦、安乃近、红花注射液等。还有些药物同时涉及多种不良反应/事件，如左氧氟沙星可导致全身性损害、皮肤及其附件损害和呼吸系统损害。《药品不良反应信息通报》中不良反应/事件涉及的系统器官分布详见表1-14。

表1-14　《药品不良反应信息通报》中不良反应/事件涉及的系统器官分布

不良反应/事件涉及的系统器官	化学药品	中成药	生物制品	总计
全身性损害	56	18	1	75
皮肤及其附件损害	41	11	0	52
胃肠系统损害	30	9	0	39
呼吸系统损害	24	11	0	35
泌尿系统损害	11	8	0	19
中枢及外周神经系统损害	14	4	0	18
心血管系统损害	11	4	1	16
肝胆系统损害	8	7	0	15
白细胞和网状内皮系统异常	12	1	0	13

（续上表）

不良反应/事件涉及的系统器官	化学药品	中成药	生物制品	总计
神经紊乱	8	4	0	12
代谢和营养障碍	9	0	0	9
肌肉骨骼系统损害	8	0	0	8
红细胞异常	5	0	0	5
血小板，出血和凝血障碍	3	1	0	4
生殖系统损害	2	1	0	3
听觉和前庭功能损害	2	0	0	2
心率及心律紊乱	1	1	0	2
免疫功能紊乱	2	0	0	2
心外血管损害	1	0	0	1

（二）《药品说明书修订公告》

药品说明书是由持有人提供，经过药品监督管理部门审核批准的，具有法律效力的文件，包含药品安全性、有效性的重要科学数据、结论和信息。阅读说明书可以指导临床医生正确选择用药，方便患者自我药疗。

2006年，国家药品监督管理局公布《药品说明书和标签管理规定》，指出药品说明书由申请人提出，经过国家药品监督管理局核准。说明书的修订是根据药品不良反应监测、药品再评价结果等信息提出的，是为了患者用药安全及指导合理用药。说明书的修订可以由持有人主动提出，也可以由药品监督部门提出要求。同年，国家药品监督管理局公布《关于印发化学药品和生物制品说明书规范细则的通知》《关于进一步加强非处方药说明书和标签管理的通知》《关于印发非处方药说明书规范细则的通知》《关于印发中药、天然药物处方药说明书格式内容书写要求及撰写指导原则的通知》等文件，进一步对药品说明书格式、各项内容书写要求等规范细则提出了明确的规定，目的是加强药品说明书的管理，规范说明书中各项目的表述，并强调药品说明书应当严格按照药品管理法律法规规定的程序进行审批，没有审批的一律不得使用。

2007年，国家药品监督管理局修订的《药品注册管理办法》对药品说明书制定及其修订的申报与审批具体事项进行详细说明，规定持有人当对药品说明书和标签的科学性、规范性与准确性负责。2020年，国家药品监督管理局修订的《药品注册管理办法》规定，药品批准上市后，持有人应当持续开展药品安全性和有效性研究，根据有关数据及时备案或者提出修订说明书的补充申请，不断更新完善说明书和标签；药品监督管理部门依职责可以根据药品不良反应监测和药品上市后评价结果等，要求持有人对说明书和标签进行修订；批准上市药品的说明书应当向社会公开并及时更新，其中，疫苗还应当公开标签内容并及时更新。

上述法规对药品说明书的制定、修订、书写规范、审批等进行了详细规定。由于药品在上市前安全性研究存在研究人群单一、病例数少、时间短等局限性，因此，药品说明书是动态的、不断完善的。根据监测数据和评估结果，国家药品监督管理局及时组织对存在用药风险的药品说明书进行修改，补充完善信息。

1. 修订药品基本情况

国家药品监督管理局官网上统计的《药品说明书修订公告》中，2015—2022年，发布公告共计245个，平均每年发文数约31个，累计要求12个品种药品注销药品注册证书。近年来，中药注射剂的安全性问题备受关注，莲必治注射液作为我国首个撤市的中药注射剂，于2022年注销了药品注册证书。药品监督管理局2015—2022年公布的《药品说明书修订公告》基本情况详见表1-15。

表1-15　药品监督管理局2015—2022年公布的《药品说明书修订公告》基本情况

	年份								合计
	2015	2016	2017	2018	2019	2020	2021	2022	
通告数量	13	17	21	36	26	56	54	22	245
注销药品种类数	0	0	0	0	0	3	8	1	12

2. 重点关注的修订药品情况

血栓通注射液、血塞通注射液、冠心宁注射液、蒲地蓝消炎制剂、外用无敌膏、清开灵口服制剂、茵栀黄口服制剂、含安乃近制剂、含可待因药品以及全身用氟喹诺酮类药品发布了多次修订公告。2015—2022年《药品说明书修订公告》中涉及的药品剂型和品种详见表1-16。

以全身用氟喹诺酮类药品为例，2017年国家药品监督管理局公布了全身用氟喹诺酮类药品的品种目录，决定对其说明书增加黑框警告，并对【适应症】【不良反应】【注意事项】等项进行修订。主要强调了其严重不良反应，包括肌腱炎和肌腱断裂、周围神经病变、中枢神经系统的影响和重症肌无力加剧；并在说明书相应的适应症后分别增加限制使用的提示。2021年根据流行病学研究报告中使用氟喹诺酮类药物后两个月内主动脉瘤和主动脉夹层发生率的增加，对说明书【不良反应】【注意事项】【老年用药】三部分内容进行了修订，强调新增的严重不良反应中主动脉瘤和主动脉夹层的风险，尤其在老年患者中的使用风险。

表 1 - 16   2015—2022 年《药品说明书修订公告》中涉及的药品剂型和品种

年份	剂型	涉及药品
2015	注射剂	地塞米松注射剂、冠心宁注射液[b]
	口服制剂	地衣芽孢杆菌活菌制剂、复方三维亚铁口服溶液、复方胃宁胶囊、健儿糖浆、酒石酸唑吡坦口服制剂、脑络通胶囊、尼群地平口服制剂、曲克芦丁制剂、腰息痛胶囊
	外用制剂	通络祛痛膏
2016	注射剂	单唾液酸四己糖神经节苷脂钠注射剂、黄体酮注射液、脑蛋白水解物注射剂、血塞通注射剂[b]、血栓通注射剂[b]、茵栀黄注射液、注射用单磷酸阿糖腺苷、注射用乳糖酸红霉素、紫杉醇注射液
	口服制剂	多潘立酮制剂、甘桔冰梅片、感冒清制剂、罗格列酮及其复方制剂[a]、麦角碱类衍生物制剂[a]、维胺酯口服制剂、小儿清热利肺口服液、新复方大青叶片
	外用制剂	一扫光药膏
2017	注射剂	复方氨基酸注射液（18AA）及同类制剂[a]、复方脂溶性维生素注射剂[a]、含木糖醇注射剂[a]、生脉注射液、维生素 K1 注射液、注射用氨曲南、注射用硫酸普拉睾酮钠、注射用吗替麦考酚酯
	口服制剂	阿昔莫司制剂、吡喹酮片、穿王消炎制剂、非普拉宗片、复方甘草口服溶液、甘露醇烟酸酯制剂、含可待因药品[a,b]、喉疾灵制剂、肌醇烟酸酯制剂、吗替麦考酚酯口服制剂、麦考酚钠肠溶片、全身用氟喹诺酮类药品[a,b]、肾衰宁制剂、维生素 E 烟酸酯制剂、烟酸缓释制剂、益母颗粒、茵栀黄口服制剂
	外用制剂	东方活血膏、复方酮康唑制剂、天麻追风膏、酮康他索乳膏、外用万应膏、外用无敌膏[b]、息伤乐酊
2018	注射剂	参麦注射液、柴胡注射液、刺五加注射液、丹参注射剂、谷胱甘肽注射剂、含钆对比剂[a]、葡萄糖酸钙注射剂、清开灵注射剂、双黄连注射剂、天麻素注射剂、血塞通注射剂[b]、血栓通注射剂[b]、盐酸胺碘酮注射剂、盐酸溴己新注射剂、重组人白介素 - 11 注射剂、注射用赖氨匹林、注射用益气复脉（冻干）、祖师麻注射液
	口服制剂	百乐眠胶囊、都梁软胶囊、呋喃唑酮片、复方鲜竹沥液、骨康胶囊、海珠喘息定片、含可待因感冒药[a,b]、藿香正气口服制剂、甲巯咪唑片、精乌胶囊、匹多莫德制剂、蒲地蓝消炎制剂[b]、七宝美髯丸、清热暗疮制剂、通滞苏润江制剂、万通筋骨片、心元胶囊、盐酸米安色林片、长春胺缓释胶囊、治伤风颗粒、追风透骨制剂

（续上表）

年份	剂型	涉及药品
2018	外用制剂	薄荷活络膏、拨云锭、跌打万花油、东乐膏、复方南星止痛膏、狗皮膏（改进型）、骨痛灵酊、骨友灵贴膏、活血止痛膏、如意金黄散、伤科灵喷雾剂、伤湿止痛膏、麝香跌打风湿膏、麝香海马追风膏、麝香镇痛膏、麝香壮骨膏、麝香追风止痛膏、神农镇痛膏、十二味痹通搽剂、舒筋健络油、双虎肿痛宁喷雾剂、酸痛喷雾剂、特制狗皮膏、天和追风膏、透骨灵橡胶膏、无敌止痛搽剂、腰肾膏、一枝蒿伤湿祛痛膏、镇痛活络酊、正骨水、壮骨麝香止痛膏
2019	注射剂	阿莫西林钠克拉维酸钾注射剂、蟾酥注射液、丹参川芎嗪注射液、丹香冠心注射液、复方骨肽注射剂、含头孢哌酮药品[a]、脑苷肌肽注射液、热毒宁注射液、人免疫球蛋白（pH4）注射液、通关藤注射液（消癌平注射液）、心脉隆注射液、肿节风注射液、注射用甲泼尼龙琥珀酸钠
2019	口服制剂	阿莫西林克拉维酸钾口服制剂、白避瘟散、风湿马钱片、妇科千金片、复方斑蝥胶囊、骨刺口服制剂、骨筋口服制剂、化痰平喘片、活血止痛胶囊、甲磺酸溴隐亭片、氯氮平片、牛黄解毒制剂、伤科接骨片、胃痛宁片、稳心制剂、西达本胺片、消栓通络制剂、小金口服制剂、腰痹通胶囊、云南红药胶囊
2019	外用制剂	薄荷锭、薄荷通吸入剂、复方熊胆通鼻喷雾剂、化痔栓、清凉鼻舒吸入剂、麝香醒神搽剂、通达滴鼻剂
2020	注射剂	巴利昔单抗、垂体后叶注射液、多烯磷脂酰胆碱注射液、多种微量元素注射液（Ⅱ）、骨肽类注射剂、含安乃近注射剂[a]、含磺胺二甲嘧啶制剂[a]、核黄素磷酸钠注射液、门冬氨酸鸟氨酸注射液、氢化可的松注射液、曲安奈德注射剂、维生素B2注射液、烟酸注射液、注射用辅酶A、注射用核黄素磷酸钠、注射用七叶皂苷钠、注射用氢化可的松琥珀酸钠
2020	口服制剂	氨酚氯雷伪麻缓释片、氨基葡萄糖制剂、保济口服液、苯溴马隆口服制剂、鼻炎康片、柴银颗粒、川贝枇杷制剂、穿心莲内酯制剂、对乙酰氨基酚常释制剂、对乙酰氨基酚缓释制剂、多库酯钠丹蒽醌胶囊、复方丹参丸、复方甘草片、复方三七补血胶囊、冠心苏合丸、咳特灵制剂、含安乃近口服制剂[a]、含吡哌酸药品[a]、华佗再造丸、黄连上清制剂、甲磺酸阿帕替尼片、金花清感颗粒、颈康制剂、龙胆泻肝软胶囊、癃闭舒制剂、麦当乳通颗粒、脑心通制剂、普罗布考片、羟布宗片、秋水仙碱片、祛湿颗粒、三金制剂、麝香保心丸、伸筋丹胶囊、双黄连颗粒、四季抗病毒口服制剂、心脑康制剂、盐酸氨基葡萄糖颗粒、盐酸西替利嗪口服制剂、银黄丸、银杏酮酯口服制剂、银杏叶口服制剂、正天制剂、重感灵制剂

（续上表）

年份	剂型	涉及药品
2020	外用制剂	阿达帕林凝胶、丁硼乳膏、冻疮膏、复方薄荷柳酯搽剂、复方磺胺氧化锌软膏、复方苦参水杨酸散、复方马勃水杨酸散、复方硼砂含漱液、复方麝香草酚撒粉、复方氧化锌水杨酸散、甲紫溶液、硫磺硼砂乳膏、硼酸冰片滴耳液、硼酸氧化锌冰片软膏、硼酸氧化锌软膏、硼酸制剂、鞣柳硼三酸散、双氯芬酸钠栓、双唑泰乳膏、水杨酸复合洗剂、水杨酸氧化锌软膏、外用无敌膏[b]、月泰贴脐片
2021	注射剂	阿米卡星、阿魏酸钠注射剂、奥拉西坦注射制剂、奥沙利铂制剂、氟哌啶醇注射剂、甘草酸二铵注射制剂、甘油果糖氯化钠注射液、氯膦酸二钠注射液、曲马多注射剂、帕米膦酸二钠注射剂、全身用氟喹诺酮类药品[a,b]、头孢呋辛注射剂、维生素 B6 注射剂、盐酸甲氧氯普胺注射液、注射用阿洛西林钠、注射用磷酸肌酸钠、注射用氯膦酸二钠、注射用生长抑素、注射用鼠神经生长因子
	口服制剂	安神补脑制剂、氨非咖敏片、氨非咖片、氨酚麻美口服溶液、氨酚麻美糖浆、氨酚伪麻那敏分散片（Ⅲ）、氨酚伪麻那敏咀嚼片、氨金黄敏颗粒、氨咖黄敏口服溶液、氨咖敏片、氨咖愈敏溶液、氨林酚咖胶囊、奥拉西坦口服制剂、丙硫氧嘧啶制剂、补虚消渴合剂、参芪咀嚼片、参芪五味子胶囊、大活络制剂、儿童复方氨酚肾素片、氟哌啶醇片、氟西汀口服制剂、妇康胶囊、复方氨基比林茶碱片、复方板蓝根颗粒、甘草酸二铵口服制剂、感冒清热制剂、桂附地黄颗粒、虎力散、黄氏响声制剂、吉非替尼片、甲巯咪唑口服制剂、甲氧氯普胺片、卡比马唑片、抗病毒制剂、利培酮口服制剂、柳氮磺吡啶口服制剂、六味地黄制剂、芦荟珍珠胶囊、氯膦酸二钠口服制剂、脉血康制剂、米索前列醇片、普萘洛尔片、清开灵泡腾片[b]、清开灵口服制剂[b]、曲马多单方口服剂、曲马多复方制剂、乳癖散结制剂、三黄制剂、湿毒清制剂、舒筋活血制剂、疏风解毒胶囊、速效救心丸、头孢呋辛口服制剂、五维葡钙口服溶液、小柴胡制剂、小儿氨酚黄那敏制剂、小儿氨酚那敏片、小儿氨酚烷胺颗粒、小儿氨咖黄敏颗粒、小儿肺热咳喘口服制剂、小儿酚氨咖敏颗粒、小儿复方阿司匹林片、小儿复方氨酚烷胺片、小儿七星茶颗粒、小儿热速清、小儿咽扁颗粒、血府逐瘀制剂、咽炎制剂
	外用制剂	布地奈德鼻喷雾剂、丁苯羟酸乳膏、丁桂儿脐贴、甲巯咪唑乳膏、康复新液、联苯乙酸凝胶、柳氮磺吡啶栓剂、曲马多栓剂、消炎镇痛膏、止痛膏

（续上表）

年份	剂型	涉及药品
2022	注射剂	奥美拉唑注射剂、含碘对比剂[a]、兰索拉唑注射剂、莲必治注射液、泮托拉唑注射剂、西咪替丁注射制剂、注射用艾普拉唑钠、注射用艾司奥美拉唑钠、氢溴酸高乌甲素注射剂、银杏内酯注射液、己酮可可碱注射剂、头孢唑林注射剂、肝水解肽注射剂、板蓝根注射液、灯盏花素氯化钠注射液、注射用黄芪多糖、间苯三酚注射剂
	口服制剂	阿比多尔制剂、艾普拉唑肠溶片、奥美拉唑口服单方制剂、红花逍遥片、兰索拉唑口服制剂、雷贝拉唑口服制剂、泮托拉唑口服制剂、蒲地蓝消炎片[b]、硝呋太尔口服制剂、小儿化痰止咳制剂、调经养颜颗粒、茵栀黄口服制剂[b]、肠炎宁制剂、蛇胆川贝制剂、氨糖美辛制剂、散痛舒胶囊、阿仑膦酸钠制剂、甲氨蝶呤口服制剂、醒脾养儿颗粒、枫蓼肠胃康制剂、心可舒制剂、小儿宝泰康颗粒
	外用制剂	康妇消炎栓、保妇康凝胶

注：a 表示其包含多个品种，即涉及的某类药品；b 表示重复出现的药品。

2015—2022 年发布的修订公告涉及 388 个/类品种药品，按药品分类，可分为化学药品、生物制品和中成药；按给药途径分类，可分为口服制剂、外用制剂和注射剂。《药品说明书修订公告》涉及药品类别情况详见表 1 – 17。

表 1 – 17 2015—2022 年《药品说明书修订公告》涉及的药品类别

分类方式	具体类别	药品数量	比例
按药品分类	化学药品	181	46.6%
	生物制品	11	2.8%
	中成药	196	50.5%
按给药途径分类	口服制剂	206	53.1%
	外用制剂	82	21.1%
	注射剂	100	25.8%

修订公告中近四分之一的药品公布了说明书范本，其余均是提出说明书需修订的项目和具体的修订要求，要求药品的上市许可持有人按照要求提出修订说明书的补充申请，于规定期限（一般为 3 个月）内到省级药品监督管理部门备案。修订内容涉及药品标签的，应当一并进行修订；说明书及标签其他内容应当与原批准内容一致。自备案之日起生产的药品，不得继续使用原药品说明书。药品上

市许可持有人应当在备案后 9 个月内对已出厂的药品说明书及标签予以更换。

提出修订要求的公告中，说明书修订项目以【不良反应】、【禁忌】、【注意事项】、【警示语】、增加黑框警告等安全性信息为主，符合药品说明书的修订是根据药品不良反应监测、药品再评价结果等信息提出的要求。《药品说明书修订公告》涉及项目情况详见表 1 - 18。

表 1 - 18 2015—2022 年《药品说明书修订公告》涉及项目情况

修订项目	药品数量	比例
增加黑框警告	9	0.9%
警示语	82	8.0%
适应症	17	1.7%
功能主治	3	0.3%
规格	1	0.1%
用法用量	13	1.3%
不良反应	244	23.8%
禁忌	204	19.9%
注意事项	263	25.7%
孕妇及哺乳期妇女用药	45	4.4%
儿童用药	48	4.7%
老年用药	34	3.3%
药物相互作用	46	4.5%
药物过量	16	1.6%

2015—2022 年发布的《药品说明书修订公告》中【注意事项】【不良反应】【禁忌】是修订涉及药品最多的三项内容，分别有 263、244 和 204 个药品修订，占 25.7%、23.8% 和 19.9%。【注意事项】项涉及的内容较广，包括使用时必须注意的各种问题，如患者的肝、肾功能情况，药物配伍、组方中会引起严重不良反应的成分或辅料等，也包括一些滥用或药物依赖性内容；【不良反应】项是根据药品上市后监测到的不良反应情况，按其严重程度、发生频率或累及系统器官情况列出症状；【禁忌】项列出了药品禁止应用的人群和疾病状况。

增加黑框警告的药品有 9 个。要求修订药品【警示语】项的有 82 个，内容主要是对药品严重不良反应及其潜在的安全性问题的警告和提示。

【适应症】【功能主治】【规格】和【用法用量】项是药品的关键信息之一，

共 34 个药品对其项目进行修订。

特殊人群中【孕妇及哺乳期妇女用药】修订了 45 个药品对妊娠、分娩及哺乳期母婴的影响；【儿童用药】有 48 个药品进行了修订，其中 4 个药品新增了儿童用药推荐剂量、17 个药品明确写明儿童禁用或禁用儿童年龄范围，其余药品则要求在该项中注明"尚无安全性研究资料，不推荐使用"；【老年用药】有 34 个药品进行了修订，但大多数只注明慎重用药，没有具体药理、毒理或药动学方面的说明。

3. 撤市药品情况

药物撤市有三大原因：安全性问题、同类产品替代和监管政策变化。如果药品上市后评价显示风险大于获益，国家药品监督管理部门可以责令持有人将该药品撤市，持有人也可以主动将该药品撤市。持有人除了由于药品的风险大于获益撤市药品外，还可能因为商业原因撤市药品，如销售业绩不好、已有替代产品等。其中，安全性问题是药物撤市最为强制且影响最大的原因。

2019 年版《药品管理法》第 83 条规定：药品上市许可持有人应当对已上市药品的安全性、有效性和质量可控性定期开展上市后评价。必要时，国务院药品监督管理部门可以责令药品上市许可持有人开展上市后评价或者直接组织开展上市后评价。经评价，对疗效不确切、不良反应大或者因其他原因危害人体健康的药品，应当注销药品注册证书。

据统计，2007—2022 年，我国共有 22 种药品被强制撤市。按 ATC 分类法进行分析，作用于神经系统的药品通报最多，有 10 种药品，占比为 45.5%；其次是消化系统及代谢用药，有 5 种药品，占比为 22.7%。从撤市原因分析，心血管系统安全性问题最多，占比为 38.1%。2007—2022 年我国药品撤市情况详见表 1 - 19 。

表 1 - 19　2007—2022 年我国药品撤市情况

药品	撤市时间	ATC 类别	撤市原因
替加色罗	2007 年	消化系统及代谢	心血管缺血事件
培高利特	2007 年	神经系统	心脏瓣膜损害
抑肽酶注射剂	2007 年	血液系统	严重过敏反应
芬氟拉明	2009 年	消化系统及代谢；神经系统	心脏瓣膜损害
西布曲明	2010 年	消化系统及代谢	严重心血管风险
右丙氧芬	2011 年	神经系统	心脏毒副作用

（续上表）

药品	撤市时间	ATC 类别	撤市原因
阿米三嗪萝巴新片	2011 年	神经系统	有效性问题
盐酸克仑特罗片	2011 年	呼吸系统	药物滥用风险
丁咯地尔	2013 年	心血管系统	神经系统和心血管系统的严重不良反应
甲丙氨酯制剂	2013 年	神经系统	药物依赖风险
酮康唑口服制剂	2015 年	全身用抗感染药	严重肝毒性不良反应
苯乙双胍	2016 年	消化系统及代谢	导致乳酸性酸中毒
氯美扎酮	2016 年	神经系统	严重皮肤不良反应
特酚伪麻片	2018 年	神经系统	心脏毒性不良反应
吡硫醇注射剂	2018 年	神经系统	血管损害和出凝血障碍
含呋喃唑酮复方制剂	2019 年	生殖泌尿系统和性激素；抗寄生虫药、杀虫药和驱虫药	超量或长期连续用药，会对中枢神经系统造成不可逆的损伤
安乃近	2020 年	神经系统	过敏性休克、血液系统不良反应
羟布宗片	2020 年	肌肉—骨骼系统	血液系统损害
含磺胺二甲嘧啶制剂	2020 年	全身用抗感染药	皮肤及血液系统损害
酚酞片和酚酞含片	2021 年	消化系统及代谢	药物依赖风险，可能致结肠黑变病
含氨基比林和/或非那西丁的复方制剂	2021 年	神经系统	致粒细胞缺乏症
莲必治注射液	2022 年	中成药	急性肾功能损害

（三）《药物警戒快讯》

《药物警戒快讯》是国家药品不良反应监测中心及时获取并为公众传递国际药品安全信息的主要方式，旨在对国内上市的药品提出警示，促进药品的安全、合理使用，从而避免潜在药害事件的发生。国家药品不良反应监测中心对欧洲药品管理局（EMA）、美国食品药品监督管理局（FDA）、英国药品和健康产品管理局（MHRA）等 19 个国家和组织发出的药品预警信息进行及时、准确的翻译，这部分信息包括国外药品管理当局因药品安全性原因做出的公开声明、修改说明书、致医务人员的涵、产品召回等警示信息。

1. 涉及药品基本情况

2005 年 3 月《药物警戒快讯》第 1 期发布，截至 2022 年 12 月 31 日，共发布 236 期，总计 1 226 条公告。2005—2022 年平均每年发布 13 期《药物警戒快讯》，其中与药品安全性相关的公告占 95.5%。2005—2022 年《药物警戒快讯》发布基本情况详见表 1 – 20。

表 1 – 20　2005—2022 年《药物警戒快讯》发布基本情况

年份	期数	公告数量	与药品安全性相关的公告数量
2005	17	81	68
2006	14	73	67
2007	18	97	88
2008	13	68	64
2009	15	80	73
2010	15	93	88
2011	12	71	68
2012	12	63	61
2013	12	69	66
2014	12	66	65
2015	12	63	62
2016	12	61	61
2017	12	55	55
2018	12	60	59
2019	12	66	66
2020	12	61	61
2021	12	52	52
2022	12	47	47
总计	236	1 226	1 171

《药物警戒快讯》公告数量排名前三的组织依次是美国食品药品监督管理局（FDA）、加拿大卫生部（HC）和欧洲药品管理局（EMA），这三个组织的公告数量均超过 200 条，FDA 甚至达到 406 条。其中，有 11 条公告涉及多个国家的信息，如第 125 期"欧美国家对酮康唑口服制剂实施风险控制措施"的公告整合

了欧盟、美国和加拿大对酮康唑口服制剂的安全性信息。2005—2022 年《药物警戒快讯》中发布的国家、监管机构及公告数量详见表 1-21。

表 1-21 2005—2022 年《药物警戒快讯》中发布的国家、组织及公告数量

国家	监管机构	发布公告数量
美国	美国食品药品监督管理局（Food and Drug Administration, FDA）	406
加拿大	加拿大卫生部（Health Canada, HC）	252
—	欧洲药品管理局（European Medicines Agency, EMA）	225
英国	英国药品和健康产品管理局（Medicines and Healthcare products Regulatory Agency, MHRA）	175
澳大利亚	澳大利亚治疗产品管理局（Therapeutic Goods Administration, TGA）	61
日本	日本药品和医疗器械管理局（Parmaceuticals and Medical Devices Agency, PMDA）	54
中国	国家药品监督管理局（National Medical Products Administration, NMPA）	12
新西兰	新西兰药品和医疗器械安全管理局（New Zealand Medicines and Medical Devices Safety Authority, Medsafe）	11
法国	国家药品和健康产品安全局（Agence Nationale de Sécurité de Médicament et des Produits de Santé, ANSM）	10
—	世界卫生组织（World Health Organization, WHO）	8
荷兰	药品审评委员会（Medicines Evaluation Board, MEB）	4
德国	德国联邦药品和医疗器械管理局（Bundesinstitut für Arzneimittel und Medizinprodukte, BfArM）	1
爱尔兰	爱尔兰健康产品管理局（Health Products Regulatory Authority, HPRA）	1
瑞典	瑞典药品管理局（Medical Products Agency, MPA）	1
瑞士	瑞士药品管理局（Swissmedic）	1
巴拿马	巴拿马卫生部（Minsa）	1
沙特阿拉伯	沙特食品药品监督管理局（Saudi Food and Drug Authority, SFDA）	1
新加坡	新加坡卫生科学局（Health Sciences Authority, HSA）	1
印度	印度中央药品标准管制组织（Central Drugs Standard Control Organization, CDSCO）	1
总计		1 226

在一个公告中具有相同药理作用或相似结构的药品称为某类药品，例如非甾体类抗炎药物环氧化酶（COX-Ⅱ）抑制剂在不同国家上市的药品种类不同，澳大利亚批准的 COX-Ⅱ抑制剂有 6 种，分别为塞来西布、帕瑞昔布、美洛昔康、依托昔布、伐地昔布和鲁米昔布，但目前真正上市的药品只有前 3 种；新西兰上市的 COX-Ⅱ抑制剂目前有 5 个品种，分别是塞来西布、依托昔布、帕瑞昔布、伐地昔布和美洛昔康。

国家药品不良反应监测中心发布《药物警戒快讯》是为了全面地提示持有人、医务人员及公众注意相关药品存在的安全性问题，从而避免潜在风险的发生。《药物警戒快讯》涉及的药品类别及相应药品详见表 1 - 22。

表 1 - 22　《药物警戒快讯》涉及的药品类别及相应药品

ATC 分类	药品
消化系统及代谢	10% 葡萄糖酸钙注射液、α 硫辛酸、埃索美拉唑（艾美拉唑）、艾塞那肽、昂丹司琼、奥贝胆酸、奥利司他、奥美拉唑、苯氟雷司、丁溴东莨菪碱、罗格列酮、吡格列酮、多拉司琼、多潘立酮、二甲双胍维格列汀盐酸片、芬氟拉明*、伏诺拉生（沃诺拉赞）、甘精胰岛素、甲氧氯普胺、卡格列净、卡格列净二甲双胍复方制剂、利格列汀、利莫纳班、磷酸钠口服溶液*、洛哌丁胺、硫酸镁注射液*、氯卡色林、美沙拉嗪、纳曲酮/安非他酮、替加色罗、维生素 B6、西布曲明、西格列汀、胰岛素、曲安奈德*、米诺环素*
血液系统	阿法依泊汀、阿哌沙班、倍他依泊汀、达比加群酯、华法林、聚苯乙烯磺酸钙、聚苯乙烯磺酸钠、利伐沙班、氯吡格雷、羟乙基淀粉注射液、替格瑞洛、西洛他唑、依诺肝素、抑肽酶、右旋糖酐铁、重组人凝血因子Ⅷ、硫酸镁注射液*、羟钴胺*、氨甲环酸
心血管系统	阿利吉仑、阿利克仑、阿托伐他汀、阿昔莫司、安立生坦、氨氯地平、奥美沙坦、丁咯地尔、决奈达隆、坎地沙坦、拉贝洛尔、乐卡地平、尼可地尔、尼莫地平、氢氯噻嗪、瑞舒伐他汀、辛伐他汀、伊伐布雷定、依折麦布/辛伐他汀、樟脑、非诺贝特、托伐普坦、曲安奈德*、布洛芬*、苯佐卡因*、利多卡因*、胺碘酮、利奥西呱
皮肤病用药	阿维 A、吡美莫司乳膏、雌二醇、丁苯羟酸、过氧苯甲酰、过氧化氢、龙胆紫（甲紫）、葡萄糖酸氯己定、司库奇尤单抗（苏金单抗）、他克莫司软膏、依奇珠单抗、异维 A 酸、甲泼尼龙*、曲安奈德*、阿昔洛韦*、夫西地酸*、氟康唑*、红霉素*、克林霉素*、米诺环素*、酮康唑*、氟胞嘧啶*、阿普斯特、双氯芬酸*、苯佐卡因*、利多卡因*、盐酸异丙嗪*、异丙嗪*、苯海拉明*

（续上表）

ATC 分类	药品
生殖泌尿系统和性激素	度他雄胺、非那雄胺、复合雌—孕激素、睾酮、睾酮—雌二醇注射液、环丙孕酮、己烯雌酚*、屈螺酮、米非司酮、屈螺酮/炔雌醇、他达拉非、坦洛新、替勃龙、乌利司他、西地那非、伐地那非、依托孕烯植入剂、克林霉素*、酮康唑*、布洛芬*、雷洛昔芬、卡麦角林*、溴隐亭*
非性激素和胰岛素类的激素类系统用药	丙硫氧嘧啶、甲泼尼龙*、甲巯咪唑、甲状腺素、降钙素、卡比马唑、曲安奈德*、西那卡塞、重组人生长激素、缩宫、酮康唑*、去氨加压素、特利加压素、左甲状腺素
全身用抗感染药	23 价肺炎球菌多糖疫苗、ABCW135Y 群脑膜炎球菌结合疫苗、ACYW135 群脑膜炎球菌结合疫苗、阿巴卡韦、阿奇霉素、阿昔洛韦*、奥司他韦、达托霉素、带状疱疹病毒疫苗、冻干卡介苗、冻干水痘减毒活疫苗、多替拉韦、多粘菌素 M、厄他培南、肺炎球菌疫苗、夫西地酸*、呋喃妥因、伏立康唑*、氟康唑*、氟氯西林、洛匹那韦/利托那韦、红霉素*、黄热减毒活疫苗、加替沙星、甲流疫苗、静脉用人免疫球蛋白、卡泊芬净、克林霉素*、克拉霉素、利福平、流感减毒活疫苗、轮状病毒疫苗、米诺环素*、莫西沙星*、哌拉西林、去羟肌苷、人乳头瘤病毒（HPV）疫苗、瑞德西韦、沙奎那韦、索非布韦、替比夫定、替加环素、替考拉宁、替拉瑞韦、替诺福韦/艾拉酚胺、替诺福韦酯、酮康唑*、头孢吡肟、头孢曲松钠、头孢噻肟、缬更昔洛韦、依非韦伦、乙型肝炎免疫球蛋白（人）注射剂、异烟肼、左氧氟沙星、氟胞嘧啶*、磺胺甲基异恶唑、磺胺嘧啶、磺胺异恶唑、柳氮磺胺吡啶*、奈韦拉平
抗肿瘤药及免疫功能调节药	阿贝西利、阿达木单抗、阿替利珠单抗、奥希替尼、巴瑞替尼、贝伐珠单抗、贝利木单抗*、苯达莫司汀、亮丙瑞林、达雷妥尤单抗、达利珠单抗、达沙替尼、地舒单抗（地诺单抗）、多西他赛、厄洛替尼、恩美曲妥珠单抗、氟尿嘧啶、氟维司群、干扰素 β-1a、干扰素 β-1b、环孢素*、环磷酰胺、甲氨蝶呤、聚乙二醇干扰素 α-2a、聚乙二醇化重组人粒细胞刺激因子、卡铂、卡非佐米、卡培他滨、克唑替尼、来那度胺、利妥昔单抗、亮丙瑞林、硫唑嘌呤、鲁索替尼、仑伐替尼、吗替麦考酚酯、麦考酚酸、米托蒽醌、那他珠单抗、纳武利尤单抗、尼拉帕利、尼洛替尼、帕博利珠单抗、帕纳替尼、哌柏西利、硼替佐米、羟基脲、巯嘌呤、曲妥珠单抗、瑞博西林、舒尼替尼、顺铂、索拉非尼、他克莫司口服制剂、他莫昔芬、替加氟、替莫唑胺、托法替布、托瑞米芬、维莫非尼、维奈克拉、西罗莫司*、伊布替尼、伊马替尼、依那西普、英夫利西单抗、右丙亚胺、重组人粒细胞刺激因子、紫杉醇制剂（常规和白蛋白结合型）、己烯雌酚*、泊马度胺、沙利度胺、来氟米特、塞来昔布*、芬戈莫德、富马酸二甲酯、吡非尼酮、度维利塞、尼达尼布

（续上表）

ATC 分类	药品
肌肉—骨骼系统	阿仑膦酸、阿仑膦酸钠、艾拉莫德、吡罗昔康*、别嘌醇、布洛芬*、伐地昔布、非布司他、卡立普多、雷奈酸锶、柳氮磺胺吡啶*、美洛昔康、尼美舒利、帕米膦酸、帕米膦酸二钠、塞来昔布*、双醋瑞因、双氯芬酸*、四氢西泮、替诺昔康、托哌酮、托珠单抗、依托考昔、依托昔布、唑来膦酸
神经系统	Adderall XR（一种苯丙胺盐混合物缓释制剂）、阿戈美拉汀、阿立哌唑、阿米三嗪萝巴新、艾司佐匹克隆、安非他酮、安乃近、奥氮平、奥卡西平、苯妥英钠、苯佐卡因*、丙泊酚、丙戊酸、丙戊酸钠、醋酸锂、度洛西汀、对乙酰氨基酚、多奈哌齐、恩他卡朋、伐尼克兰、芬太尼贴剂、氟吡汀、氟哌啶醇、氟哌利多、复方丙氧氨酚、卡比多巴/左旋多巴/恩他卡朋片、加巴喷丁、加兰他敏、卡马西平、卡麦角林*、可待因*、喹硫平、拉莫三嗪、劳拉西泮、利多卡因*、利培酮、硫利达嗪、硫酸吗啡缓释胶囊、硫酸右苯丙胺、氯胺酮、氯氮平、美金刚、美沙酮、米氮平、莫达非尼、纳曲酮、帕利哌酮、帕罗西汀、哌甲酯、培高利特、匹莫林、普拉克索、普瑞巴林、七氟烷、齐拉西酮、羟嗪、氢吗啡酮、曲马多、瑞替加滨、舍曲林、舍吲哚、双氢可待因、碳酸锂、托吡酯、托莫西汀、文拉法辛、西酞普兰、溴隐亭*、右丙氧芬、扎来普隆、左旋多巴、左乙拉西坦、佐匹克隆、唑吡坦、唑尼沙胺、芬氟拉明*、苯巴比妥、布洛芬*
抗寄生虫药、杀虫药和驱虫药	甲氟喹、奎宁、氯喹、羟氯喹、磺胺多辛、磺胺甲基异恶唑
呼吸系统	阿米三嗪、奥马珠单抗、六氢脱氧麻黄碱、氯丁替诺、孟鲁司特、噻托溴铵、特布他林、溴己新、盐酸异丙嗪*、异丙嗪*、愈创木酚甘油醚、曲安奈德*、布洛芬*、氢可酮、苯佐卡因*、可待因*、利多卡因*、苯海拉明*
感觉器官	拉坦前列素滴眼液、曲安奈德*、夫西地酸*、红霉素*、莫西沙星*、贝利木单抗*、环孢素*、雷珠单抗、西罗莫司*、吡罗昔康*、双氯芬酸*、利多卡因*、氯霉素滴眼液
其他	0.18%氯化钠溶液、4%葡萄糖溶液、羟钴胺*、去铁酮、磷酸钠口服溶液*、磷[32P]酸铬混悬液

注：由于存在某类/个药品有多种 ATC 系统分类方式，故表中药品种类数量多于实际药品种类数量，该药品用"*"表示。

2. 重点关注的药品情况

《药物警戒快讯》涉及的药品中，有近一半药品的不良反应/事件被多个国家多次公告，且警示内容均为严重不良反应。公告数量排名前十的某类药品和单个药品详见表 1-23 和表 1-24。

表 1-23 《药物警戒快讯》公告数量排名前十的药品类别

药品（ATC 分类）	公告数量	公布国家/组织	警示的药品不良反应/事件
噻唑烷二酮类药物（消化系统及代谢）	18	加拿大	黄斑水肿、女性骨折风险
		美国	心血管风险（包括心脏病发作）、用药超过 1 年可能引起膀胱癌、女性骨折风险
		英国	心脏疾病恶化或导致心力衰竭
		欧盟	心衰、缺血性心脏病、女性骨折风险
抗抑郁药（神经系统）	15	加拿大	新生儿持续性肺动脉高压、闭角型青光眼、持续性功能障碍或性功能障碍恶化
		美国	新生儿出生缺陷、新生儿行为综合征和停药症状、自杀风险、前列腺癌风险
		欧盟	新生儿持续性肺动脉高压、自杀风险、骨折风险、产后出血风险、可能会影响精子质量
含钆造影剂（其他）	14	加拿大	脑部沉积风险、肾源性系统纤维化/肾性纤维性皮肤病、新生儿出生缺陷
		美国	脑部沉积风险、肾源性系统纤维化/肾性纤维性皮肤病、甲状腺功能低下
		英国	肾源性系统纤维化
		澳大利亚	脑部沉积风险
		欧盟	脑部沉积风险、肾源性系统纤维化
氟喹诺酮类药品（全身用抗感染药）	12	加拿大	持续副作用、致残
		美国	长期性和致残性副作用（主要涉及肌肉、肌腱、骨骼和神经系统）
		英国	心脏瓣膜反流的轻微风险
		新加坡	视网膜脱离风险
		欧盟	致 QT 间期延长、主动脉瘤破裂或夹层风险、长期性和致残性副作用（主要涉及肌肉、肌腱、骨骼和神经系统）

（续上表）

药品 （ATC 分类）	公告 数量	公布国家/ 组织	警示的药品不良反应/事件
非甾体类抗炎药 （心血管系统、神经系统、肌肉—骨骼系统、呼吸系统）	11	加拿大	心血管风险、妊娠 20 周以上使用 NSAIDs 或可致未出生婴儿肾脏损害风险
		美国	心血管风险、胃肠道出血事件、孕 20 周或之后使用 NSAIDs 可能会导致胎儿肾功能不全
		英国	动脉血栓事件
		荷兰	严重胃肠道溃疡
		欧盟	心血管风险、胃肠道副作用、严重皮肤反应
二膦酸盐类药品 （肌肉—骨骼系统）	10	加拿大	颌骨坏死
		美国	严重骨痛、关节痛和/或肌肉痛（肌肉骨骼痛）、非典型骨折
		英国	外耳道骨坏死、食道癌风险
		日本	外耳道骨坏死
		欧盟	下颌骨坏死
质子泵抑制剂 （消化系统及代谢）	9	加拿大	艰难梭菌感染风险
		美国	低镁血症、骨折风险、艰难梭菌相关性腹泻
		英国	亚急性皮肤型红斑狼疮风险
		澳大利亚	低镁血症、心血管风险
		欧盟	低镁血症
他汀类药物 （心血管系统）	8	加拿大	间质性肺病、增加血糖水平升高和糖尿病风险
		美国	肌萎缩性侧索硬化症、认知障碍、血糖和糖化血红蛋白水平升高、新生儿出生缺陷
		英国	肌病
		欧盟	睡眠障碍、失忆、性功能障碍、抑郁、间质性肺病、排尿紊乱、新发糖尿病
注意力缺陷多动障碍治疗药 （神经系统）	8	加拿大	心源性猝死、自杀风险
		美国	心血管和精神科不良事件、致猝死
		欧盟	心血管疾病（高血压、心率加快和心律不齐）、脑血管病（偏头痛、脑血管意外、中风、脑梗死、脑血管炎和脑缺血）、精神病风险、对发育和性成熟的影响

（续上表）

药品 （ATC 分类）	公告 数量	公布国家/ 组织	警示的药品不良反应/事件
OTC 感冒咳嗽药 （肌肉—骨骼系 统、呼吸系统）	7	加拿大、美 国、英国、 澳大利亚	儿童用药问题，超剂量使用或误用药品导致严重的甚至致 命的有害反应
非典型抗精 神病药 （神经系统）	7	加拿大	老年痴呆患者死亡率增高、粒细胞缺乏症、肝功能衰竭、 尿潴留、嗜酸性粒细胞增多症、全身症状的药物反应、潜 在梦游和失眠相关饮食失调症风险
		美国	治疗老年痴呆症行为异常的死亡率增高

表 1-24 《药物警戒快讯》公告数量排名前十的药品品种

药品 （ATC 分类）	公告 数量	公布国家/ 组织	警示的药品不良反应/事件
奥司他韦 （全身用抗感 染药）	10	加拿大	神经/精神科不良事件、出血风险
		美国	严重皮肤反应、超敏反应、神经/精神科不良事件
		日本	死亡事件、出血风险
		瑞士	胃肠道不良反应、神经/精神科不良事件、皮肤损害
		英国	死亡事件、神经/精神科不良事件、严重皮肤反应、肝 损害
		欧盟	神经/精神科不良事件
伐尼克兰 （神经系统）	10	加拿大	神经/精神科不良事件、罕见过敏反应，如血管性水肿和 严重皮肤反应，包括史蒂文斯—约翰逊综合征（Stevens- Johnson syndrome）和多形性红斑
		美国	神经/精神科不良事件、心血管不良事件
		英国	严重精神事件、睡眠障碍（包括失眠和异常睡眠行为）和 肠胃道反应
抑肽酶 （血液系统）	8	加拿大	心血管不良事件
		美国	肾功能衰竭、过敏反应，可能增加死亡、充血性心衰和中 风的危险
		英国	肾毒性

（续上表）

药品 （ATC 分类）	公告数量	公布国家/组织	警示的药品不良反应/事件
甲流疫苗 （全身用抗感染药）	8	澳大利亚	变态反应
		美国	格林巴利综合征
		英国	非严重的注射部位反应或类似其他疫苗的轻微不良反应
		瑞典	过敏反应、神经系统不良反应、死亡事件
		欧盟	发作性睡眠症
芬戈莫德 （抗肿瘤药及免疫功能调节药）	8	加拿大	先天性畸形风险
		美国	心血管事件、严重脑部感染事件、停药后多发性硬化症严重恶化风险
		英国	严重肝损伤、疱疹性脑膜脑炎
		欧盟	可能伤害胎儿，并可能导致出生缺陷
拉莫三嗪 （神经系统）	8	法国	严重皮肤反应，包括表皮坏死溶解和史蒂文斯—约翰逊综合征
		加拿大	婴儿唇裂和/或腭裂
		美国	无菌性脑膜炎、噬血细胞性淋巴组织细胞增生症（HLH）、心律失常
		中国	自杀风险
		欧盟	史蒂文斯—约翰逊综合征和中毒性表皮坏死松解症风险
孟鲁司特 （呼吸系统）	8	澳大利亚	与神经精神系统事件（如兴奋、睡眠障碍和抑郁症）之间有已知的关联性，在罕见的情况下还包括自杀意念和行为
		加拿大	抑郁、敌意行为或精神病
		美国	行为/心境改变、自杀倾向（自杀想法和行为）、自杀事件
		英国、爱尔兰	神经精神反应
		日本	血小板减少症
		欧盟	精神和行为异常
异维 A 酸 （皮肤病用药）	7	加拿大	严重皮肤反应、勃起功能障碍
		美国	永久性疤痕、新生儿出生缺陷
		英国	精神障碍风险、勃起功能障碍
		欧盟	严重皮疹，如多形性红斑

（续上表）

药品 （ATC 分类）	公告 数量	公布国家/ 组织	警示的药品不良反应/事件
人乳头瘤病 毒疫苗 （全身用抗感 染药）	7	澳大利亚	过敏反应
		美国	格林—巴利综合征
		英国	"心因性"事件、脑炎、疲劳综合征
		欧盟	癫痫样肌痉挛症状（持续反复的癫痫样发作，并伴有意识不清）、复杂性区域疼痛综合征（CRPS）和体位性心动过速综合征（POTS）
利妥昔单抗 （抗肿瘤药及 免疫功能调 节药）	7	加拿大	肠梗阻和胃肠穿孔的不良事件、进行性多灶性白质脑病、中毒性表皮坏死松解症和史蒂文斯—约翰逊综合征
		美国	导致致命的输液反应、肿瘤溶解症候群（TLS）、严重的粘膜皮肤反应和多灶性白质脑病（PML），还发现曾引起乙肝复发、心律失常和心绞痛
		日本	乙肝携带者可能出现肝功能不全
托法替布 （抗肿瘤药及 免疫功能调 节药）	7	加拿大	严重心脏相关问题（心脏病发作、中风或心血管病死亡）和癌症（恶性肿瘤）风险
		美国	血栓、心脏病和癌症风险，高剂量用量死亡增加风险
		英国	肺栓塞风险
		欧盟	肺血栓和深静脉血栓风险
		加拿大	肾衰竭
唑来膦酸 （肌肉—骨骼 系统）	7	加拿大	肾衰竭
		美国	颚骨坏死、肾损害
		英国	心房颤动、肾损害
		新西兰	诱发肌腱损伤（包括肌腱断裂、肌腱炎和腱鞘炎）、急性期反应、肾功能损害
可待因 （神经系统、 呼吸系统）	7	美国	呼吸抑制、死亡事件
		英国	中毒症状包括意识水平降低、缺乏食欲、嗜睡、便秘、呼吸抑制、针尖样瞳孔、恶心和呕吐
		加拿大、日本、欧盟	呼吸抑制

3. 药物相互作用情况

药物相互作用是指患者同时或在一定时间内先后使用（相同或不同途径）两种或两种以上药物所出现的复合效应。多种药物单独作用于人体可产生各自的药理效应，当多种药物联合应用时，就能产生与单独使用不同的药理作用。一方面，有效的联合用药可使药效加强或副作用减轻；但另一方面，不良的相互作用亦使药效减弱或出现不应有的毒副作用。随着社会老龄化的到来，慢性病联合用药问题日益突出。慢性病患者由于罹患多种疾病，联合用药数量增加，导致不良反应发生率增加，且发生率与合并用药数量成正比。有资料显示，2~5种药物联用，不良反应发生率为4%；而16~20种联用，不良反应发生率骤升为54%。

表1-25列出了《药物警戒快讯》中有关药物相互作用导致药品不良反应/事件的信息。以氯吡格雷为例，加拿大、美国和欧洲均警示了氯吡格雷与质子泵抑制剂同时服用时，可能会降低氯吡格雷的药效，降低氯吡格雷预防血栓的效果。美国还进一步提到了CYP2C19酶的其他高效抑制药也会产生类似的效应，所以也应避免与氯吡格雷联合使用，这些药物包括：西咪替丁、氟康唑、酮康唑、伏立康唑、依曲韦林、非氨酯、氟西汀、氟伏沙明和噻氯匹定。

表1-25 《药物警戒快讯》中涉及药物相互作用的信息

国家/地区	相互作用的药品	药品不良反应/事件
加拿大	甲氨蝶呤与质子泵抑制剂	导致甲氨蝶呤副作用风险增加，如肾脏衰竭、红细胞计数偏低、消化道炎症、心律不齐、肌肉疼痛、感染和腹泻
欧洲	阿利克仑与血管紧张素转换酶抑制剂或血管紧张素Ⅱ受体拮抗剂	低血压、晕厥、卒中、高钾血症和肾功能变化（包括急性肾功能衰竭）
欧洲	作用于肾素—血管紧张素系统、控制身体血压和体液的激素系统的不同类别药物联合使用	高钾血症、肾损害、低血压风险
英国	华法林与咪康唑口腔凝胶	不良事件：INR增加（135例）、挫伤（23例）、血尿（19例），其中包括3例死亡病例
加拿大	对乙酰氨基酚与去氧肾上腺素	可能导致体内去氧肾上腺素浓度升高
英国	利托那韦与皮质类固醇	全身类固醇水平升高
英国	利托那韦与左旋甲状腺素	致甲状腺素水平降低风险
英国	胰高血糖素样肽-1与胰岛素	严重且危及生命的糖尿病酮症酸中毒病例报告，尤其是在联用的胰岛素停药或迅速减量后

（续上表）

国家/地区	相互作用的药品	药品不良反应/事件
新西兰	左甲状腺素与环丙沙星	甲状腺功能减退
加拿大	吗替麦考酚酯与其他免疫抑制剂	单纯红细胞再生障碍性贫血
加拿大	达比加群酯与决奈达隆或胺碘酮	增加相关出血风险
加拿大	阿哌沙班与选择性5－羟色胺再摄取抑制剂或5－羟色胺去甲肾上腺素再摄取抑制剂	出血风险
加拿大	纳武利尤单抗与伊匹单抗单独或联合用药	嗜血细胞性淋巴组织细胞增多症
美国	贝伐单抗与苹果酸舒尼替尼	微血管病性溶血性贫血
欧洲	非选择性α阻断剂与磷酸二酯酶－5－抑制剂	血压降低
加拿大	帕罗西汀与匹莫齐特	可增加血浆中匹莫齐特的浓度，导致QT间期延长和严重心律失常，包括扭转型室性心动过速
美国	二甲双胍与胰岛素	加用胰岛素对比加用磺脲类药物增加了非致死性心血管事件结局和全因死亡率的风险
欧洲	伊布替尼与利妥昔单抗和血管紧张素转换酶抑制剂	猝死和心源性死亡风险
欧洲	伊布替尼与血管紧张素转换酶抑制剂	心脏毒性，猝死或心源性死亡
英国	利伐沙班与红霉素	心脏风险
澳大利亚	去氧肾上腺素与β受体－阻滞剂	肺水肿
美国	达芦那韦与利托那韦	肝毒性
英国	酮洛芬与奥克立林	过敏性接触反应，包括光过敏反应
加拿大	乙拉西坦与甲氨蝶呤	突发（急性）肾衰竭，严重致死
美国	替诺福韦酯与安泼那韦和去羟肌苷	肾功能损害
美国	钙通道阻滞剂与克拉霉素	急性肾损伤
美国	万古霉素与哌拉西林他唑巴坦	增加急性肾损伤风险
英国	奥利司他与左旋甲状腺素或抗癫痫药	草酸盐肾病

（续上表）

国家/地区	相互作用的药品	药品不良反应/事件
美国	辛伐他汀与胺碘酮	致横纹肌溶解的风险，并可引起肾衰竭或死亡
美国	他汀类药物与 CYP3A4 的强抑制剂［如伊曲康唑、酮康唑、泊沙康唑、红霉素、克拉霉素、泰利霉素、人免疫缺陷病毒（HIV）蛋白酶抑制剂、波普瑞韦、替拉瑞韦和萘法唑酮］	横纹肌溶解症
美国	他汀类药物与 HIV 蛋白酶抑制剂或 HCV 蛋白酶抑制剂	肌肉损伤（肌病）
加拿大	替比夫定与干扰素	致周围神经病变
加拿大	芬太尼与 5 - 羟色胺能药物	5 - 羟色胺综合征
美国	曲普坦类药品与抗抑郁药	血清素综合征
美国	血清素能抗精神病药与利奈唑胺或亚甲蓝	血清素综合征
英国	安非他酮与选择性 5 - 羟色胺再摄取抑制剂或 5 - 羟色胺 - 去甲肾上腺素再摄取抑制剂	血清素综合征
加拿大	芬太尼与中枢神经抑制剂	引起呼吸抑制、昏迷和死亡风险
美国	羟丁酸钠与酒精或中枢神经系统抑制药	可显著损害意识，并可能导致严重呼吸障碍（呼吸抑制）
美国	加巴喷丁与阿片类止药物或其他中枢神经系统抑制剂	呼吸抑制
美国	普瑞巴林与阿片类止药物或其他中枢神经系统抑制剂	呼吸抑制
加拿大	酒精与阿片类缓释镇痛药	用药时饮酒，导致剂量倾卸效应，严重致死
美国	苯二氮䓬类药物与酒精	用药时饮酒，导致用药过量风险增加
美国	阿片类药物与酒精	用药时饮酒，导致用药过量风险增加
美国	阿片类药品与苯二氮䓬类药品或肌肉松弛剂或抗精神病药品	药物过量和死亡

（续上表）

国家/地区	相互作用的药品	药品不良反应/事件
美国	丁丙诺啡与苯二氮䓬类药品或其他中枢神经抑制剂	用药过量和死亡
美国	美沙酮与苯二氮䓬类药品或其他中枢神经抑制剂	用药过量和死亡
欧洲	贝伐珠单抗与多西他赛或卡培他滨或紫杉醇	毒性风险
加拿大	氯吡格雷与质子泵抑制剂	降低氯吡格雷有效性
美国	阿司匹林与布洛芬	降低阿司匹林的抗血小板作用
美国	氯吡格雷与奥美拉唑	氯吡格雷的药效降低
美国	阿替利珠单抗与紫杉醇	一项临床试验显示，对于之前没有接受过治疗且无法手术的局部晚期或转移性三阴性乳腺癌患者，阿替利珠单抗与紫杉醇联合治疗不能发挥作用
欧洲	氯吡格雷与质子泵抑制剂	可能会降低氯吡格雷的疗效，导致血栓
欧洲	碳青霉烯类药品与丙戊酸或丙戊酸钠	会降低丙戊酸血浆浓度
英国	奥利司他与抗逆转录病毒 HIV 药物	导致抗逆转录病毒 HIV 药物疗效降低
英国	圣约翰草与激素性避孕药	圣约翰草可能降低激素性避孕药的避孕效果
英国	含左炔诺孕酮的紧急避孕药与肝酶诱导剂	降低紧急避孕效果
加拿大	10% 氨基酸注射液与微量元素	导致沉淀和变色
美国	头孢曲松他与钙剂	产生头孢曲松—钙沉淀物

第二章　上市前药物警戒

第一节　上市前药物警戒活动监管

一、上市前药物警戒相关概念

上市前药物警戒，是指对药物临床试验期间试验用药品发生在受试者身上所有的有害反应进行监测、识别、评估和控制。申办者、研究者都有责任开展临床试验期间的药物警戒活动。

临床试验（Clinical Trial），是指以人体（患者或健康受试者）为对象的试验，意在发现或验证某种试验药物的临床医学、药理学以及其他药效学作用、不良反应，或者试验药物的吸收、分布、代谢和排泄，以确定药物的疗效与安全性的系统性试验。

药物不良反应（Adverse Drug Reaction，ADR），是指临床试验中发生的任何与试验用药品可能有关的对人体有害或者非期望的反应。试验用药品与不良事件之间的因果关系至少有一个合理的可能性，即不能排除相关性。

可疑且非预期严重不良反应（Suspected Unexpected Serious Adverse Reaction，SUSAR），是指临床表现的性质和严重程度超出了试验药物研究者手册、已上市药品的说明书或者产品特性摘要等已有资料信息的可疑并且非预期的严重不良反应。

不良事件（Adverse Event，AE），是指受试者接受试验用药品后出现的所有不良医学事件，可以表现为症状体征、疾病或者实验室检查异常，但不一定与试验用药品有因果关系。

严重不良事件（Serious Adverse Event，SAE），是指受试者接受试验用药品后出现死亡、危及生命、永久或者严重的残疾或者功能丧失、受试者需要住院治疗或者延长住院时间，以及先天性异常或者出生缺陷等不良医学事件。

伦理委员会（Ethics Committee），是由医学、药学及其他背景人员组成的委员会，其职责是通过独立地审查、同意、跟踪审查试验方案及相关文件、获得和记录受试者知情同意所用的方法和材料等，确保受试者的权益、安全受到保护。

申办者（Sponsor），是负责临床试验的发起、管理和提供临床试验经费的个人、组织或者机构。

研究者（Researcher），是实施临床试验并对临床试验质量及受试者权益和安全负责的试验现场的负责人。

受试者（Subjects），是参加一项临床试验，并作为试验用药品的接受者，包括患者、健康受试者。

试验方案（Clinical Trial Protocol），是说明临床试验目的、设计、方法学、统计学考虑和组织实施的文件。试验方案通常还应当包括临床试验的背景和理论基础，该内容也可以在其他参考文件中给出。试验方案包括方案及其修订版。

研究者手册（Investigator's Brochure，IB），是指与开展临床试验相关的试验用药品的临床和非临床研究资料汇编。

二、药物临床试验的许可和备案管理

申请人完成支持药物临床试验的药学、药理毒理学等研究后，提出药物临床试验申请的，应当按照申报资料要求提交相关研究资料。经形式审查，申报资料符合要求的，予以受理。国家药品监督管理局药品审评中心应当组织药学、医学和其他技术人员对已受理的药物临床试验申请进行审评。对药物临床试验申请应当自受理之日起 60 日内决定是否同意开展，并通过药品审评中心网站通知申请人审批结果；逾期未通知的，视为同意，申请人可以按照提交的方案开展药物临床试验。申请人获准开展药物临床试验的为药物临床试验申办者。

申请人拟开展生物等效性试验的，应当按照要求在药品审评中心网站完成生物等效性试验备案后，按照备案的方案开展相关研究工作。

三、药物临床试验方案管理

获准开展药物临床试验的，申办者在开展后续分期药物临床试验前，应当制订相应的药物临床试验方案，经伦理委员会审查同意后开展，并在药品审评中心网站提交相应的药物临床试验方案和支持性资料。

申办者应当在开展药物临床试验前在药物临床试验登记与信息公示平台登记药物临床试验方案等信息。药物临床试验期间，申办者应当持续更新登记信息，并在药物临床试验结束后登记药物临床试验结果等信息。登记信息在平台进行公示，申办者对药物临床试验登记信息的真实性负责。

四、安全性更新报告管理

申办者应当定期在药品审评中心网站提交研发期间安全性更新报告（Development Safety Update Report，DSUR）。研发期间安全性更新报告应当每年提交一次，于药物临床试验获准后每满一年后的两个月内提交。药品审评中心可以根据审查情况，要求申办者调整报告周期。

对于药物临床试验期间出现的可疑且非预期严重不良反应和其他潜在的严重安全性风险信息，申办者应当按照相关要求及时向药品审评中心报告。根据安全性风险严重程度，可以要求申办者采取调整药物临床试验方案、知情同意书、研究者手册等加强风险控制的措施，必要时可以要求申办者暂停或者终止药物临床试验。

五、受试者安全评估管理

药物临床试验期间，发生药物临床试验方案变更、非临床或者药学的变化或者有新发现的，申办者应当按照规定，参照相关技术指导原则，充分评估对受试者安全的影响。

申办者评估认为不影响受试者安全的，可以直接实施并在研发期间安全性更新报告中报告。可能增加受试者安全性风险的，应当提出补充申请。药品审评中心对补充申请应当自受理之日起 60 日内决定是否同意，并通过药品审评中心网站通知申请人审批结果；逾期未通知的，视为同意。

申办者发生变更的，由变更后的申办者承担药物临床试验的相关责任和义务。

六、调整临床试验方案、暂停或者终止临床试验

药物临床试验期间，发现存在安全性问题或者其他风险的，申办者应当及时调整临床试验方案、暂停或者终止临床试验，并向药品审评中心报告。

有下列情形之一的，药品审评中心可以要求申办者调整药物临床试验方案、暂停或者终止药物临床试验：

（1）伦理委员会未履行职责的；

（2）不能有效保证受试者安全的；

（3）申办者未按照要求提交研发期间安全性更新报告的；

（4）申办者未及时处置并报告可疑且非预期严重不良反应的；

（5）有证据证明研究药物无效的；

（6）临床试验用药品出现质量问题的；

（7）药物临床试验过程中弄虚作假的；

（8）其他违反药物临床试验质量管理规范的情形。

药物临床试验中出现大范围、非预期的严重不良反应，或者有证据证明临床试验用药品存在严重质量问题时，申办者和药物临床试验机构应当立即停止药物临床试验。药品监督管理部门依职责可以责令调整临床试验方案、暂停或者终止药物临床试验。

第二节 伦理委员会药物警戒活动

伦理委员会的职责是保护受试者的权益和安全，应当特别关注弱势受试者。

（1）伦理委员会应当审查的文件包括：试验方案和试验方案修订版；知情同意书及其更新件；招募受试者的方式和信息；提供给受试者的其他书面资料；研究者手册；现有的安全性资料；包含受试者补偿信息的文件；研究者资格的证明文件；伦理委员会履行其职责所需要的其他文件。

（2）伦理委员会应当对临床试验的科学性和伦理性进行审查。

（3）伦理委员会应当对研究者的资格进行审查。

（4）为了更好地判断在临床试验中能否确保受试者的权益和安全以及基本医疗，伦理委员会可以要求提供知情同意书内容以外的资料和信息。

（5）实施非治疗性临床试验（即对受试者没有预期的直接临床获益的试验）时，若受试者的知情同意是由其监护人替代实施，伦理委员会应当特别关注试验方案中是否充分考虑了相应的伦理学问题以及法律法规。

（6）若试验方案中明确说明紧急情况下受试者或者其监护人无法在试验前签署知情同意书，伦理委员会应当审查试验方案中是否充分考虑了相应的伦理学问题以及法律法规。

（7）伦理委员会应当审查是否存在受试者被强迫、利诱等不正当的影响而参加临床试验。伦理委员会应当审查知情同意书中不能采用使受试者或者其监护人放弃其合法权益的内容，也不能含有为研究者和临床试验机构、申办者及其代理机构免除其应当负责任的内容。

（8）伦理委员会应当确保知情同意书、提供给受试者的其他书面资料说明了给受试者补偿的信息，包括补偿方式、数额和计划。

（9）伦理委员会应当在合理的时限内完成临床试验相关资料的审查或者备案流程，并给出明确的书面审查意见。审查意见应当包括审查的临床试验名称、文件（含版本号）和日期。

（10）伦理委员会的审查意见有：同意；必要的修改后同意；不同意；终止或者暂停已同意的研究。审查意见应当说明要求修改的内容，或者否定的理由。

（11）伦理委员会应当关注并明确要求研究者及时报告：临床试验实施中为消除对受试者紧急危害的试验方案的偏离或者修改；增加受试者风险或者显著影响临床试验实施的改变；所有可疑且非预期严重不良反应；可能对受试者的安全或者临床试验的实施产生不利影响的新信息。

（12）伦理委员会有权暂停、终止未按照相关要求实施，或者受试者出现非预期严重损害的临床试验。

（13）伦理委员会应当对正在实施的临床试验定期跟踪审查，审查的频率应当根据受试者的风险程度而定，但至少一年审查一次。

（14）伦理委员会应当受理并妥善处理受试者的相关诉求。

第三节　申办者药物警戒活动

药物临床试验申办者应当建立药物警戒体系，通过体系的有效运行和维护，监测、识别、评估和控制药物不良反应及其他与用药有关的有害反应。

一、申办者临床试验的考虑

申办者应当把保护受试者的权益和安全以及临床试验结果的真实、可靠作为临床试验的基本考虑条件。

临床试验过程中的安全信息报告、风险评估和风险管理及相关处理，应当严格遵守受试者保护原则。申办者和研究者应当在保证受试者安全和利益的前提下，妥善安排相关事宜。

二、申办者建立临床试验的质量管理体系

申办者建立的临床试验质量管理体系应当涵盖临床试验的全过程，包括临床试验的设计、实施、记录、评估、结果报告和文件归档。质量管理包括有效的试验方案设计、收集数据的方法及流程、对于临床试验中做出决策所必需的信息采集。

临床试验质量保证和质量控制的方法应当与临床试验内在的风险和所采集信息的重要性相符。申办者应当保证临床试验各个环节的可操作性，试验流程和数据采集避免过于复杂。试验方案、病例报告表及其他相关文件应当清晰、简洁和前后一致。

申办者应当履行管理职责。根据临床试验需要可建立临床试验的研究和管理团队，以指导、监督临床试验实施。研究和管理团队内部的工作应当及时沟通。在药品监督管理部门检查时，研究和管理团队均应派员参加。

三、申办者基于风险进行质量管理

（1）试验方案制订时应当明确保护受试者权益和安全以及保证临床试验结果可靠的关键环节和数据。

（2）应当识别影响临床试验关键环节和数据的风险。该风险应当从两个层面考虑：系统层面，如设施设备、标准操作规程、计算机化系统、人员、供应商；临床试验层面，如试验药物、试验设计、数据收集和记录、知情同意过程。

（3）风险评估应当考虑在现有风险控制下发生差错的可能性；该差错对保护受试者权益和安全，以及数据可靠性的影响；该差错被监测到的程度。

（4）应当识别可减少或者可被接受的风险。减少风险的控制措施应当体现在试验方案的设计和实施、监查计划、各方职责明确的合同、标准操作规程的依从性，以及各类培训。预先设定质量风险的容忍度时，应当考虑变量的医学和统计学特点及统计设计，以鉴别影响受试者安全和数据可靠的系统性问题。出现超出质量风险的容忍度的情况时，应当评估是否需要采取进一步的措施。

（5）临床试验期间，质量管理应当有记录，并及时与相关各方沟通，促使风险评估和质量持续改进。

（6）申办者应当结合临床试验期间的新知识和经验，定期评估风险控制措施，以确保现行的质量管理的有效性和适用性。

（7）申办者应当在临床试验报告中说明所采用的质量管理方法，并概述严重偏离质量风险的容忍度的事件和补救措施。

四、申办者质量保证和质量控制的要求

申办者的质量保证和质量控制应当符合以下要求：

（1）申办者负责制定、实施和及时更新有关临床试验质量保证和质量控制系统的标准操作规程，确保临床试验的实施、数据的产生、记录、报告均遵守试验方案和药物临床试验质量管理规范（Good Clinical Practice，GCP）及相关法律法规的要求。

（2）临床试验和实验室检测的全过程均需严格按照质量管理标准操作规程进行。数据处理的每个阶段均有质量控制，以保证所有数据是可靠的，数据处理过程是正确的。

（3）申办者应当与研究者和临床试验机构等所有参加临床试验的相关单位签订合同，明确各方职责。

（4）申办者与各相关单位签订的合同中应当注明申办者的监查和稽查、药

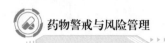

品监督管理部门的检查可直接去到试验现场，查阅源数据、源文件和报告。

五、申办者负责临床试验方案和研究者手册

申办者在拟订临床试验方案时，应当有足够的安全性和有效性数据支持其给药途径、给药剂量和持续用药时间。当获得重要的新信息时，申办者应当及时更新研究者手册（Investigator's Brochure，IB）。

（一）研究者手册药物警戒有关内容

试验药物安全性和有效性：应当提供从前期人体试验中得到的关于试验药物（包括代谢物）的安全性、药效学、有效性和剂量反应信息的摘要并讨论。如果已经完成多项临床试验，应当将多个研究和亚组人群的安全性和有效性数据汇总。可考虑将所有临床试验的药物不良反应（包括所有被研究的适应症）以表格等形式清晰概述。应当讨论适应症或者亚组之间药物不良反应类型及发生率的重要差异。

数据概要和研究者指南：应当对非临床和临床数据进行全面分析讨论，就各种来源的有关试验药物不同方面的信息进行概述，帮助研究者预见药物不良反应或者临床试验中的其他问题。

研究者手册应当让研究者清楚地理解临床试验可能存在的风险和不良反应，以及可能需要的特殊检查、观察项目和防范措施；这种理解是基于从研究者手册获得的关于试验药物的物理、化学、药学、药理、毒理和临床资料。根据前期人体应用的经验和试验药物的药理学，也应当向研究者提供可能的过量服药和药物不良反应的识别和处理措施的指导。

（二）研究者手册安全性参考信息

安全性参考信息（Reference Safety Information，RSI）通常是研究者手册中的一个预期严重不良反应的列表。申办者应根据 RSI 评估临床试验期间发生的所有可疑严重不良反应的预期性。

RSI 的撰写应遵循《研究者手册中安全性参考信息撰写技术指导原则》，同时参考 ICH《E2A：临床安全数据的管理：快速报告的定义和标准》《E2F：研发期间安全性更新报告》等指导原则。

指导原则为撰写安全性参考信息的一般考虑，尚不能涵盖所有情形。如有未能阐明的个性化问题，可与国家药品监督管理局药品审评中心沟通。

1. 安全性参考信息的内容

（1）预期严重不良反应。

预期严重不良反应为已完成和正在进行的药物临床试验中观察到的至少发生一次的严重不良事件，经申办者充分和全面评估后，有合理证据证实其与试验药物存在因果关系，如通过比较临床试验中严重不良事件的发生频率，或对个例报告的因果关系进行充分的评估。仅基于药理学特性预期可能发生，但尚未在试验药物中观察到的不良反应不作为预期不良反应。

一般情况下，仅发生过一次的可疑严重不良反应不足以列入 RSI，除非基于申办者的医学判断，存在有力的证据证实其与试验药物存在明确的因果关系，且需提供相关支持证据。并且，不是所有发生超过一次的可疑严重不良反应均可作为预期严重不良反应列入 RSI，需由申办者进行充分和全面的评估，在增加预期严重不良反应的同时提供相关支持证据。

考虑目前存在多种因果关系评价方法，允许使用一种或多种方法评价临床试验中发生的不良事件与试验药物是否存在因果关系。根据 ICH E2A，药物不良反应是试验药物与不良事件至少存在合理的可能性，即因果关系无法排除。因此，应谨慎评估"可能无关"的因果关系。如果研究者无法判断不良事件与试验药物的相关性（即"无法评价"），申办者应与研究者沟通并鼓励其对相关性进行评估。如果判断结果仍然为"无法评价"，该严重不良事件应被认为与试验药物相关并报告为非预期严重不良反应。但是，不支持将"无法评价"的严重不良事件作为预期严重不良反应列入 RSI。

（2）致死和/或危及生命的严重不良反应。

一般情况下，申办者不应预计试验药物会出现致死和/或危及生命的严重不良反应。因此，即使之前发生过致死和/或危及生命的严重不良反应，其通常被认为是非预期的。但已上市药品的说明书中载明致死的严重不良反应可作为预期严重不良反应。因此，对于尚未上市的试验药物，RSI 中不应包含致死的严重不良反应。

如果 RSI 中包含致死和/或危及生命的预期严重不良反应，应在列表中单独列出此类严重不良反应的数量和发生频率。其他被视为非预期的致死和/或危及生命的可疑严重不良反应可参见 IB 中"人体内作用"或"数据概要和研究者指南"章节。

（3）因特异性和/或严重程度视为非预期的情形。

不强制要求在 RSI 中使用不良事件通用术语标准（Common Terminology Criteria for Adverse Events，CTCAE）进行严重程度分级。但是，如果个例报告中可疑严重不良反应的特异性和/或严重程度与 RSI 中预期严重不良反应不同，即可疑严重不良反应比 RSI 中预期严重不良反应更具特异性和/或严重程度更高时，该可疑严重不良反应被认为是非预期的，参见表2-1。

表2-1 SUSAR举例及其报告原因

RSI中列出的 严重不良反应	个例报告中的可疑 严重不良反应	因特异性和/或 严重程度视为非预期
急性肾衰竭	间质性肾炎	特异性
肝炎	暴发性肝炎	严重程度
脑血管意外	脑血栓	特异性
剥脱性皮炎	史蒂文斯—约翰逊综合征	严重程度和特异性
肝脏功能检查值短暂升高	肝脏功能检查值升高持续数月	严重程度
高血压	高血压危象	严重程度
带状疱疹	多发性皮肤带状疱疹	严重程度
脓毒症	感染性休克	严重程度
室上性心律失常	房颤	特异性

注：上述举例仅阐述更具特异性和/或严重程度更高的情形，非RSI中预期严重不良反应的首选语（Preferred Term，PT）。

如果可疑严重不良反应的发生频率高于RSI中预期严重不良反应的发生频率，该可疑严重不良反应视为非预期。

建议由申办者（经过培训的专业人员）对可疑严重不良反应的特异性和/或严重程度进行医学和科学的评估。

（4）安全性参考信息中不应包含的安全性信息。

以下安全性信息不应包含在RSI中，例如：

①研究者和申办者均认为与试验药物无关的不良事件，包括严重不良事件和非严重不良事件；

②非严重的不良反应；

③非预期的严重不良反应；

④仅发生过一次的严重不良反应，且无法提供基于医学判断的有力证据证实其与试验药物存在明确的因果关系；

⑤试验方案中，死亡事件和严重不良事件常作为疗效终点，被认为与疾病相关，不作为SUSAR报告。但是，如果试验药物增强了不良事件的严重程度，或增加了不良事件的发生频率，应谨慎评估；

⑥基于药理学特性预期发生的、同类其他药物已经发生的，但尚未在本试验药物中观察到的严重不良反应。

2. 安全性参考信息的呈现形式

（1）位置。

RSI 的标题为"安全性参考信息"，位于"数据概要和研究者指南"章，或单独作为一章置于"数据概要和研究者指南"章之后。

申办者应明确指出 RSI 以向监管部门报告为目的，总结了试验药物当前的预期严重不良反应，且 RSI 并未全面概述试验药物的安全性特征。

（2）呈现形式。

RSI 应以表格形式呈现，使用药品监管活动医学词典（Medical Dictionary for Regulatory Activities，MedDRA）最新版本的系统器官分类（System Organ Class，SOC）和首选语（Preferred Term，PT）来描述"预期严重不良反应"的性质。汇总先前观察到的可疑严重不良反应，计算其发生频率。发生频率类别可参考说明书中不良反应发生频率的分类（如十分常见、常见、偶见等）。当暴露于试验药物的受试者数量较少，无法进行分类或观察到的预期严重不良反应的数量较少时，应提供每个"预期严重不良反应"的数量以及暴露的受试者数量，参见表 2-2。RSI 中可包含上市后观察到的严重不良反应，但发生频率不应填写"未知"。由于上市后无法获知真实的发生频率类别，因此，应提供每个严重不良反应的报告数量，也可按照自发报告不良反应指南中的方法提供发生频率类别，参见表 2-2。

表 2-2　以安全性报告为目的的试验药物的预期严重不良反应

SOC	SARs	暴露的受试者数量 $N=328$		
		所有 SARs	致死 SARs*	危及生命 SARs
		n（%）	n（%）	n（%）
胃肠系统疾病	肠穿孔	9（2.7）	3（0.9）	6（1.8）
各类检查	丙氨酸氨基转移酶升高	12（3.7）	NA	NA
	天门冬氨酸氨基转移酶升高	9（2.7）	NA	NA
心脏器官疾病	心肌炎	33（10.1）	NA	2（0.6）
	心动过缓	罕见**	NA	NA

注：SOC 即系统器官分类；SARs 即严重不良反应；n 即发生 SAR 的受试者数量；NA 即不适用。

*在特殊情况下，如果认为试验药物存在致死和/或危及生命的预期严重不良反应，应在表中明确列出。其他的非预期的致死和/或危及生命严重不良反应（行），可填写"不适用"，并在脚注中说明非预期的致死和/或危及生命的严重不良反应可参考 IB 的其他章节。如果认为试验药物无致死和/或危及生命的预期严重不良反应，则需在 RSI 的文字部分单独说明，表格中无须列出相应的列。

**心动过缓来源于上市后安全性信息，根据自发报告不良反应指南中的方法提供发生频率类别。

如果申办者正在针对试验药物进行不同适应症（如肿瘤、非肿瘤疾病）或不同人群（如成人、儿童）的临床开发，若其预期严重不良反应不同，应按适应症或人群单独列出 RSI。

（3）预期严重不良反应的术语。

预期严重不良反应不应使用广义的医学术语或非特定的术语，如"皮疹""感染"或"心律失常"。应使用 MedDRA 的首选语（PT），如剥脱性皮炎、荨麻疹、带状疱疹、感染性肺炎、脓毒症、房颤。如果 RSI 中的 PT 包含多个低位语（Lowest Level Term，LLT），则多个 LLT 均视为预期（如 RSI 包含 PT 低磷酸血症，则 LLT 血磷酸盐过少也视为预期）。已知免疫抑制的药物可能导致感染，但不能认为所有类型的感染都是预期的。除非 RSI 列出具体感染类型的 PT，否则均应被视为非预期。

同义医学术语表示同一个医学现象，如果 RSI 包含一个术语，其他同义医学术语均视为预期。但对于同一种医学现象的不同类型，如不同类型的皮疹，即普通皮疹、斑丘疹、丘疹样皮疹、脓疱疹等，须使用特定的 PT。

（4）尚未发现预期严重不良反应的安全性参考信息。

在某些情况下，试验药物预计可能不会导致任何严重不良反应（如在试验药物临床开发早期，暴露的受试者数量较少时），但 IB 中仍应有一个单独的 RSI 章节，其可以是一段简要的描述，说明为了向监管部门快速报告 SUSAR，并在 DSUR 的"严重不良反应累计汇总表"中识别 SUSAR，截止到目前，申办者认为尚未发现预期严重不良反应。

3. 安全性参考信息的适用版本

应使用可疑严重不良反应发生时的现行版 RSI 判断其预期性。随访报告使用与初始报告相同版本的 RSI，申办者不应以更新版 RSI 为依据降低 SUSAR 的等级。

4. 安全性参考信息的变更

药物临床试验期间发生 RSI 的变更，申办者应当按照规定，充分评估对受试者安全的影响，认为不影响受试者安全的，可以直接实施并在 DSUR 中报告。

可根据 DSUR 的年度报告周期每年更新一次 IB 的 RSI。为了在 DSUR 的"严重不良反应累计汇总表"中识别 SUSAR，申办者应使用在年度报告周期开始时的现行版 RSI。

在某些情况下，申办者或监管部门可能认为需要紧急更新 IB 中的安全性信息，可在 IB 的其他章节（如"人体内作用"或"数据概要和研究者指南"）对安全性信息进行紧急更新。

RSI 的变更可考虑在准备和撰写 DSUR 时（对 SUSAR 进行分析和评估后）进行，而非在报告周期内进行多次更新。

5. 安全性参考信息的质量管理体系

申办者应明确 RSI 的实施及变更管理程序（包括但不限于清晰的变更管理及追溯流程、RSI 的实施时间等）并保留相关文件记录。此外，应评估 MedDRA 版本的更新对 RSI 产生的影响。

6. 安全性参考信息参考已上市药品说明书中不良反应的情形

境外已上市境内未上市药物临床试验的 RSI，若适应症与境外已批准适应症一致，可参考已上市药品说明书中的严重不良反应。若适应症与境外已批准适应症不同或境内已上市药品增加新适应症的，如申办者仍使用已批准适应症说明书中的严重不良反应作为 RSI，应说明其合理性。

对于仿制药/生物类似药，若有证据证实其与参照药具有一致性/生物相似性，可参考参照药的 RSI。

7. 联合用药的安全性参考信息

在联合用药临床试验中，申办者可以根据先前试验中相同活性药物联合用药的经验制定新的 RSI，或参考各单药的 RSI。

8. 安全性参考信息示例

安全性参考信息

本章/节仅概述了以向监管部门快速报告 SUSAR，并在 DSUR 的"严重不良反应累计汇总表"中识别 SUSAR 为目的的预期严重不良反应，并未全面概述试验药物 × 的安全性特征，更多安全性信息详见第 × 章。

试验药物 × 所有致死和危及生命的严重不良反应均视为非预期，将作为 SUSAR 递交。

以安全性报告为目的的试验药物 × 的预期严重不良反应

SOC	SARs	发生频率类别*	暴露的受试者数量 N^{**} =328
			所有 SARs
			n（%）
胃肠系统疾病	肠穿孔	常见	9（2.7）
各类检查	丙氨酸氨基转移酶升高	常见	12（3.7）
	天门冬氨酸氨基转移酶升高	常见	9（2.7）
心脏器官疾病	心肌炎	十分常见	33（10.1）
	心动过缓	罕见	罕见***

注：SOC 即系统器官分类；SARs 即严重不良反应；n 即发生 SAR 的受试者数量。

*发生频率类别：十分常见（≥1/10）；常见（≥1/100 至＜1/10）；偶见（≥1/1 000 至＜1/100）；罕见（≥1/10 000 至＜1/1 000）；十分罕见（＜1/10 000）。

**包含研究1、研究2……

***心动过缓来源于上市后安全性信息，根据自发报告不良反应指南中的方法提供发生频率类别。

MedDRA 版本 24.0，数据锁定日期 2021 年 5 月 1 日，基于全球安全性数据库。

六、申办者药物不良反应报告

1. 报告和评估的基本要求

申请人是药物临床试验安全性信息监测与 SUSAR 报告的责任主体。申办者应当指定专职人员负责临床试验期间的安全性信息监测和严重不良事件报告管理；应当制定临床试验安全性信息监测与严重不良事件报告操作规程，并对相关人员进行培训；应当掌握临床试验过程中最新安全性信息，及时进行安全风险评估，向试验相关方通报有关信息，并负责对 SUSAR 和其他潜在的严重安全性风险信息进行快速报告。

申办者应当按照要求和时限报告药物不良反应。申办者收到任何来源的安全性相关信息后，均应当立即分析评估，包括严重性、与试验药物的相关性以及是否为预期事件等；申办者应当将 SUSAR 快速报告给所有参加临床试验的研究者及临床试验机构、伦理委员会；申办者应当向药品监督管理部门和卫生部门报告 SUSAR。申办者提供的药物研发期间安全性更新报告应当包括临床试验风险与获益的评估，有关信息通报给所有参加临床试验的研究者及临床试验机构、伦理委员会。

个例安全性报告内容应当完整、规范、准确，符合相关要求。

2. 快速报告要求

（1）快速报告基本要求。

申办者对于临床试验期间发生的（包括中国境内和境外）所有与试验药物（包括中药、化药及生物制品）肯定相关或可疑的 SUSAR，应当按照《药物临床试验期间安全性数据快速报告标准和程序》在规定的时限内以个例安全性报告的方式向药品审评中心进行快速报告。SUSAR 个例安全性报告内容应按照 ICH《E2B（R3）：临床安全数据的管理：个例安全性报告传输的数据元素》相关要求报告。相关术语应采用 ICH《M1：监管活动医学词典（MedDRA）》进行编码。

（2）快速报告范围。

临床试验包含与新药（中药、化药、生物制品）注册申请有关的Ⅰ、Ⅱ、

Ⅲ期临床试验，批件中有特别要求的Ⅳ期临床试验，承诺性临床试验，需要开展临床试验的已上市产品申请增加新的人群或新的适应症，以及需要开展临床试验的已上市产品的重大改变（如新剂型、新给药途径、新生产工艺）。批件中无特别要求的Ⅳ期临床试验不按此要求报告，可按上市后相关要求进行报告。以上临床试验期间，申办者从其他来源获得的与试验药物相关的SUSAR及其他潜在严重安全性风险的信息也应当向药品审评中心进行快速报告。来源于自发报告的个例安全性报告，可按上市后药品相关要求进行快速报告。

（3）严重不良反应。

严重不良反应指以下情形之一：①导致死亡。②危及生命，指严重患者即刻存在死亡的风险，并非是指假设将来发展严重时可能出现死亡。③导致住院或住院时间延长。④永久或显著的功能丧失。⑤致畸、致出生缺陷。⑥其他重要医学事件：必须运用医学和科学的判断决定是否对其他的情况加速报告，如重要医学事件可能不会立即危及生命、死亡或住院，但如需要采取医学措施来预防如上情形之一的发生，也通常被视为是严重的。例如在急诊室的重要治疗或在家发生的过敏性支气管痉挛，未住院的恶液质或惊厥，产生药物依赖或成瘾等。

（4）非预期不良反应。

非预期不良反应指不良反应的性质、严重程度、后果或频率，不同于试验药物当前相关资料（如研究者手册等文件）所描述的预期风险。研究者手册作为主要文件提供用以判断某不良反应是否预期或非预期的安全性参考信息。如：①急性肾衰在研究者手册中列为不良反应，但试验过程中出现间质性肾炎，即应判断为非预期不良反应；②肝炎在研究者手册中列为不良反应，但试验过程中发生急性重型肝炎，即应判断为非预期不良反应。

（5）其他潜在严重安全性风险信息。

其他潜在严重安全性风险信息，一般而言是指对于明显影响药物获益—风险评估的信息或可能考虑药物用法改变，或影响总体药物研发进程的信息。例如：①对于已知的、严重的不良反应，其发生率增加且判断具有重要临床意义；②对暴露人群有明显的危害，如在治疗危及生命疾病时药物缺乏疗效；③在新近完成的动物实验中有重大安全性发现（如致癌性）。

除了SUSAR的个例安全性报告之外，对于其他潜在的严重安全性风险信息，需在申办者确定为其他潜在严重安全性风险信息后的15日内进行快速报告。对于报告的内容、格式没有强制性要求，可依据所报告的信息而定，一般应对其他潜在严重安全性风险及采取的风险控制措施进行详细说明并提供相关资料。

（6）因果关系评价。

因果关系评价对于快速报告是至关重要的。对于所有经研究者或申办者报告的不良事件，若经判断其与试验药物存在可能的因果关系，都可视为药物不良反应。申办者作为责任主体应谨慎评估研究者评估为"可能无关"的因果关系，若有合理的证据支持存在可能的因果关系，需要按要求进行快速报告。申办者和研究者在不良事件与药物因果关系判断中不能达成一致时，其中任一方判断不能排除与试验药物相关的，都应当进行快速报告。

"无法评价""待评价"表述在早期确定新的安全性问题时没有价值，如果研究者无法判断不良事件与试验药物的相关性，申办者应与研究者沟通并鼓励其对相关性进行评估。若研究者和申办者的因果关系判断均为"无法评价""待评价"，应进一步明确是否存在可能的因果关系后再决定是否需要快速报告。因果关系为"无法评价"或者"未知"的病例，均无法排除相关性，需要按照SUSAR快速报告。

（7）其他来源获得的风险信息。

从其他来源获得的与试验药物相关的SUSAR也应当进行快速报告。其他来源一般指来源于同一药物境内外的临床试验、自发报告、动物实验或体外实验及其他（如文献、监管机构、出版物）等。来源于境内外的自发报告，不属于临床试验中所观察到的可疑不良反应，无须按照快速报告要求进行个例报告。但申办者应审查所有来源的报告，定期评估累积数据，以更新安全信息并识别新的安全信号，必要时报告至药品审评中心。

试验药物属于复方制剂，对其中某单一活性成分从其他来源获得的属于其他潜在严重安全性风险信息的需进行快速报告。

（8）阳性对照药组和安慰剂组。

阳性对照药组发生的严重不良反应，申办者不需要向药品审评中心进行快速报告，应告知药品上市许可持有人和/或临床试验机构向国家药品评价中心进行报告。

安慰剂组发生的严重不良事件无须进行个例快速报告，属于其他潜在严重安全性风险信息的需进行快速报告。

（9）临床试验结束后的SUSAR。

在临床试验结束或随访结束后至获得审评审批结论前发生的严重不良事件，由研究者报告申办者，若属于SUSAR，申办者应采用试验结束之前的快速报告方式报告。

（10）不作为快速报告的情况。

以下情况一般不作为快速报告内容：①非严重不良事件；②严重不良事件与试验药物无关；③严重但属预期的不良反应；④当以严重不良事件为主要疗效终点时，不建议申办者以个例安全性报告形式向药品审评中心报告。

（11）个例破盲。

盲法试验中发生非预期严重不良事件时，为便于判断严重不良事件与试验药物的相关性，申办者可只对个例进行破盲。在此过程中，仅由个别专门人员进行相关个例破盲，而对疗效结果进行分析和阐述的人员仍应保持盲态。通过合理的临床试验设计与管理，个别病例的破盲通常不会影响临床试验的实施或最终结果的分析。如保持盲态，而不进行个别病例破盲，不能及时明确试验药、对照药还是安慰剂，将不利于药物临床试验中的风险控制与受试者保护。因此，需要进行个例破盲，符合规定的方可按照 SUSAR 进行快速报告。

（12）受理号编写。

境内同时开展不同临床试验，或者境内外同时开展不同临床试验，其中出现 SUSAR，均需快速报告，但只需报告一次，填写该药物在境内获得的所有受理号，并将本病例所属临床试验的受理号排列在第一位。

同一药物的不同用法（如药物剂量、剂型、给药途径）或用途（如适应症或适用人群），需要报告，但只需报告一次，填写清楚所有的受理号，并将本病例所属临床试验的受理号排列在第一位。

同一临床试验中涉及该药物多个受理号（如某 I 期临床试验涉及试验药物多规格等），只提交一次个例报告，并列出该药物所有受理号。

I、II、III 期临床试验以及其他经过批准的临床试验，填写临床试验申请受理号或补充申请受理号。生物等效性试验，填写受理号或备案号。附条件批准药品需按要求完成的临床试验、上市许可批件中有特别要求的 IV 期临床试验，填写上市申请受理号。

3. 报告的时限

（1）一般报告时限。

临床试验期间，申办者获知严重不良事件后，应立即对严重不良事件进行全面分析、评估和判断。根据严重不良事件的性质（类别）按以下时限向药品审评中心快速报告 SUSAR：

①对于致死或危及生命的 SUSAR，申办者应在首次获知后尽快报告，但不得超过 7 天，并在随后的 8 天内报告、完善随访信息。

注：申办者首次获知当天为第 0 天。

②对于非致死或危及生命的 SUSAR，申办者应在首次获知后尽快报告，但不得超过 15 天。

快速报告开始时间为临床试验批准日期/默示许可开始日期，结束时间为国内最后一例受试者随访结束日期。

（2）随访报告时限。

申办者在首次报告后，应继续跟踪严重不良反应，以随访报告的形式及时报送有关新信息或对前次报告的更改信息等，报告时限为获得新信息起 15 天内。

首次报告后，随访报告发现该病例不属于 SUSAR 或首次上报信息有误等情况，无须撤销。首次报告后，若在随访中发现该病例降级为非 SUSAR，应在随访报告中说明降级原因及依据；若在随访中发现上报信息有误，应在随访报告中填写，同时说明情况，如报告信息错误等。

（3）国际多中心临床研究报告时限。

对于国际多中心临床研究，临床试验期间 SUSAR 快速报告以境内临床试验批准日期/默示许可日期开始，至境内获得该药物上市许可或在境内不再继续进行研发为止。

（4）上市后临床试验报告时限。

对于附条件批准药品需按要求完成的临床试验、上市许可批件中有特别要求的 IV 期临床试验，快速报告以境内首例受试者签署知情同意书开始，至境内最后一例受试者随访结束。

（5）联合用药临床试验报告时限。

获准开展药物临床试验的药物拟增加与其他药物联合用药的，申办者应当提出新的药物临床试验申请，经批准后方可开展新的药物临床试验。若联合用药均未上市，建议由各申办者协商确认由一方负责上报，以使 SUSAR 不要重复报告和漏报。若未上市药物联合已上市药物（增加适应症或者功能主治等需要申请开展新的药物临床试验的除外），未上市药物发生的 SUSAR 上报至药品审评中心；仅与已上市药物相关的严重不良反应，应告知药品上市许可持有人和/或临床试验机构向国家药品评价中心报告。

4. 报告的标准和程序

用户首先需要登录药品审评中心官网（https：// www. cde. org. cn）注册"申请人之窗"账号。一个法人实体只能注册一个申请人之窗主账号；主账号下可分设不同的子账号，以满足同一公司内部不同部门或不同事务的需求。

注册账号后，向药品审评中心提交个例安全性报告应当采用电子传输方式。可以采用以下两种方式之一提交个例安全性报告：GATEWAY 方式提交和 XML 文件方式提交。不接受以邮件、纸质或其他方式递交 CIOMS 表等。申请者可以根据自身情况自行选择上述任一种传输方式；根据情况变化，中途可以变更提交方式。推荐以 GATEWAY 方式传输。

可扩展标记语言（XML）是一种标记语言，它定义了一组规则，用于以人类可读和机器可读的格式编码文档。符合 E2B 要求的 XML 格式文件必须通过专业的电子系统生成。

上述两种方式均需要用户执行相应的测试步骤，以保证正式递交的个例安全性报告符合 ICH E2B（R3）和药品审评中心的相关规范。

对于尚未建立药物警戒系统、无法通过 GATEWAY 方式和"申请人之窗"上传 XML 文件方式提交个例安全性报告的申办者，可以委托第三方，如合同研究组织（Contract Research Organization，CRO）进行报告。

　　申办者与 CRO 签订服务合同，但是，作为药物研发及注册申办方，申办者仍然是临床试验期间安全性监管及报告的责任主体。无论采用 GATEWAY 方式还是"申请人之窗"上传 XML 文件方式，企业识别 ID 必须为申请人的识别 ID。

　　企业识别 ID 由申办者自行定义，无严格的编制规范，可使用单位名称的英文名称或缩写、汉语拼音或缩写等，不建议使用标点符号和特殊字符。

七、申办者安全风险评估与控制

1. 安全性信息评估和管理

　　（1）风险管理的主体责任。

　　药物临床试验期间，申办者应积极与临床试验机构等相关各方合作，严格落实安全性风险管理的主体责任。申办者应建立药物警戒体系与制度，全面收集药物临床试验期间的安全性信息并开展风险监测、识别、评估和控制，及时发现存在的安全性问题及风险，主动采取必要的风险管理措施，如调整临床试验方案、主动暂停或者终止临床试验等。药物警戒体系及质量管理可参考上市后相关要求，并可根据临床试验期间药物警戒要求进行适当调整。

　　申办者还应评估安全性风险管理措施的有效性，确保受试者风险最小化，切实保护好受试者安全。

　　申办者负责药物试验期间试验用药品的安全性评估。申办者应当将临床试验中发现的可能影响受试者安全、可能影响临床试验实施、可能改变伦理委员会同意意见等安全性风险相关问题，及时通知研究者和临床试验机构、药品监督管理部门，相关风险及管理信息报告药品监督管理部门。

　　对于药物临床试验期间出现的安全性风险相关问题，鼓励申办者、临床试验机构与药品审评中心积极进行沟通交流。

　　（2）SUSAR 和 DSUR 的提交。

　　临床试验期间，申办者应通过药物警戒电子传输系统（PV 系统）及时提交 SUSAR 个例报告，通过药品审评中心网站按时提交 DSUR、其他潜在的严重安全性风险信息报告。SUSAR 个例报告、其他潜在的严重安全性风险信息报告相关要求按照《药物临床试验期间安全性数据快速报告标准和程序》执行。DSUR 相关要求按照《研发期间安全性更新报告管理规范（试行）》执行。

　　临床试验期间发生临床试验方案变更、非临床或者药学的变化或者有新发现的，申办者应充分评估对受试者安全的影响。评估认为不影响受试者安全的，应在 DSUR 中报告；如果可能增加受试者安全性风险的，应当提出补充申请。

　　（3）风险控制措施。

　　药物临床试验期间，申办者应认真履行药物临床试验安全性风险管理主体责任，对安全信息开展风险监测、识别、评估和控制，及时发现存在的安全性问题或者其他风险，并及时采取风险控制措施及风险最小化措施，包括一般风险管理措施（如修改临床试验方案等）、主动暂停或者终止临床试验。

申办者对安全信息进行评估，认为临床试验存在一定的安全性风险的，应采取一般的风险控制措施，如修改临床试验方案、修改研究者手册、修改知情同意书等。

申办者评估认为临床试验存在较大的安全性风险的，应主动暂停临床试验。因安全风险需暂停临床试验的参考标准和条件一般包括（但不限于）以下情形：

①受试者正在或者将会面临与试验相关的、获益/风险不合理的、较大的身体伤害的风险；

②未按照相关要求在规定的时限内及时向监管机构提交 SUSAR 报告、DSUR 或者其他潜在的严重安全性风险信息报告等；

③临床试验用药品出现影响受试者安全的质量问题；

④其他可导致受试者面临较大安全性问题或者风险隐患的情况。

申办者评估认为临床试验存在重大的安全性风险的，应主动终止临床试验。因安全风险需终止临床试验的参考标准和条件一般包括（但不限于）以下情形：

①药物临床试验出现大范围、非预期严重不良反应；

②临床试验用药品存在严重质量问题；

③其他原因，药品监督管理部门认为继续临床试验可能对受试者健康造成重大危害或者不符合公众利益。

申办者应对安全性风险采取风险管理措施并评估措施实施的有效性，根据评估结论决定是否采取进一步行动，确保受试者的风险最小化。

申办者修改临床试验方案、主动暂停或者终止临床试验相关信息应及时在药物临床试验登记与信息公示平台进行更新。

（4）数据监察委员会。

申办者可以建立独立的数据监察委员会。数据监察委员会应当有书面的工作流程，定期对临床试验安全性数据进行评估，并向申办者建议是否继续、调整或停止试验。

2. 安全性更新报告

临床试验期间，申办者应当对报告周期内收集到的与药物相关的安全性信息进行全面深入的年度回顾、汇总和评估，按时提交 DSUR。DSUR 的主要目的是申办者对报告周期内收集到的与药物（无论上市与否）相关的安全性信息进行全面深入的年度回顾和评估。

（1）基本原则。

DSUR 及其附件应当严格按照《研发期间安全性更新报告管理规范（试

行)》、ICH E2F《研发期间安全性更新报告》指导原则的要求准备、撰写和提交。申办者可以委托第三方（如 CRO）进行 DSUR 的准备、撰写和提交工作，但申办者仍对 DSUR 的内容、质量和提交时间承担主体责任。对于共同开发等涉及多方情况的，申办者应按 ICH E2F 指导原则"各方的责任"一节对 DSUR 准备与提交的责任进行划分。

申办者在准备 DSUR 时，需要包含与所有剂型和规格、所有适应症以及研究中接受研究药物的患者人群相关的数据（化学药和生物制品应按照相同活性成分，中药按照相同处方进行准备）。如果相关信息无法获得（如申办者尚未获得数据），申办者应在 DSUR 的前言部分予以解释说明。

申办者获准开展药物（包括中药、化学药及生物制品）临床试验后均应向药品审评中心提交 DSUR。

DSUR 原则上应当将药物临床试验在境内或全球首次获得临床试验许可日期（即国际研发诞生日，Development International Birth Date，DIBD）作为报告周期的起始日期。首次提交 DSUR 应当在境内临床试验获准开展后第一个 DIBD 后两个月内完成，后续提交也应以 DIBD 为基准。

DSUR 应持续提交至该药物境内最后一个上市许可申请提交时，或者在境内不再继续进行研发时为止。最后一次提交时应附说明文件，说明该次提交为在境内的最后一份 DSUR，并说明申办者是否还在其他国家或者地区继续进行临床试验。

当药物在境内外获得上市许可，如申办者需要，可在该药品获得全球首个上市批准的日期的基础上准备和提交安全性更新报告。调整后的首次提交，报告周期不应超过一年。

（2）撰写要求。

申办者在提交 DSUR 时，应包括：① DSUR 全文及附件；②报告周期内申办者认为不影响受试者安全的药物临床试验方案变更或者临床方面的新发现、非临床或者药学的变化或者新发现的支持性资料。申办者还应视情况（如最后一次提交 DSUR），随 DSUR 提交必要的说明性文件。

申办者应严格按照 ICH E2F 指导原则要求，逐章节完整撰写 DSUR 及附件。对于无进展/无发现的章节或者附件，应在相应项下进行说明，不可省略。

申办者在组织撰写 DSUR 时，应在"区域特有信息"一节中，将报告周期内，结合相关法规、技术指南等要求，对发生的药物临床试验方案变更或者临床方面的新发现、非临床或者药学的变化或者新发现是否可能增加受试者安全性风险的评估结果及申报情况进行总结，并提交支持性资料。DSUR 不应作为新的重要安全性信息的初始报告途径，或者新的安全性问题的检出途径。

DSUR 采用中文进行报告，对于"报告周期内严重不良反应行列表"可采用中文或者英文报告。

申办者在撰写 DSUR 时，需在"区域特有信息"项下或者以 DSUR 区域附件形式提供以下信息：

①严重不良反应（SAR）累计汇总表；

②报告周期内境内死亡受试者列表；

③报告周期内境内因任何不良事件而退出临床试验的受试者列表；

④报告周期内发生的药物临床试验方案变更或者临床方面的新发现、非临床或者药学的变化或者新发现总结表；

⑤下一报告周期内总体研究计划概要。

（3）提交及补正。

申办者可通过药品审评中心网站等规定的途径提交 DSUR。经审核，认为需提醒或要求申请人的（如要求申请人更改 DSUR 报告周期、补充更正资料或者提醒申请人应加强受试者安全性措施等），药品审评中心将在 DSUR 提交后 180 个工作日内通知申请人。申请人应通过药品审评中心网站查询和下载相关通知或者提醒，对于需要补充更正资料的情况，申请人应在收到补正意见之日起的 5 个工作日内一次性提交补正资料。

八、申办者安全性信息汇总分析和报告

申办者对药物临床试验期间的安全性评价应至少包括个例安全性事件的评价和安全性信息的汇总分析。对药物临床试验期间的安全性信息持续进行评估，对于及早发现严重的安全性风险从而保护受试者安全具有重要的意义。

（一）个例安全性事件的评价和报告

个例安全性事件是指临床试验期间个体受试者发生的可能与药物作用相关的不良事件和其他安全性相关的风险事件。

个例安全性事件是药物临床试验期间安全性评价的基础，是安全性信息汇总分析的重要数据来源。临床试验期间，申办者对个例安全性事件特别是对 SAE 进行及时的审查、分析并评价，对评估可能与药物相关的重要安全性风险并及时采取有效的风险控制措施具有重要意义。

申办者应与研究者充分沟通，尽可能获得该个例安全性事件受试者的完整信息。个例安全性事件评价时申办者应仔细审查受试者的基本信息，包括家族史、相关病史、合并治疗（处方药、非处方药、中药、特殊饮食、手术、物理治疗、膳食补充剂和其他替代药物）、药物过敏史等，以充分了解可能影响个例安全性事件评价的因素。此外，申办者还应充分考虑受试者的群体特征、药物适应症、

疾病自然史、药物已知风险以及其他相关因素。

（二）安全性信息的汇总分析

安全性信息的汇总分析是通过定期对试验药物所有已完成和正在进行的临床试验的安全性数据及其他安全性相关的风险事件进行综合分析，以持续进行安全性信息的监测和评估。

药物临床试验期间安全性信息的汇总分析是对个例安全性事件评价的重要补充，有助于及时发现并识别重要风险信号。

1. 汇总分析的情形

药物临床试验期间安全性信息汇总分析的情形包括但不限于：

（1）汇总试验药物单用或与合并治疗有关的预期 SAE 的发生率，分析试验人群的发生率是否高于同类人群背景发生率，为判定 SAE 与试验药物的因果关系提供依据；

（2）通过分组汇总分析比较不同试验组间某些 SAE 发生率的差异，为判定 SAE 与试验药物的因果关系提供依据；

（3）通过汇总分析发现试验药物的某些预期严重不良反应、SUSAR 或特别关注不良事件（Adverse Event of Special Interest，AESI）发生率的增加具有重要临床意义等。

2. 安全性信息来源

汇总分析安全性信息的来源包括但不限于：所有与注册相关的该药物已完成和正在进行的临床试验的安全性数据，以及其他重要安全性信息，如非临床研究数据、非干预性研究的安全性发现、国内外监管机构报告、上市后的安全性发现、科学文献等。

3. 汇总分析计划

申办者应建立安全性信息汇总分析计划，以便及时分析所有已完成和正在进行的临床试验的安全性数据及其他安全性相关的风险事件。制订汇总分析计划时，应重点关注药物临床试验期间发生的 SAE、SUSAR、AESI 等，以及其他潜在的严重安全性风险信息。

安全性信息汇总分析计划应至少包括：

（1）分析的内容和指标，如 SAE、SUSAR、AESI 的发生率；

（2）安全性数据审查和分析方的职责；

（3）汇总分析的频率和依据；

（4）安全性数据的更新计划，如非临床研究的重大安全性新发现；

（5）汇总分析拟采用的统计学方法、图形或表格形式；

（6）盲法试验拟采用的揭盲条件、方法和流程。

申办者应根据已获得的药物安全性信息和临床研发进展及时更新临床试验期间安全性信息汇总分析计划。

4. 汇总分析方

对于盲法试验，为保持临床试验实施团队的盲态，申办者可以委托其他组织或个人作为安全性信息的独立汇总分析方，负责审查和评价药物临床试验期间累积的安全性数据和其他安全性相关的风险事件并进行汇总分析。对于非盲态试验，在不影响试验完整性的前提下，申办者可根据试验进展自行设置汇总分析方。

（1）基本要求。

汇总分析方应了解试验药物基本信息、适应症、试验人群特征，从而对试验药物的安全性做出科学的评价。当出现新的安全性风险信息时，汇总分析方应根据需要增加相关专业人员。

需要注意的是，盲法试验汇总分析方应具有一定的独立性。为保持试验的完整性，汇总分析方不应参与临床试验的实施，并应始终保持参与临床试验实施人员的盲态。除了指定的参与安全性数据揭盲或对揭盲数据进行审核、分析的人员外，汇总分析方其余内部或外部人员均不得接触揭盲的安全性数据。当认为确有必要对药物进行"获益—风险"评估时，汇总分析方可以查看部分有效性数据。

（2）汇总分析方的构成。

如果申办者已建立独立数据监查委员会（Independent Data Monitoring Committee，IDMC），可由 IDMC 定期对安全性数据进行审阅和汇总分析。安全性数据汇总分析仅侧重于识别和描述试验药物的安全性风险，不涉及有效性评价；当认为有必要进行"获益—风险"评估时，IDMC 可以同时查看部分有效性数据。如果经汇总分析发现正在进行的临床试验存在严重的安全性风险，IDMC 可向申办者提出暂停/终止临床试验的建议，并及时采取必要的风险控制措施以充分保护受试者。

如果不使用 IDMC 作为汇总分析方，申办者也可委托其他组织或个人对安全性数据进行汇总分析。对于盲法试验，可以考虑分开审核的方法，如由申办者确定揭盲的条件和方法，委托其他组织或个人进行揭盲并对揭盲后的安全性数据进行审查和汇总分析。

5. 汇总分析频率

汇总分析的频率视情况而定，应考虑对试验药物安全性特征的了解程度、适应症、试验人群和受试者入组速率等。如每 6 个月进行一次汇总分析或更频繁，或按照安全性风险情况决定汇总分析频率。一般情况下，申办者可根据累积的安全性数据、完成招募的受试者数量（如每达到 25% 的拟招募数量）、预期 SAE 的发生率的变化等定期进行汇总分析。

如果出现新的严重的安全性风险信息，可根据需要修改汇总分析的频率。

6. 揭盲方法

对于正在进行的临床试验，申办者应预先制定详细的盲态安全性数据审核标准和汇总分析流程，汇总分析方应掌握并严格执行。汇总分析方对临床试验期间安全性数据盲态汇总分析后怀疑可能存在严重的风险，认为确有必要揭盲时才能对安全性数据进行揭盲。申办者应预先制定详细的揭盲标准和操作规程，明确指定可参与揭盲的人员。揭盲人员应掌握并严格执行揭盲标准和操作规程，保留相关记录以确保揭盲过程可追溯。

汇总分析时主要涉及以下揭盲情形：

（1）触发阈值揭盲。

触发阈值揭盲适用于可预先设定试验人群某些不能排除与试验药物因果关系的 SAE 背景发生率的情形，当盲态汇总分析结果表明总试验人群的 SAE 发生率显著超过人群背景发生率时触发揭盲。如，预先设定老年人群中心肌梗死的发生率为触发揭盲的阈值，如果盲态安全性数据汇总分析时发现总试验人群心肌梗死的发生率超过预先设定的揭盲触发率阈值，则可对心肌梗死相关安全性数据进行分组揭盲，比较试验组和对照组心肌梗死组间发生率的差异，以及时判断差异是否具有临床意义。

申办者应尽量全面综合现有数据以预先确定拟入组的总试验人群中某些不能排除与试验药物因果关系的 SAE 的背景发生率。如参考同类药物的安全性数据、现有流行病学或特定疾病监测数据、文献报道等。

（2）分组分析揭盲。

当无法预先设定试验人群某些不能排除与试验药物因果关系的 SAE 的背景发生率时，对于临床前研究或现有临床数据提示安全性风险较高的试验药物，申办者可考虑使用定期分组汇总分析。

汇总分析方可采用分级揭盲法进行揭盲，对不能排除与试验药物因果关系的 SAE 按试验分组定期进行汇总分析。通过汇总分析比较各试验组间此类 SAE 的发生率或数量的差异，确定是否需要进一步揭盲后评估，以尽早识别安全性风险。如在采用阳性药物对照设计的试验中，若不同试验组某一 SAE 发生数量的差异累积达到三或四例以上，则提示随试验进展该 SAE 组间发生率可能存在一定差异，汇总分析方可考虑对该 SAE 进行定期分组汇总分析。

临床试验期间安全性数据揭盲可能对试验完整性造成重大影响，申办者需要周密计划、加强过程记录和控制措施以保护临床试验数据的完整性。

7. 注意事项

（1）基于医学的综合评价。

由于试验组和对照组 SAE 发生率的差异可能存在偏倚，因此，应基于医学知识对汇总分析的结果进行综合评价。药物临床研发早期，积累的安全性数据较少，通常不能用试验组和对照组发生率的差异无统计学意义来排除 SAE 和试验药物的因果关系。因此，申办者需要对药物临床试验的安全性数据和其他来源的安全性信息进行综合评估，如 SAE 的发生时间、已获得的药理学数据、同类药物类似严重不良反应的发生情况和非临床研究的发现。此外，申办者还应结合同一医学系统分类的其他 SAE 进行综合评价，如申办者进行针对肺栓塞不良事件的评价时，还应结合临床试验中累积的其他血栓栓塞性事件（如深静脉血栓形成）进行综合分析。

当有证据提示该 SAE 与试验药物存在潜在的因果关系时，申办者应及时采取必要的风险控制措施以充分保护受试者。

（2）采用适宜的标准分类汇总。

申办者应根据药物不同临床试验的目的和设计采用适宜的方法对所有已完成和正在进行的临床试验的安全性数据进行汇总分析。通常可根据药物适应症、受试者基线特征、不同给药计划等分别进行汇总。

（3）保持试验的完整性。

为保持试验的完整性，申办者应预先制定详细的盲态保持标准操作规程，无论是盲态保持人员还是非盲态保持人员均应掌握并严格执行。申办者应采取严格措施在盲态保持和非盲态保持人员之间设定"防火墙"，进行揭盲审查或参与安全性汇总分析报告递交的人员不应参与试验的实施或结果分析。如果需要 IDMC 之外的组织审查汇总安全性数据，该组织应仅能审查与汇总分析相关的安全性揭盲数据，而非有效性数据以及与汇总分析数据无关的其他试验数据。

若汇总分析发现试验药物存在潜在的严重安全性风险，申办者应及时和研究者沟通，以充分保护受试者。申办者向研究者提交汇总分析报告时存在揭盲的担忧，可仅向研究者递交汇总分析报告的描述和总结。申办者可以通过致研究者的函告知所有参与试验的研究者试验药物潜在的严重安全性风险，以及计划更新的风险控制措施，如修改方案、知情同意、研究者手册等。

（4）采用正确的 MedDRA 编码。

申办者应在试验开展前仔细审查方案中不良事件概念的描述与 MedDRA 医学术语的一致性，在研发过程中重点审查 SAE 报告术语的准确性，并进行正确的 MedDRA 编码。如，对于医学事件肾功能衰竭，首选语可能包括肾衰、急性肾损伤、肾功能损害、氮质血症、尿排出量降低、手术后肾衰和其他相关术语等多个概念，申办者应根据不良事件的具体情况进行准确的编码。

在汇总分析时应采用标准化 MedDRA 查询（Standardized MedDRA Query，SMQ）、高位语或申办者定义的医学概念集对同一类 SAE 进行汇总分析。

（三）严重安全性风险信息的报告

1. 快速报告的情形和方式

对于汇总分析发现的明显影响试验药物"获益—风险"评估的信息，或可能考虑用法改变或影响药物总体研发进程的临床试验期间的其他潜在的严重安全性风险信息，申办者应与药品审评中心及时沟通，撰写汇总分析报告，并按快速报告相关要求向药品审评中心报告。

申办者可通过"申请人之窗—其他潜在的严重安全性风险信息递交栏"提交汇总分析报告，同时应采取严格措施在报告提交人和临床试验实施团队间设定"防火墙"，以避免意外破盲。

2. 快速报告的内容

快速报告的内容应至少包括对 SAE/SUSAR 等关键目标事件的汇总分析结果，并列出汇总分析所使用的所有 SAE、SUSAR 个例不良事件的信息。如果汇总分析所使用的 SAE 已按照 SUSAR 进行快速报告，则需列出每个 SUSAR 个例的全球唯一病例识别码（C.1.8.1）。

汇总分析报告内容应至少包括：

（1）汇总分析所涉及的受试者信息和个例不良事件的描述。包括：受试者性别，年龄，症状，家族史，相关病史，相关检查检验结果，合并治疗，SAE、SUSAR 发生的时间，药物暴露与 SAE、SUSAR 的因果关系等。

（2）汇总分析方法和结果的描述。包括：汇总分析安全性信息的来源、汇总分析方、分析方法、结果和结论、临床试验相关文件的变更（如知情同意书、研究者手册），以及计划开展的风险控制措施等。

九、申办者应当保证临床试验的依从性

申办者发现研究者、临床试验机构、申办方人员在临床试验中不遵守试验方案、标准操作规程、药物临床试验管理规范、相关法律法规时，应当立即采取措施予以纠正，保证临床试验的良好依从性。

发现重要的依从性问题时，可能对受试者安全和权益，或者对临床试验数据可靠性产生重大影响的，申办者应当及时进行根本原因分析，采取适当的纠正和预防措施。若违反试验方案或者药物临床试验管理规范的问题严重，申办者可追究相关人员的责任，并报告药品监督管理部门。

申办者发现研究者、临床试验机构有严重的或者劝阻不改的不依从问题时，应当终止该研究者、临床试验机构继续参加临床试验，并及时书面报告药品监督管理部门。同时，申办者和研究者应当采取相应的紧急安全性措施，以保护受试者的安全和权益。

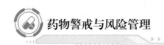

第四节　研究者药物警戒活动

一、研究者应当给予受试者适合的医疗处理

研究者为临床医生或者授权临床医生，需要承担所有与临床试验有关的医学决策责任。

在临床试验和随访期间，对于受试者出现与试验相关的不良事件，包括有临床意义的实验室异常时，研究者和临床试验机构应当保证受试者得到妥善的医疗处理，并将相关情况如实告知受试者。研究者意识到受试者存在合并疾病需要治疗时，应当告知受试者，并关注可能干扰临床试验结果或者受试者安全的合并用药。

在受试者同意的情况下，研究者可以将受试者参加试验的情况告知相关的临床医生。

受试者可以无理由退出临床试验。研究者在尊重受试者个人权利的同时，应当尽量了解其退出理由。

二、研究者应当遵守试验方案

研究者应当按照伦理委员会同意的试验方案实施临床试验。

未经申办者和伦理委员会的同意，研究者不得修改或者偏离试验方案，但不包括为了及时消除对受试者的紧急危害或者更换监查员、电话号码等仅涉及临床试验管理方面的改动。

研究者或者其指定的研究人员应当对偏离试验方案予以记录和解释。

为了消除对受试者的紧急危害，在未获得伦理委员会同意的情况下，研究者修改或者偏离试验方案，应当及时向伦理委员会、申办者报告，并说明理由，必要时报告药品监督管理部门。

研究者应当采取措施，避免使用试验方案禁用的合并用药。

三、研究者安全性报告的要求

研究者的安全性报告应当符合以下要求：

（1）除试验方案或者其他文件（如研究者手册）中规定不需立即报告的严

重不良事件外，研究者应当立即向申办者书面报告所有严重不良事件，随后应当及时提供详尽、书面的随访报告。严重不良事件报告和随访报告应当注明受试者在临床试验中的鉴认代码，而不是受试者的真实姓名、居民身份证号码和住址等身份信息。试验方案中规定的、对安全性评价重要的不良事件和实验室异常值，应当按照试验方案的要求和时限向申办者报告。

（2）涉及死亡事件的报告，研究者应当向申办者和伦理委员会提供其他所需要的资料，如尸检报告和最终医学报告。

（3）研究者收到申办者提供的临床试验的相关安全性信息后应当及时签收阅读，并考虑受试者的治疗是否进行相应调整，必要时尽早与受试者沟通，并应当向伦理委员会报告由申办者提供的 SUSAR。

四、终止或者暂停临床试验

提前终止或者暂停临床试验时，研究者应当及时通知受试者，并给予受试者适当的治疗和随访。此外：

（1）研究者未与申办者商议而终止或者暂停临床试验，研究者应当立即向临床试验机构、申办者和伦理委员会报告，并提供详细的书面说明。

（2）申办者终止或者暂停临床试验，研究者应当立即向临床试验机构、伦理委员会报告，并提供详细书面说明。

（3）伦理委员会终止或者暂停已经同意的临床试验，研究者应当立即向临床试验机构、申办者报告，并提供详细书面说明。

五、研究者应当提供试验进展报告

研究者应当向伦理委员会提交临床试验的年度报告，或者应当按照伦理委员会的要求提供进展报告。

出现可能显著影响临床试验的实施或者增加受试者风险的情况，研究者应当尽快向申办者、伦理委员会和临床试验机构书面报告。

临床试验完成后，研究者应当向临床试验机构报告；研究者应当向伦理委员会提供临床试验结果的摘要，向申办者提供药品监督管理部门所需要的临床试验相关报告。

第三章　上市后药物警戒

第一节　上市后药物警戒活动监管

国家药品监督管理部门主管全国药品不良反应报告和监测工作，地方各级药品监督管理部门主管本行政区域内的药品不良反应报告和监测工作。各级卫生部门负责本行政区域内医疗机构与实施药品不良反应报告制度有关的管理工作。

地方各级药品监督管理部门建立健全药品不良反应监测机构，负责本行政区域内药品不良反应报告和监测的技术工作。

一、定期安全性更新报告审核要点

1. 药品基本信息

药品基本信息是否完整；如不完整，缺少哪些信息。

2. 国内外上市情况

（1）药品是否在欧美国家上市；如是，在哪些国家上市，有条件批准的上市条件、注册申请未获管理部门批准的原因、因药品安全性或疗效原因而撤回注册申请等情况如何。

（2）国外的适应症、治疗人群、剂型、剂量是否与国内有显著差异，具体差异如何。

3. 因药品安全性原因而采取措施的情况

药品在报告期内是否因安全性原因而采取了措施；如是，采取的措施及理由。

4. 药品安全性信息的变更情况

（1）药品说明书中的安全性信息是否在报告期内有过变更；如是，主要变更内容有哪些。

（2）我国药品说明书中的安全性信息是否与国外的有显著差异，是否会对药品总体安全性评价有影响。

5. 用药人数估算资料

（1）国内外用药人数、估算方法及合理性。

（2）如有不良反应发生率的资料，其发生率是多少。

6. 药品不良反应报告信息

（1）报告期内的不良反应报告数量，其中严重不良反应数量及主要表现，新的且严重的不良反应主要表现、报告数量及其累积数量。

（2）对于死亡病例、新的且严重的病例和其他需要关注的病例，其不良反应性质、临床意义、发生机制与报告频率如何。

（3）报告期内是否发生了群体不良事件；如是，其报告、调查与处置情况如何。

7. 安全性相关的研究信息

（1）企业如果开展或者资助了安全性相关研究，其研究方法和主要结果如何。

（2）是否有药品相关的安全性研究文献；其主要安全性信息是否提示药品存在新的、严重的安全性问题。

8. 其他信息

（1）对于治疗严重或危及生命疾病的药品，是否收到药品缺乏疗效的报告；如是，请说明。

（2）在数据截止日后，是否收到新的重要的安全性信息；如是，请说明。

（3）企业是否制订了风险管理计划；如是，请说明主要措施及成效。

（4）企业是否针对药品、某一适应症或者某一安全性问题进行了比较全面的专题分析；如是，请简要说明主要论据与结论。

9. 药品安全性分析评价结果

（1）现有数据提示药品有何新的且严重的药品不良反应，对总体安全性评价是否有影响。

（2）已知不良反应的特点、发生率是否发生变化。

（3）药物相互作用、特殊人群用药与长期用药等是否有新的安全性信息。

10. 结论

（1）与既往累积数据以及药品说明书不一致的安全性相关内容。

（2）企业拟采取的风险管理措施或已采取的措施。

二、药物警戒检查

1. 常规检查重点考虑因素

（1）药品特征。

①药品的安全性特性。

②药品不良反应监测数据及药品不良反应聚集性事件发生情况。

③销售量大或替代药品有限的药品。

④批准上市时有附加安全性条件的药品。

⑤创新药、改良型新药，以及针对儿童、孕产妇等特殊群体使用的药品。

⑥社会关注度较高的药品。

（2）持有人特征。

①持有品种较多、销售量大的持有人。

②未接受过药物警戒检查的持有人。

③首次在中国境内获得药品注册证书的持有人。

④企业发生并购、组织结构变更等导致药物警戒体系发生重大变化或对药物警戒组织结构有重大影响的持有人。

⑤委托生产的持有人。

⑥委托开展药物警戒活动的持有人。

（3）其他情况。

①既往药物警戒检查或其他检查情况。

②药品监督管理部门认为需要开展检查的其他情况。

2. 有因检查重点考虑因素

（1）对疑似药品不良反应信息迟报、瞒报、漏报，报告质量差的。

（2）药品不良反应监测提示可能存在安全风险的。

（3）未能及时发现、评估、控制或沟通相关风险的。

（4）采取暂停生产、销售、使用和产品召回，未按规定报告药品监督管理部门的。

（5）未按规定或药品监督管理部门要求开展药品上市后安全性研究、制订并实施药物警戒计划，且未提供说明的。

（6）未按药品监督管理部门要求提供药物警戒相关资料或提供的资料不符合要求的。

（7）延迟实施或没有充分实施整改措施的。

（8）其他需要开展有因检查的情形。

3. 检查方式

检查方式包括现场检查和远程检查。现场检查指检查人员到达持有人开展药物警戒相关活动的场所进行的检查。远程检查是采用视频、电话等方式开展的检查。

检查组可根据工作需要采取现场检查和（或）远程检查，可要求持有人在规定时限内提交检查所需的相关材料。

4. 检查地点

检查地点主要为持有人开展关键药物警戒活动的场所，必要时可对受托开展药物警戒活动的场所进行延伸检查。

5. 缺陷风险等级

药物警戒检查发现的缺陷分为严重缺陷、主要缺陷和一般缺陷，其风险等级依次降低。重复出现前次检查发现缺陷的，风险等级可以升级。检查项目共100项，其中可判定为严重缺陷（＊＊）的12项、可判定为主要缺陷（＊）的40项，其余48项可判定为一般缺陷。

6. 评定标准

检查结论和综合评定结论分为符合要求、基本符合要求和不符合要求。检查组和派出检查单位可根据实际检查情况，参照如下评定标准做出检查结论和综合评定结论。

（1）未发现严重缺陷项和主要缺陷项，一般缺陷项0～9项，可评定为符合要求。

（2）符合以下任一条件，可评定为不符合要求：

①严重缺陷项1项及以上。

②未发现严重缺陷项，主要缺陷项10项及以上。

③未发现严重缺陷项，主要缺陷项0～9项，且总缺陷项25项及以上。

（3）其余情形，可评定为基本符合要求。

第二节　持有人药物警戒质量管理

持有人应当建立药物警戒体系，通过体系的有效运行和维护，监测、识别、评估和控制药品不良反应及其他与用药有关的有害反应。

一、基本要求

1. 药物警戒体系

药物警戒体系包括与药物警戒活动相关的机构、人员、制度、资源等要素，并应与持有人的类型、规模、持有品种的数量及安全性特征等相适应。

2. 建立质量保证系统

持有人应当制定药物警戒质量目标，建立质量保证系统，对药物警戒体系及活动进行质量管理，不断提升药物警戒体系运行效能，确保药物警戒活动持续符合相关法律法规要求。

持有人应当以防控风险为目的，将药物警戒的关键活动纳入质量保证系统中，重点考虑以下内容：

(1) 设置合理的组织机构。

(2) 配备满足药物警戒活动所需的人员、设备和资源。

(3) 制定符合法律法规要求的管理制度。

(4) 制定全面、清晰、可操作的操作规程。

(5) 建立有效、畅通的疑似药品不良反应信息收集途径。

(6) 开展符合法律法规要求的报告与处置活动。

(7) 开展有效的风险信号识别和评估活动。

(8) 对已识别的风险采取有效的控制措施。

(9) 确保药物警戒相关文件和记录可获取、可查阅、可追溯。

3. 制定和更新质量控制指标

持有人应当制定并适时更新药物警戒质量控制指标。控制指标应当贯穿药物警戒关键活动中，并分解落实到具体部门和人员，包括但不限于：

(1) 药品不良反应报告合规性。

(2) 定期安全性更新报告合规性。

(3) 信号检测和评价的及时性。

(4) 药物警戒体系主文件更新的及时性。

(5) 药物警戒计划的制订和执行情况。

(6) 人员培训计划的制订和执行情况。

4. 建立不良反应监测体系

持有人应当建立健全药品不良反应监测体系。持有人应当指定药品不良反应监测负责人，设立专门机构，配备专职人员，建立健全相关管理制度，直接报告药品不良反应，持续开展药品获益—风险评估，采取有效的风险控制措施。

持有人委托其他公司或者机构开展药品不良反应监测工作，双方应当签订委托协议。持有人应当配备专职人员做好对受托方的监督和管理等工作。

进口药品持有人应当指定在我国境内设立的代表机构或者指定我国境内企业法人作为代理人，具体承担进口药品不良反应监测、评价、风险控制等工作。双方应当签订委托协议。

持有人及其代理人应当接受药品监督管理部门的监督检查。

5. 信息注册

持有人应当于取得首个药品批准证明文件后的 30 日内在国家药品不良反应监测系统中完成信息注册。

注册的用户信息和产品信息发生变更的，持有人应当自变更之日起 30 日内完成更新。

二、内部审核

1. 定期内审

持有人应当定期开展内部审核，审核各项制度、规程及其执行情况，评估药物警戒体系的适宜性、充分性、有效性。当药物警戒体系出现重大变化时，应当及时开展内审。

内审工作可由持有人指定人员独立、系统、全面地进行，也可由外部人员或专家进行。

2. 制订内审方案

开展内审前应当制订审核方案。方案应当包括内审的目标、范围、方法、标准、审核人员、审核记录和报告要求等。方案的制订应当考虑药物警戒的关键活动、关键岗位以及既往审核结果等。

3. 内审记录

内审应当有记录，包括审核的基本情况、内容和结果等，并形成书面报告。

4. 纠正和预防措施

针对内审发现的问题，持有人应当调查问题产生的原因，采取相应的纠正和预防措施，并对纠正和预防措施进行跟踪和评估。

三、委托管理

1. 委托的法律责任

持有人是药物警戒的责任主体，根据工作需要委托开展药物警戒相关工作的，相应法律责任由持有人承担。持有人为境外企业的，应当由其指定的在中国境内的企业法人履行持有人义务，与持有人承担连带责任。

持有人和受托方应当遵守有关法律法规、标准规范，保证药物警戒工作全过程信息真实、准确、完整和可追溯，且持续符合法定要求。

2. 委托协议

（1）委托协议基本要求。

持有人委托开展药物警戒相关工作的，双方应当签订委托协议，保证药物警戒活动全过程信息真实、准确、完整和可追溯，且符合相关法律法规要求。

（2）委托协议的制定。

持有人和受托方药物警戒相关负责人（包括其授权人）及相关负责部门参与药物警戒委托协议的起草和制定。

（3）委托协议内容。

持有人和受托方签订的药物警戒委托协议需明确委托范围、内容和责任分工，内容完整、层次清晰、表述准确。双方严格履行协议约定的责任和义务。

集团内各持有人之间以及总部和各持有人之间可签订药物警戒委托协议，也可书面约定相应职责与工作机制，相应法律责任由持有人承担。

持有人和受托方协商确认责任分工，明确委托开展药物警戒的详细内容。如有特殊需求应当予以明确。

持有人和受托方应当充分协商、认真论证，经法律咨询形成药物警戒委托协议。协议主要包含但不限于以下内容：委托开展药物警戒的范围、义务和责任、各环节分工、委托事项，设备和数据管理，变更控制，质量控制和监督考核，争议的解决，有效期和终止条款，保密条款和违约责任等。

委托协议应当明确双方在委托工作中的法律责任及违约责任，发生违约行为按照法律法规和合同协议处理。

（4）委托协议的生效。

协议应当在双方协商一致的前提下，由持有人和受托方的法定代表人、主要负责人或其委托的药物警戒负责人签署后生效。

（5）委托协议的变更。

委托协议明确持有人和受托方均可通过沟通机制对协议启动变更，对变更内容进行协商、确认并最终执行。

在药物警戒相关法律法规变更后，持有人和受托方需及时沟通，讨论决定是否调整、修改、完善或终止协议。

3. 确定委托事项

持有人对药物警戒工作进行自评，确定拟委托工作事项和需求。药物警戒委托事项可包括但不限于以下内容：个例药品不良反应和境外发生的严重药品不良反应收集、报告、评价，文献检索、评价，聚集性信号、药品群体不良事件以及药品风险信号监测、识别、评估和控制，药品重点监测，药品上市后安全性研究，定期安全性更新报告，年度报告等。

持有人应当向受托方提供委托开展药物警戒工作的相关文件和资料。

4. 受托方考察与遴选

持有人应当考察、遴选具备相应药物警戒条件和能力的受托方。受托方应当是具备保障相关药物警戒工作有效运行的中国境内企业法人，具备保障工作有效运行的组织机构，具备相应的工作能力，具有可承担药物警戒受托事项的专业人员、管理制度、设备资源等工作条件和能力，应当配合持有人接受药品监督管理部门的延伸检查。

受托方在接受委托前，应当对以上情况以及受托内容、受托工作量可否有效完成等情况进行自评，并向持有人提供可承接药物警戒工作的能力证明，确保所承接的药物警戒工作符合相关法律法规。受托方应当积极配合持有人开展相应的考察。

5. 审核与检查

持有人应当定期对受托方进行审计，要求受托方充分了解其药物警戒的质量目标，确保药物警戒活动持续符合要求。

持有人应当将药物警戒委托工作纳入质量管理体系，定期考核评定委托事项，必要时对受托方进行现场审核，根据审核结果可要求受托方对药物警戒相关工作进行纠正和预防，确保药物警戒工作持续符合要求。

受托方应当配合持有人对委托事项的考核评定和现场审核。持有人在接受药品监督管理部门相关检查时，受托方应当配合。

6. 数据管理

持有人及受托方应当保证药物警戒工作所涉及的全部相关软硬件及数据的安全性、适用性和可用性，确保数据连续性，以便于持续开展获益—风险评估。受托方向多个持有人提供药物警戒服务时，应当保证不同持有人信息资料的安全性和保密性。

持有人和受托方应当保证药物警戒数据真实、准确、完整和可追溯，不得隐瞒或者篡改任何信息或评估结果。妥善保存药物警戒过程中形成的电子和纸质资料，确保在接受审核或检查时可提供包括原始记录在内的相关数据信息资料。

7. 风险管理

持有人应当加强对已上市药品的持续管理，对委托开展药物警戒工作均应实现有效的风险管理。应当充分考虑委托事项可能涉及的药品风险监测、识别、评估和控制各环节，确保受托方发现药品安全风险时能及时告知持有人，告知的情形、内容、程序及时限应当予以明确。

8. 沟通

持有人和受托方建立良好有效的沟通机制，制订沟通方案，确认沟通程序和具体联系人等，发现存在相关问题时应当及时沟通。

第三节　持有人药物警戒机构人员与资源管理

一、组织机构

持有人应当建立药品安全委员会，设置专门的药物警戒部门，明确药物警戒部门与其他相关部门的职责，建立良好的沟通和协调机制，保障药物警戒活动的顺利开展。

1. 药品安全委员会职责

药品安全委员会负责重大风险研判、重大或紧急药品事件处置、风险控制决策以及其他与药物警戒有关的重大事项。药品安全委员会一般由持有人的法定代表人或主要负责人、药物警戒负责人、药物警戒部门及相关部门负责人等组成。药品安全委员会应当建立相关的工作机制和工作程序。

2. 药物警戒部门职责

药物警戒部门应当履行以下主要职责：

（1）疑似药品不良反应信息的收集、处置与报告；

（2）识别和评估药品风险，提出风险管理建议，组织或参与开展风险控制、风险沟通等活动；

（3）组织撰写药物警戒体系主文件、定期安全性更新报告、药物警戒计划等；

（4）组织或参与开展药品上市后安全性研究；

（5）组织或协助开展药物警戒相关的交流、教育和培训；

（6）其他与药物警戒相关的工作。

3. 其他相关部门职责

持有人应当明确其他相关部门在药物警戒活动中的职责，如药物研发、注册、生产、质量、销售、市场等部门，确保药物警戒活动顺利开展。

二、人员与培训

持有人的法定代表人或主要负责人对药物警戒活动全面负责，应当指定药物警戒负责人，配备足够数量且具有适当资质的人员，提供必要的资源并予以合理组织、协调，保证药物警戒体系的有效运行及质量目标的实现。

1. 药物警戒负责人的资质和职责

药物警戒负责人应当是具备一定职务的管理人员，应当具有医学、药学、流行病学或相关专业背景，本科及以上学历或中级及以上专业技术职称，3 年以上从事药物警戒相关工作经历，熟悉我国药物警戒相关法律法规和技术指导原则，具备药物警戒管理工作的知识和技能。

药物警戒负责人应当在国家药品不良反应监测系统中登记。相关信息发生变更的，药物警戒负责人应当自变更之日起 30 日内完成更新。

药物警戒负责人负责药物警戒体系的运行和持续改进，确保药物警戒体系符合相关法律法规和 GVP 的要求，承担以下主要职责：

（1）确保药品不良反应监测与报告的合规性；

（2）监督开展药品安全风险识别、评估与控制，确保风险控制措施的有效执行；

（3）负责药品安全性信息沟通的管理，确保沟通及时有效；

（4）确保持有人内部以及与药品监督管理部门和药品不良反应监测机构沟通渠道顺畅；

（5）负责重要药物警戒文件的审核或签发。

2. 药物警戒部门的人员配备

药物警戒部门应当配备足够数量并具备适当资质的专职人员。专职人员应当具有医学、药学、流行病学或相关专业知识，接受过与药物警戒相关的培训，熟悉我国药物警戒相关法律法规和技术指导原则，具备开展药物警戒活动所需知识和技能。

3. 药物警戒部门的培训

持有人应当开展药物警戒培训，根据岗位需求与人员能力制订适宜的药物警戒培训计划，按计划开展培训并评估培训效果。

参与药物警戒活动的人员均应当接受培训。培训内容应当包括药物警戒基础知识和法规、岗位知识和技能等，其中岗位知识和技能培训应当与其药物警戒职责和要求相适应。

三、设备与资源

持有人应当配备满足药物警戒活动所需的设备与资源，包括办公区域和设施、安全稳定的网络环境、纸质和电子资料的存储空间和设备、文献资源、医学词典、信息化工具或系统等。

持有人使用信息化系统开展药物警戒活动时，应当满足以下要求：

（1）明确信息化系统在设计、安装、配置、验证、测试、培训、使用、维护等环节的管理要求，并规范记录上述过程；

（2）明确信息化系统的安全管理要求，根据不同的级别选取访问控制、权限分配、审计追踪、授权更改、电子签名等控制手段，确保信息化系统及其数据的安全性；

（3）信息化系统应当具备完善的数据安全及保密功能，确保电子数据不损坏、不丢失、不泄露，应当进行适当的验证或确认，以证明其满足预定用途。

持有人应当对设备与资源进行管理和维护，确保其持续满足使用要求。

第四节 持有人个例药品不良反应监测与报告

一、个例药品不良反应的收集

持有人应当主动开展药品上市后监测，建立并不断完善信息收集途径，主动、全面、有效地收集药品使用过程中的疑似药品不良反应信息，包括来源于自发报告、临床研究、市场项目等上市后相关研究及其他有组织的数据收集项目、学术文献和持有人相关网站或者论坛等涉及的不良反应信息。持有人不得以任何理由或手段干涉报告者的自发报告行为。

对于创新药、改良型新药、省级及以上药品监督管理部门或药品不良反应监测机构要求关注的品种，持有人应当根据品种安全性特征加强药品上市后监测，在上市早期通过在药品说明书、包装、标签中进行标识等药物警戒活动，强化医疗机构、药品生产企业、药品经营企业和患者对疑似药品不良反应信息的报告意识。

1. 持有人从医疗机构收集信息

持有人应当建立面向医生、药师的有效信息收集途径，可采用日常拜访、电子邮件、电话、传真等方式，定期向医务人员收集临床发生的药品不良反应信息，并详细记录，建立和保存药品不良反应信息档案。

持有人或其经销商在与医疗机构签订药品购销合同时，应让医疗机构充分知晓持有人的不良反应报告责任，鼓励医务人员向持有人报告不良反应。

2. 持有人从药品生产企业、经营企业收集信息

持有人应当通过药品生产企业、药品经营企业收集疑似药品不良反应信息，保证药品生产、经营企业向其报告药品不良反应的途径畅通。

药品生产企业、药品经营企业应直接向持有人报告不良反应信息。

持有人通过药品经销商收集个例不良反应信息，双方应在委托协议中约定经销商的职责，明确信息收集和传递的要求。持有人应定期评估经销商履行信息收集责任的能力，采取必要措施确保所收集信息的数量和质量。

持有人或其经销商应确保药品零售企业知晓向其报告不良反应的有效方式，制订信息收集计划，并对驻店药师或其他人员进行培训，使其了解信息收集的目标、方式、方法、内容、保存和记录要求等，以提高不良反应信息的准确性、完整性和可追溯性。

3. 持有人通过电话和投诉收集信息

持有人应当通过药品说明书、包装标签、门户网站公布的联系电话或邮箱等途径收集患者和其他个人报告的疑似药品不良反应信息，保证收集途径畅通。

药品说明书、标签、持有人门户网站公布的联系电话是患者报告不良反应、投诉或咨询的重要途径。持有人应指定专人负责接听电话，收集并记录患者和其他个人（如医生、药师、律师）报告的不良反应信息。持有人应确保电话畅通，工作时间应有人接听，非工作时间应设置语音留言。电话号码如有变更应及时在说明书、标签以及门户网站上更新。持有人应以有效方式将不良反应报告方式告知消费者。

持有人应报告通过法律诉讼渠道获悉的不良反应，无论该报告是否已由其他报告人向监管部门提交。

4. 持有人通过学术文献收集信息

学术文献是高质量的药品不良反应信息来源之一，持有人应定期对学术文献进行检索，并报告文献中涉及的个例不良反应。

持有人应制定合理的检索策略，根据品种安全性特征等确定检索频率，检索的时间范围应当具有连续性。持有人应制定文献检索规程，对文献检索的频率、时间范围、文献来源、文献类型、检索策略等进行规定。

对于首次上市或首次进口五年内的新药，文献检索至少每两周进行一次，其他药品原则上每月进行一次，也可根据品种风险情况确定。检索的时间范围要有连续性，不能间断。

持有人应对广泛使用的文献数据库进行检索，如中国知网（CNKI）、维普网（VIP）、万方数据库等国内文献数据库和 PubMed、Embase、Ovid 等国外文献数据库。国内外文献均要求至少同时检索两个数据库。

有关不良反应的文献类型主要包括：个案报道、病例系列、不良反应综述等，此外临床有效性和安全性研究、荟萃分析等也可能涉及药品的不良反应。文献来源的个例不良反应主要通过检索不良反应个案报道（对单个患者的不良反应进行描述和讨论，如"××药致肝衰竭一例"）和不良反应病例系列（对多个患者同一性质的不良反应进行描述及讨论，如"××药致过敏性休克四例"）获得。对于其他类型文献报道（如以观察疗效为主要目的的临床观察性研究）中的不良反应，一般不作为个例报告。

持有人应确保检索结果全面，减少漏检，例如关键词可使用药品的国际非专利名称（INN）/活性成分进行检索，或使用药品监督管理部门批准的药品通用名称、商品名称和别名组合进行检索。

5. 持有人通过互联网及相关途径收集信息

持有人应定期浏览其发起或管理的网站，收集可能的不良反应病例。原则上不要求持有人搜索外部网站，但如果持有人获知外部网站中的不良反应，应当评估是否要报告。

持有人应利用公司门户网站收集不良反应信息，如在网站建立药品不良反应报告的专门路径，提供报告方式、报告表和报告内容指导，公布完整、最新的产品说明书。

由持有人发起或管理的平面媒体、数字媒体、社交媒体/平台也是个例药品不良反应的来源之一，例如利用企业微信公众号、微博、论坛等形式收集。

6. 持有人通过上市后研究和项目收集信息

由持有人发起或资助的上市后相关研究或其他有组织的数据收集项目，持有人应当确保相关合作方知晓并履行药品不良反应报告责任。

由企业发起的上市后研究（包括在境外开展的研究）或有组织的数据收集项目中发现的个例不良反应均应按要求报告，如临床试验、非干预性流行病学研究、药品重点监测、患者支持项目、市场调研或其他市场推广项目等。

上市后研究或项目中发现的不良反应，原则上应由持有人向监管部门报告，但持有人不得以任何理由和手段干涉研究或项目合作单位的报告行为。

7. 持有人从监管部门收集信息

境内监管部门向持有人反馈的药品不良反应报告，主要用于持有人对产品进行安全性分析和评价。持有人应对反馈的报告进行处理，如术语规整、严重性和预期性评价、关联性评价等，并按照个例药品不良反应的报告范围和时限要求报告。

境外监管部门向持有人反馈的药品不良反应报告，符合境外报告要求的，应按境外报告处理流程向我国监管部门提交。

8. 持有人从境外收集信息

对于境内外均上市的药品，持有人应当收集在境外发生的疑似药品不良反应信息。

二、个例药品不良反应的记录、传递、核实

持有人应当加强不良反应监测数据的分析评价。持有人应当及时对发现或者获知的个例药品不良反应进行评价，定期对药品不良反应监测数据、临床研究、文献等资料进行评价；发现新的且严重不良反应、报告数量异常增长或者出现批号聚集性趋势等，应当予以重点关注；定期全面评价药品的安全性，识别药品潜在风险，研究风险发生机制和原因，主动开展上市后研究，持续评估药品的风险与获益。

1. 记录

持有人在首次获知疑似药品不良反应信息时，应当尽可能全面收集患者、报告者、怀疑药品以及不良反应发生情况等信息。收集过程与内容应当有记录，原始记录应当真实、准确、客观。

持有人或其委托方第一位知晓个例不良反应的人员称为第一接收人。第一接收人应尽可能全面获取不良反应信息，包括患者情况、报告者情况、怀疑和并用药品情况、不良反应发生情况等。如果全面获取信息困难，应尽量首先获取四要素信息（可识别的患者、可识别的报告者、怀疑药品、不良反应）。

对各种途径收到的不良反应信息，如电子邮件、信函、电话、医生面访等均应有原始记录。除报告者外，也应记录提供病例报告信息的其他相关人员情况，保证信息提供者具有可识别性。记录应真实、准确、客观，并应妥善保存。原始记录可以是纸质记录，也可以是电子文档、录音或网站截屏等。电话记录、医生面访等常规收集途径应制定原始记录表格。

所有原始记录应能明确持有人或其委托方本次获得该药品不良反应的日期以及第一接收人的姓名及其联系方式。文献检索应记录检索日期、人员、检索策略等，保存检索获得的相关原始文献；如果未检索到相关信息也应记录。

对于监管部门和药品不良反应监测机构反馈的疑似不良反应报告，持有人应确保反馈数据及时下载，记录下载时间、数量、操作人员等信息，分析评价，并按要求上报。

2. 传递

原始记录传递过程中，应当保持信息的真实、准确、完整、可追溯。个例药品不良反应的原始记录由第一接收人传递到药物警戒部门的过程中，应保持记录的真实性和完整性，不得删减、遗漏。

为确保个例药品不良反应报告的及时性，应对传递时限进行要求。所有对原始数据的改动均应进行备注说明。

持有人应制定有关缺失信息的处理规则，确保处理的一致性。药物警戒部门应对接收的所有个例不良反应报告进行编号，编号应有连续性，根据编号可追溯到原始记录。

3. 核实

持有人应对个例不良反应信息的真实性和准确性进行评估。当怀疑患者或报告者的真实性，或怀疑信息内容的准确性时，应尽量对信息进行核实。监管部门反馈的报告默认为具有真实性和准确性，但如果持有人认为该报告可能影响药品的整体安全性评估，也应尽量核实。

药品不良反应如果来自持有人以外的合作方，如企业委托信息收集的单位、委托文献检索的机构、研究合作单位等，双方协议中应有约束规定，确保合作方收集的信息真实、准确。持有人有责任对合作方提供的不良反应信息进行审核，并对提交给监管部门的报告负责。

4. 随访

持有人应当对严重药品不良反应报告、非预期不良反应报告中缺失的信息进行随访，对死亡病例开展调查并按要求提交调查报告。随访应当在不延误首次报告的前提下尽快完成。如随访信息无法在首次报告时限内获得，可先提交首次报告，再提交跟踪报告。

三、个例药品不良反应报告的确认

通过各种途径收集的个例药品不良反应，持有人应进行确认。需要确认的内容主要包括：是否为有效报告、是否在报告范围之内、是否为重复报告等。经确认无须向监管部门提交的个例药品不良反应，应记录不提交的原因，并保存原始记录。

1. 有效报告

首先应确认是否为有效报告。一份有效的报告应包括以下四个元素（简称四要素）：可识别的患者、可识别的报告者、怀疑药品、不良反应。如果四要素不全，视为无效报告，应补充后再报。

"可识别"是指能够确认患者和报告者存在。当患者的下列一项或几项可获得时，即认为患者可识别：姓名或姓名缩写、性别、年龄或年龄组（如青少年、成年、老年）、出生日期、患者的其他识别代码。提供病例资料的初始报告人或为获得病例资料而联系的相关人员应当是可识别的。对于来自互联网的病例报告，报告者的可识别性取决于能否核实患者和报告者的存在，如提供有效的电子邮箱或者其他联系方式。

2. 报告范围

患者使用药品发生与用药目的无关的有害反应，当无法排除反应与药品存在的相关性，均应按照"可疑即报"的原则报告。报告范围包括药品在正常用法用量下出现的不良反应，也包括在超说明书用药情况下发生的有害反应，如超适应症用药、超剂量用药、禁忌症用药等，以及怀疑因药品质量问题引起的有害反应等。

应收集药物过量信息，并在定期安全性报告中进行分析，其中导致不良反应的药物过量应按个例药品不良反应进行报告。

出口至境外的药品（含港、澳、台地区）以及进口药品在境外发生的严重不良反应，无论患者的人种，均属于个例报告的范围。非严重不良反应无须按个例报告提交，应在定期安全性更新报告中汇总。

对于来自上市后研究或有组织的数据收集项目中的不良反应，经报告者或持有人判断与药品存在可能的因果关系，应该向监管部门报告。其他来源的不良反应，包括监管部门反馈的报告，无论持有人是否认为存在因果关系，均应向监管部门报告。

文献报告的不良反应，可疑药品如确定为本持有人产品，无论持有人是否认为存在因果关系，均应报告；如果确定非本持有人产品的则无须报告。如果不能确定是否为本持有人产品的，应在定期安全性更新报告中进行讨论，可不作为个例不良反应报告。

如果文献中提到多种药品，则应报告怀疑药品，由怀疑药品的持有人进行报告。怀疑药品由文献作者确定，通常在标题或者结论中作者会提及怀疑药品与不良反应之间的因果关系。如果报告人认为怀疑药品与文献作者确定的怀疑药品不同，可在报告的备注中说明。

3. 避免重复报告

为避免因收集途径不同而导致重复报告，持有人应对收到的报告进行查重，剔除重复报告后上报。对于不能确定是否重复的报告，应及时上报。

四、个例药品不良反应的评价

药物警戒部门人员在收到个例药品不良反应报告后（包括监管部门反馈的报告），应对该报告进行评价，包括对新的药品不良反应和严重药品不良反应进行判定，以及开展药品与不良反应的关联性评价。

1. 新的药品不良反应的判定

持有人应当对药品不良反应的预期性进行评价。当药品不良反应的性质、严重程度、特征或结果与持有人药品说明书中的表述不符时，应当判定为非预期不良反应。

当不良反应的性质、严重程度、特性或结果与本持有人说明书中的术语或描述不符，应当被认为是新的不良反应（或称非预期不良反应）。持有人不能确定不良反应是新的或已知的，应当按照新的来处理。

导致死亡的不良反应应当被认为是新的不良反应，除非说明书中已明确该不良反应可能导致死亡。

同一类药品可能存在某个或某些相同的不良反应，称为"类反应"。仅当在说明书中已有明确描述时，类反应才能认为是已知的不良反应，例如，"与同类其他药品一样，药品××也会发生以下不良反应"或"同类药品，包括药品××会引起……"。如果药品××至今没有发生该不良反应的记录，说明书中可能出现如下描述："已有报告同类其他药品会引起……""有报告同类药品会引起……但至今尚未收到药品××的报告。"在这种情况下，不应当认为该不良反应对于药品××是已知的不良反应。

2. 严重药品不良反应的判定

持有人应当对药品不良反应的严重性进行评价。存在以下损害情形之一的不良反应应当被判定为严重药品不良反应：

（1）导致死亡；

（2）危及生命（指发生药品不良反应的当时，患者存在死亡风险，并不是指药品不良反应进一步恶化才可能出现死亡）；

（3）导致住院或住院时间延长；

（4）导致永久或显著的残疾或功能丧失；

（5）先天性异常或出生缺陷；

（6）导致其他重要医学事件，如不进行治疗可能出现上述所列情况的。

对于不良反应来说，"严重程度"和"严重性"并非同义词。"严重程度"一词常用于描述某一特定事件的程度（如轻度、中度或重度心肌梗死），然而事件本身可能医学意义较小（如严重头痛）；而"严重性"则不同，是以患者/事件的结局或所采取的措施为标准，该标准通常与造成危及生命或功能受损的事件有关。严重药品不良反应是指其"严重性"而非"严重程度"。

死亡病例应理解为怀疑因药品不良反应（如室颤）导致死亡的病例，而非只看病例结局本身。如果死亡病例的不良反应仅表现为轻度皮疹或腹痛，并不能导致死亡，患者死亡原因可能是原患病（如癌症）进展，则不能判定为严重药品不良反应，也不能归为死亡病例。

3. 因果关系的判定

因果关系的判定又称关联性评价，是评价怀疑药品与患者发生的不良反应/事件之间的相关性。

持有人应当按照国家药品不良反应监测机构发布的药品不良反应关联性分级评价标准，对药品与疑似不良反应之间的关联性进行科学、客观的评价。

对于自发报告，如果报告者未提供关联性评价意见，应当默认药品与疑似不良反应之间存在关联性。

如果初始报告人进行了关联性评价，若无确凿医学证据，持有人原则上不应降级评价。

根据世界卫生组织相关指导原则，关联性评价分为肯定、很可能、可能、可能无关、待评价、无法评价6级，参考标准如下：

（1）肯定：用药与不良反应的发生存在合理的时间关系；停药后反应消失或迅速减轻及好转（即去激发阳性）；再次用药不良反应再次出现（即再激发阳

性)，并可能明显加重；同时有说明书或文献资料佐证；并已排除原患疾病等其他混杂因素影响。

（2）很可能：无重复用药史，余同"肯定"，或虽然有合并用药，但基本可排除合并用药导致不良反应发生的可能性。

（3）可能：用药与反应发生时间关系密切，同时有文献资料佐证；但引发不良反应的药品不止一种，或不能排除原患疾病病情进展因素。

（4）可能无关：不良反应与用药时间相关性不密切，临床表现与该药已知的不良反应不相吻合，原患疾病发展同样可能有类似的临床表现。

（5）待评价：报表内容填写不齐全，等待补充后再评价，或因果关系难以定论，缺乏文献资料佐证。

（6）无法评价：报表缺项太多，因果关系难以定论，资料又无法获得。

以上6级评价可通过表3-1表示。

表 3 - 1　关联性评价标准

关联性评价	时间相关性	是否已知	去激发	再激发	其他解释
肯定	+	+	+	+	-
很可能	+	+	+	?	-
可能	+	±	±？	?	±？
可能无关	-	-	±？	?	±？
待评价	需要补充材料才能评价				
无法评价	评价的必需资料无法获得				

注：（1）＋表示肯定或阳性；－表示否定或阴性；±表示难以判断；？表示不明。

（2）时间相关性：用药与不良反应的出现有无合理的时间关系。

（3）是否已知：不良反应是否符合该药已知的不良反应类型。

（4）去激发：停药或减量后，不良反应是否消失或减轻。

（5）再激发：再次使用可疑药品是否再次出现同样的不良反应。

（6）其他解释：不良反应是否可用并用药品的作用、患者病情的进展、其他治疗的影响来解释。

初始报告人（如报告的医生、药师）可能对报告进行了关联性评价，原则上持有人评价意见不应低于初始报告人。持有人与初始报告人评价意见不一致的，可在备注中说明。多种因素可能会干扰因果关系判断，如原患疾病、并用药品或药品存在可疑的质量问题等，评价人员应科学评估，不能盲目将这些因素作为排除药品与不良反应关联性的理由，从而不予上报。

五、个例药品不良反应报告的提交

持有人应当报告获知的所有不良反应。持有人应当按照可疑即报原则，直接通过国家药品不良反应监测系统报告发现或获知的药品不良反应。持有人不得以任何理由和手段阻碍报告者的报告行为。

1. 提交路径

持有人应通过药品不良反应直接报告系统（http：//daers. adrs. org. cn）提交个例不良反应报告，并对系统注册信息进行及时维护和更新。持有人应通过 E2B（R3）电子传输系统递交个例不良反应报告。个例安全性报告在电子传输中的数据元素项目、元素编码规则、元素间逻辑校验关系以及传输标准等可以遵循 ICH E2B（R3）指南文件规定，便于药品个例安全性报告信息在不同机构之间共享和交换。

2. 报告时限

个例药品不良反应报告应按时限要求提交。报告时限开始日期为持有人或其委托方首次获知该个例不良反应，且达到最低报告要求的日期，记为第 0 天。第 0 天的日期需要被记录，以评估报告是否及时提交。文献报告的第 0 天为持有人检索到该文献的日期。

境内严重不良反应当自严重不良反应被发现或获知之日起 15 个日历日内报告，其中死亡病例应立即报告；其他不良反应在 30 个日历日内报告。其他不良反应纳入药品定期安全性更新报告中。跟踪报告按照个例药品不良反应报告的时限提交。

持有人对通过药品不良反应直接报告系统收到的反馈报告，应按公告要求进行分析评价并上报。反馈当天计为第 0 天，严重报告应在 15 日内上报，一般报告应在 30 日内上报。

持有人应对反馈的报告进行关联性、严重性、预期性评价，并对不良反应术语进行规整。不建议持有人删除怀疑药品和并用药品，或调整怀疑药品的顺序。持有人评价为可能无关的病例也须上报。认为怀疑药品非本持有人的，两种情况可以不报告：①在监管部门未注册过此品种；②长年未生产过该品种，市场上不可能有销售。其他情况认为不是本持有人品种的，也应该上报，可在备注中说明情况。

境外发生的严重不良反应，持有人应当按照个例药品不良反应报告的要求提交。境外严重不良反应自持有人发现或获知严重不良反应之日起 15 个日历日内报告。因药品不良反应原因被境外药品监督管理部门要求暂停销售、使用或撤市的，持有人应当在获知相关信息后 24 小时内报告国家药品监督管理部门和药品不良反应监测机构。

对于持有人委托开展不良反应收集的，受托方获知即认为持有人获知；对于境外报告，应从境外持有人获知不良反应信息开始启动报告计时。

当收到报告的随访信息，需要提交随访报告时，应重新启动报告时限计时。根据收到的随访信息，报告的类别可能发生变化，如非严重报告变为严重报告，随访报告应按变化后的报告类别时限提交。

3. 报告内容

报告应当至少包含可识别的患者、可识别的报告者、怀疑药品和药品不良反应的相关信息。

4. 报告范围

报告范围包括患者使用药品出现的与用药目的无关且无法排除与药品存在相关性的所有有害反应，其中包括因药品质量问题引起的或者可能与超适应症用药、超剂量用药、禁忌症用药等相关的有害反应。

5. 报告形式

文献报道的药品不良反应，可疑药品为本持有人产品的，应当按个例药品不良反应报告。如果不能确定是否为本持有人产品的，应当在定期安全性更新报告中进行分析，可不作为个例药品不良反应报告。

对于药品上市后相关研究或有组织的数据收集项目中的疑似不良反应，持有人应当进行关联性评价。对可能存在关联性的，应当按照个例药品不良反应报告提交。

6. 未报告的处理

未按照个例药品不良反应报告提交的疑似药品不良反应信息，持有人应当记录不提交的原因，并保存原始记录，不得随意删除。

六、持有人药品不良反应报告表填写

上市许可持有人药品不良反应报告表是药品安全性监测工作的重要档案资料，需要长期保存。报告表应由专业人员填写，内容应真实、完整、准确，不主观臆造、弄虚作假，严格按照原始数据填写。注意必填项，尽可能详细地填写报告表中所要求的项目。报告表包括报告基本情况、患者信息、使用药品情况（包括怀疑用药和合并用药）、不良反应信息、妊娠报告有关信息、报告人信息、备注等。报告表具体内容见表3-2。

表3–2 上市许可持有人药品不良反应报告表（试行）

严重报告□ 境外报告□ 首次报告□ 跟踪报告□ 病例编号*

报告来源* 医疗机构□ 经营企业□ 个人□ 文献□ 研究□ 项目□ 其他□ 监管机构□

患者信息

姓名*	性别*	出生日期*	年龄	国籍	民族/种族	身高（cm）	体重（kg）	联系电话

医疗机构/经营企业名称：	既往药品不良反应及药物过敏史有□_____ 无□
病例号/门诊号：	

相关重要信息：

吸烟　有□_____无□不详□

饮酒　有□_____无□不详□

其他过敏史　有□_____无□不详□

其他（如肝病史，肾病史，家族史）　有□_____无□不详□

相关疾病信息（可重复）

序号	疾病名称	开始日期	结束日期	报告当时疾病是否仍存在
1				是□否□不详□

怀疑用药（可重复）

序号	批准文号*	商品名	通用名称*	剂型*	规格	上市许可持有人/生产企业*	产品批号	失效日期/有效期至	给药途径	单次剂量	给药频次	起	止	用药时间	治疗疾病*	是否存在以下情况（可多选）注1	对药品采取的措施注2
1																	
2																		

注1：1–假药　2–用药过量　3–父源暴露　4–使用了超出有效期的药品　5–检测并合格的批号
6–检测并不合格的批号　7–用药错误　8–误用　9–滥用　10–职业暴露　11–超说明书使用

注2：1–停止用药　2–减少剂量　3–增加剂量　4–剂量不变　0–不详　9–不适用

合并用药（可重复）

序号	批准文号	商品名	通用名称*	剂型*	规格	上市许可持有人/生产企业*	产品批号	失效日期/有效期至	给药途径	单次剂量	给药频次	起	止	用药时间	治疗疾病*	是否存在以下情况（可多选）注1	对药品采取的措施注2
1																		
2																		

（续上表）

注1：1－假药　2－用药过量　3－父源暴露　4－使用了超出有效期的药品　5－检测并合格的批号 6－检测并不合格的批号　7－用药错误　8－误用　9－滥用　10－职业暴露　11－超说明书使用
注2：1－停止用药　2－减少剂量　3－增加剂量　4－剂量不变　0－不详　9－不适用
相关器械：

不良反应（可重复）

怀疑药品—不良反应术语[*]：_____

发生时间[*]：__年__月__日　　结束时间：__年__月__日　　持续时间：_____（分/小时/天）

严重性[*] 非严重□

导致死亡□危及生命□导致住院或住院时间延长□导致永久或显著的残疾/功能丧失□

先天性异常/出生缺陷□导致其他重要医学事件，如不进行治疗可能出现上述所列情况□

非预期[*]是□否□

停药或减量后，反应是否消失或减轻[*]是□否□不详□不适用□

再次使用可疑药品后是否再次出现同样反应[*]是□否□不详□不适用□

结果[*]治愈□好转□未好转□有后遗症□死亡□不详□

初始报告人评价[*]肯定□很可能□可能□可能无关□待评价□无法评价□

上市许可持有人评价[*]肯定□很可能□可能□可能无关□待评价□无法评价□

不良反应过程描述[*]（包括发生场所、症状、体征、临床检验等）及处理情况（可附页）：

死亡时间：__年__月__日　　直接死因：_____

是否尸检：是□否□不详□　　尸检结果：_____

相关实验室检查信息（可重复）

序号	检查项目	检查日期	结果（单位）	正常值范围（低值—高值）
1				

妊娠报告有关信息

父/母姓名	性别	出生日期	年龄	身高（cm）	体重（kg）	末次月经时间

妊娠相关描述项（既往妊娠史，本次妊娠单胎、多胎，妊娠结局，生产方式，胎儿结局等）（可附页）：

（续上表）

相关疾病信息（可重复）				
序号	疾病名称	开始日期	结束日期	报告当时疾病是否仍存在
1				是□否□不详□

既往用药史（可重复）				
序号	药物名称	开始日期	结束日期	治疗疾病
1				

初始报告人姓名*＿＿＿＿＿职业*医生□药师□护士□其他医务人员□消费者□其他人员□
所在单位：＿＿＿＿＿联系电话：＿＿＿＿＿电子邮箱：＿＿＿＿＿

事件发生国家/地区*：＿＿＿＿首次获知时间*：＿＿＿＿企业病例编号*：＿＿＿＿
最近一次获知时间*（仅适用于跟踪报告）：＿＿＿＿＿＿＿＿＿＿
上市许可持有人名称*：＿＿＿＿联系人*：＿＿＿＿电话*：＿＿＿＿地址*：＿＿＿＿

备注	其他需说明的情况：

1. 报告基本情况

（1）严重报告：报告中任意一个不良反应符合严重不良反应的界定。

（2）境外报告：指不良反应发生国家/地区在中国大陆以外（包括香港、澳门、台湾地区）的报告。

（3）首次报告：持有人首次在报告系统中提交的有效报告（包含以下四要素：可识别的患者、可识别的报告者、怀疑药品、不良反应）。

（4）跟踪报告：指首次报告以后，获悉其他与该报告相关的包含随访信息的报告。

（5）病例编号：必填项。首次报告时系统会自动赋予每份报告唯一识别码。

（6）报告来源：必填项。填写持有人获得不良反应的来源。"研究"指不良反应报告来源于上市后研究；"项目"指不良反应报告来源于面向患者或医生的市场项目等。若报告来源为文献，则需附上全文。

2. 患者信息

（1）姓名：必填项。尽可能填写患者真实全名。如无法获得全名，则尽量填写可识别患者的相关信息（如临床试验患者编号、姓名拼音缩写，或患者姓氏，如张先生）；如果无法获得患者姓名信息，填写"不详"，如相关法规不允许提供相关信息，填写"隐藏"。

当发现患儿有出生缺陷时，如果报告者认为这种出生缺陷可能与父母使用药品有关，此处填写患儿姓名信息（也可填写××之子或××之女），父母信息填写在"妊娠报告有关信息"项下。如果出现胎儿畸形、死胎、孕妇早产、流产等不良妊娠结局，报告者认为可能与孕妇或其配偶使用药品有关，此处填写孕妇姓名，配偶信息填写在"妊娠报告有关信息"项下；如果母亲使用药品后，患儿和母亲均发生了不良反应，应填写两张报告表，并且在备注中注明两张报告表的相关性。

（2）性别：必填项。填写男、女或不详。

（3）出生日期：必填项。出生日期填写格式为年/月/日。

（4）年龄：如患者的出生日期不详，也可填写不良反应发生时的年龄。年龄以"岁"为单位，对于1岁以下婴儿，填写月龄；对于新生儿，填写日龄。

（5）国籍：填写不良反应发生时患者的国籍。

（6）民族/种族：根据实际情况填写。民族适用于中国籍病例，种族适用于非中国籍病例。

（7）身高：不良反应发生时患者的身高，单位为厘米。如果不知道准确的身高，请做一个最佳的估计。

（8）体重：不良反应发生时患者的体重，单位为千克（公斤）。如果不知道准确的体重，请做一个最佳的估计。

（9）联系电话：可联系到患者进行随访的电话，可填写手机号码或固定电话号码，固定电话需要填写区号。

（10）医疗机构/经营企业名称：报告来源为医疗机构的填写医疗机构名称，来源为经营企业的填写经营企业名称。

（11）病例号/门诊号：根据实际情况填写，如未知，可填写"不详"。

（12）既往药品不良反应及药物过敏史：指患者既往发生的和使用某种或几种药物有关的不良反应（如药物性肝损伤）和药物过敏反应。如有，应具体列出相关药、不良反应发生时间及表现症状等。

（13）相关重要信息：

①吸烟：请尽可能填写日均吸烟支数及吸烟年数。

②饮酒：请尽可能填写日均饮酒量及饮酒年数。

③其他过敏史：填写除药物过敏史以外其他过敏史，如食物、花粉等过敏。

④其他（如肝病史，肾病史，家族史）：填写其他家族性遗传病、传染病，以及影响药物代谢的肝病或肾病史。如有，应在"相关疾病信息"处填写详细信息。

（14）相关疾病信息：应填写完整的现病史以及怀疑对此次不良反应发生有影响的既往病史。需要注明疾病开始时间和报告时疾病是否仍存在，如已结束，需填写结束时间。

3. 使用药品情况

怀疑用药是指可能与不良反应发生有关的药品。对于有多个怀疑用药者，按照与不良反应关联性从强到弱的顺序填写。患儿的不良反应与父母使用药品有关时，此处填写父母用药的信息。

合并用药是指不良反应发生时，患者同时使用的其他药品（不包括治疗不良反应的药品）。

（1）批准文号：必填项。应完整、准确填写最近一次批准证明文件上的药品批准文号。对于本持有人/生产企业的药品，必须填写批准文号；对于其他持有人/生产企业的怀疑用药，应尽量填写此项，无法获知时可填写"不详"。

（2）商品名：根据实际情况填写。

（3）通用名称：必填项。准确完整填写药品标准中收载的药品名称。不得使用简称。

（4）剂型：必填项。按照批准证明文件（包括药品说明书）中的剂型填写。对于本持有人的药品，不能填写"不详"。

（5）规格：填写药品规格。可在"药品规格"处填写两个规格，两个规格中间统一使用分号隔开。

（6）上市许可持有人/生产企业：必填项。应完整填写药品说明书中标明的持有人名称，不得用简称；如无持有人，应填写生产企业。非本企业生产的药品如无法获知生产企业，可填写"不详"。

（7）产品批号：填写药品包装上的生产批号，请勿填写批准文号。

（8）失效日期/有效期至：填写药品包装上的失效日期/有效期至。本持有人的药品如获得了批号信息，应填写该批次药品的失效日期/有效期至。

（9）用法用量：包括给药途径、单次剂量和给药频次信息。例如，口服，5mg，每日2次。注意药品的剂型与用法是否相对应，药品的用量是否符合常规。

①给药途径：根据实际情况填写。对于非直接暴露于药品的情况，如哺乳暴露等，此处应填写具体暴露途径。

②单次剂量：填写每次用药剂量数值和单位。如果填写了剂量数值，剂量单位则必须填写。

③给药频次：填写每次用药时间间隔数值和单位。如果填写了频次，则必须填写频次单位。如已知药品的使用总量，但不明确药品使用的具体剂量和剂量间隔，则每次给药剂量和单位填写"总量"，可不填写给药频次。

（10）用药起止日期：必填项。是指同一剂量药品开始和停止使用的时间。如果用药过程中改变剂量，应另行填写该剂量的用药起止时间，尽量按"×年×月×日×时×分—×年×月×日×时×分"格式填写，无法获知具体时刻时，应至少具体到日。如果无法获知准确的停药时间或患者未停药，用药截止日期可以填写不良反应发生的时间。如具体用药起止时间不详，此处可填写"不详"，同时应填写"用药时间"。

（11）用药时间：填写总的用药时间。适用于对具体用药起止时间不详，但可获知用药时间的情形。如用药起止日期有准确信息，应填写"用药起止日期"，可以不填写此项。此处填写的是总的用药时间，也包括所有间断或周期用药时间，间断或周期用药的详细信息可以在"不良反应过程描述"项下记录。

（12）治疗疾病：必填项。填写使用药品治疗的适应症。例如：患者既往高血压病史，此次因肺部感染而注射氨苄青霉素引起不良反应，治疗疾病栏应填"肺部感染"；患者因脑梗死使用活血化瘀类中药进行治疗，治疗疾病应填"脑梗死"。推荐使用 MedDRA/ICD 编码。尽量避免使用"抗感染""抗病毒""清热解毒""活血化瘀""提高免疫力"等模糊描述。

（13）是否存在以下情况：根据实际情况填写，可多选。

①假药：依据《中华人民共和国药品管理法》的定义进行判断。

②用药过量：超过说明书推荐的给药剂量。

③父源暴露：仅适用于妊娠报告，药品为父亲使用。

④使用了超出有效期的药品：按照药品失效日期判断。

⑤检测并合格的批号/⑥检测并不合格的批号：如果患者使用的药品因不良反应进行了检测，应根据检测结果选择。

⑦用药错误：临床使用中可以防范的导致患者发生潜在或直接损害的用药疏失，不包括滥用、超说明书使用、误用。

⑧误用：患者或消费者出于治疗目的故意不遵医嘱或不按药品说明书使用药品。

⑨滥用：出于非医疗目的反复、大量地使用具有依赖性的药品。

⑩职业暴露：由于职业关系而暴露于药品，不包括在药品生产过程对相关活性成分的暴露。

⑪超说明书使用：指医务人员出于治疗目的未按照药品说明书使用药品，主要包括适应症、给药途径、用法用量、用药人群等。

（14）对药品采取的措施：该项描述了因不良反应对药品采取的措施。应结合"用药起止日期"项内容填写。如果患者未停药，可按照实际情况选择"2－减少剂量""3－增加剂量""4－剂量不变"。当患者死亡或在不良反应发生之前已停药，则选择"9－不适用"。

（15）相关器械：可能与不良反应相关的器械信息，如注射器、输液器的名称和生产企业及批号等。

4. 不良反应信息

如果患者出现了多个不良反应，应对怀疑药品与每一个不良反应分别填写

（1）~（10）项信息。

（1）怀疑药品—不良反应术语：必填项。应使用 MedDRA（LLT）或 WHO-ART（IT）术语报告不良反应。如果同时有疾病诊断和相关症状，应将疾病诊断作为不良反应术语报告，相关症状可以在"不良反应过程描述"部分进行详细描述，如报告症状为皮疹、紫绀、血压下降、呼吸困难，诊断为过敏性休克，则不良反应术语为"过敏性休克"，"皮疹、紫绀、血压下降、呼吸困难"症状在不良反应过程描述中列出；如果只有症状/体征，未能明确疾病诊断的情况，可以将每个症状/体征作为术语报告。详见 MedDRA 术语选择考虑要点。

（2）发生时间：必填项。填写不良反应发生时间或疾病明确诊断时间。如不良反应表现为检验检查异常，此处填写检查日期。对于出生缺陷，不良反应发生时间为患儿出生日期。对于早产或流产，不良反应的发生时间填写妊娠终止日期。

（3）结束时间：应结合不良反应结果综合考虑。如为死亡，则填写死亡时间；如为治愈或好转，填写治愈或好转时间；如为有后遗症，则填写后遗症诊断时间。

（4）持续时间：如无法准确获知不良反应发生时间或截至报告时不良反应仍在持续，可以填写持续时间。

（5）严重性：必填项。需选择所有适用的严重性标准。不符合任何一项严重性标准时，选择非严重。严重性不是严重程度。比如头痛可以程度很重，但不是严重事件。严重性判断标准按照《个例药品不良反应收集和报告指导原则》。

如果持有人和初始报告人对不良反应的严重性判断不一致，此处填写持有人的评判。初始报告人评价可以在"不良反应过程描述"中说明。

（6）非预期：必填项。按照该药品在中国的获批说明书和/或公司核心数据表（Company Core Data Sheet，CCDS）进行判断。如果不良反应已有描述，但其发生的性质、程度、后果或者频率比现行说明书和/或 CCDS 更严重或与其描述不一致，也应判断为非预期。

（7）停药或减量后，反应是否消失或减轻：必填项。请按实际情况填写。不良反应发生后，未停药或减量的情况，选择"不适用"；患者发生猝死，没有对药品采取措施，这种情况也可以选择"不适用"。

（8）再次使用可疑药品后是否再次出现同样反应：必填项。请按实际情况填写。未停药/减量的情况，或停药后未再次使用的情况，选择"不适用"；患者发生猝死，没有再次使用药品，这种情况也可以选择"不适用"；

（9）结果：必填项。填写不良反应的结果信息，而非原患疾病的结果。

①治愈：指不良反应消失。

②好转：不良反应明显减轻或缓解，在报告时尚未痊愈。

③未好转：至报告时不良反应仍未减轻或缓解。

④有后遗症：不良反应导致长期的或永久的生理机能障碍。后遗症临床表现应填写在"不良反应过程描述"部分。注意不应将恢复期或恢复阶段的某些症状视为后遗症。

⑤死亡：指患者因该不良反应导致死亡。如果患者同时报告有多个不良反应，其中仅一个不良反应导致死亡，其他未导致死亡的不良反应的结果不应选择死亡。

（10）初始报告人评价/上市许可持有人评价：必填项。根据《个例药品不良反应收集和报告指导原则》进行关联性评判。若无确凿医学证据，原则上持有人不应降级初始报告人的关联性评价。对于自发报告，如报告者未提供关联性评价，报告的因果关系默认可能相关。

（11）不良反应过程描述（包括发生场所、症状、体征、临床检验等）及处理情况：必填项。用于详细描述不良反应发生和处理情况，填写应尽量体现出以下信息：

①不良反应发生的时间；采取措施干预不良反应的时间；不良反应结束的时间。

②第一次药品不良反应出现时的相关症状、体征和相关检验检查结果；药品不良反应动态变化的相关症状、体征和相关检验检查结果；发生药品不良反应后采取的干预措施及结果。

③填写不良反应的表现时要尽可能明确、具体。如为过敏性皮疹，要填写皮疹的类型、性质、部位、面积大小等；如为心律失常，要填写何种心律失常；如为上消化道出血，有呕血者应尽量估计呕血量等；严重病例应注意生命体征指标（体温、血压、脉搏、呼吸）的记录。

④与可疑不良反应有关的辅助检查结果要尽可能填写。如怀疑某药引起血小板减少症，应填写患者用药前的血小板计数情况及用药后的变化情况；如怀疑某药引起药物性肝损害，应填写用药前后的肝功变化情况，同时要填写肝炎病毒学检验结果，所有检查要注明检查日期。如果某项实验室检查的结果是量化指标，应在"相关实验室检查信息"中详细填写。

（12）死亡相关信息：包括死亡时间、直接死因、是否尸检、尸检结果。直接死因参考 MedDRA 或 ICD，尸检结果以尸检报告为准。

（13）相关实验室检查信息：此处填写用来诊断或确定不良反应的实验室检查信息，包括那些用于排除诊断的检查信息（例如针对疑似药物性肝损害进行的感染性肝炎的血清学检查）。检查项目推荐使用 MedDRA 编码。

5. 妊娠报告有关信息

当报告患者为有出生缺陷的患儿时，这种出生缺陷可能与父/母使用药品有关，填写父/母信息。当报告患者为出现胎儿畸形、死胎、早产、流产等不良妊娠结局的孕妇时，若怀疑与配偶用药有关，填写配偶信息。

（1）父/母姓名：尽可能填写真实全名。如无法获得全名，则尽量填写可识别的相关信息（如姓名拼音缩写，或姓氏，如张先生）；如果无法获得患者姓名信息，填写"不详"，如相关法规不允许或患者拒绝给监管机构提供相关信息，填写"隐藏"。

（2）性别：填写男、女或不详。

（3）出生日期/年龄：出生日期填写格式为年/月/日。如出生日期不详，也可填写不良反应发生时的年龄。

（4）身高：单位为厘米。如果不知道准确的身高，请做一个最佳的估计。

（5）体重：单位为千克（公斤）。如果不知道准确的体重，请做一个最佳的估计。

（6）末次月经时间：末次月经开始时间。此处只适用于母亲。

（7）妊娠相关描述项：可报告既往妊娠史，本次妊娠单胎、多胎、妊娠结局、生产方式、胎儿结局等。此处只适用于母亲。

（8）相关疾病信息：此处提供与出生缺陷或不良妊娠结局有关的父/母相关疾病信息，导致不良妊娠结局的风险因素，如高血压、糖尿病、癫痫、甲状腺疾病、哮喘、过敏性疾病、心脏病、抑郁或其他精神疾病、性传播疾病、肝炎、艾滋病等。

（9）既往用药史：填写妊娠期间除怀疑药品和合并用药外的其他用药信息。具体填写原则参考前面怀疑用药/合并用药部分。

6. 报告人信息

（1）初始报告人姓名：必填项。指首次报告该不良反应的人员。尽可能填写真实全名。如无法获得全名，则尽量填写可识别的相关信息（如姓名拼音缩写，或姓氏，如张医生）；如果无法获得姓名信息，填写"不详"；如相关法规不允许提供相关信息，填写"隐藏"。

（2）职业：必填项。按实际情况勾选。

（3）所在单位、联系电话、电子邮箱：根据实际情况填写。

（4）事件发生国家/地区：必填项。指不良反应发生的国家或地区。

（5）首次获知时间：必填项。首次获知时间为持有人首次获知包含四个基本要素（可识别的患者、可识别的报告者、怀疑药品、不良反应）的不良反应报告的日期，即第0天。

（6）企业病例编码：必填项。企业内部数据库分配编码，应确保是同一病例的唯一标识。

（7）最近一次获知时间（仅适用于跟踪报告）：必填项。持有人获知最近一次跟踪信息的日期。

（8）上市许可持有人名称：必填项。为提交本份报表的持有人名称。

（9）联系人、电话、地址：必填项。提供本份报表填写人的相关信息。

7. 备注

对于其他不适用于在上述表格中填写，但需补充的内容可填于备注。对于分别报告了患儿和母亲的不良反应报告，相关编码请填写至备注。

七、个例药品不良反应报告质量控制

持有人应确保个例药品不良反应报告内容真实、完整、准确、规范，符合相关填写要求。持有人应真实记录所获知的个例药品不良反应，不篡改、不主观臆测，严禁虚假报告。要求尽量获取药品不良反应的详细信息，个例报告表中各项目尽可能填写完整。

药品不良反应过程描述应包括患者特征、疾病和病史、治疗经过、临床过程和诊断，以及不良反应相关信息，如处理、转归、实验室证据，包括支持或不支持其为不良反应的其他信息。描述应有合理的时间顺序，最好按患者经历的时间顺序，而非收到信息的时间顺序。在随访报告中，应当明确指出哪些是新的信息。除了实验室检查数据外，尽量避免使用缩略语或英文首字母缩写。报告中应当包括补充材料中的关键信息，在描述中应当提及这些材料的可用性并根据要求提供。在描述中也应当概述任何有关的尸体解剖或尸检发现。

药品名称、疾病名称、不良反应名称、单位名称应规范填写。药品通用名称和商品名称应准确填写，避免混淆颠倒。不良反应名称和疾病、诊断、症状名称应参照《世界卫生组织不良反应术语集》或 ICH《MI：监管活动医学词典（MedDRA）》及其配套指南，如《MedDRA 术语选择：考虑要点》来确定。体征指标、实验室检查结果应与原始记录无偏差。

对于文献报道中每一位身份可识别的患者都应该填写一份个例报告表，因此，如果一篇文献中涉及多名可识别的患者，应填写相应数量的报告表。文献的过程描述部分也应尽量包括患者特征、疾病和病史、治疗经过、临床过程、诊断以及不良反应相关信息。报告表中应提供文献的出版信息来源，原始文献应作为报告表的附件上传。

八、个例药品不良反应的随访和调查

随访和调查的目的是获取更详细、更准确的病例信息资料，便于对报告做出准确的评价，以及对药品的安全性进行深入分析。

1. 病例的随访

首次收到的个例不良反应信息通常是不全面的，应对缺失的信息进行随访。持有人应对严重报告中缺失的信息进行随访，非严重报告中怀疑可能是严重病例，或为新的不良反应的，缺失信息也应尽量随访。

随访的优先顺序为：

（1）新的且严重不良反应病例；

（2）其他严重不良反应病例；

（3）新的且非严重不良反应病例。

除此之外，一些具有特殊重要性的病例报告，如管理部门要求关注的，以及可能导致说明书修订的任何病例，也应作为优先随访的对象。持有人可通过信函、电子邮件、电话、访视等适宜的方式对报告中缺失的信息进行追踪访问，并有完整的随访记录。随访记录应包括随访人（随访和被随访者）、时间、地点、方式、内容、结果（例如随访获取的回函、电话或访谈记录等），随访失败还应记录失败原因。随访记录应妥善保存。为获取更有价值的信息，持有人应预设特定的问题，随访方法也可能需要调整。如果可能，应对提供的口述信息进行书面确认。

随访应在不延误首次报告的前提下尽快完成。如随访结果无法在首次报告时限内获得，应先将首次报告提交至监管部门，再提交随访信息。对病例的随访应尽快进行，以避免因时间过长而无法获取相关信息。随访报告也应按报告时限提交。对于收到的所有妊娠暴露病例，持有人应尽可能随访至妊娠终止，并明确记录妊娠结果。

文献中报告的个例不良反应，持有人认为有价值的，在必要时可进行随访，以获取更全面的信息。

有以下情形之一的，可终止随访：

（1）从报告者处已获取充分信息；

（2）报告者明确没有进一步信息或拒绝随访；

（3）两次随访之后没有新的信息，并且继续随访也无法获得更多信息；

（4）不同日期三次以上均联系不上报告者；

（5）邮件、信函被退回且没有其他可用的联系方式。

2. 死亡病例调查

持有人应对获知的死亡病例进行调查，并在 15 个日历日内完成调查报告并提交。调查内容包括：对死亡病例情况、药品使用情况、不良反应发生及诊治等信息进行核实、补充和完善；向医疗机构了解药品存储和配液环境、类似不良反应发生情况等；如患者转院救治，应对转院治疗相关情况进行调查。此外，应根据实际情况收集患者的病例、尸检报告等资料。调查过程中还应对产品的质量进行回顾，必要时进行质量检验。

九、个例药品不良反应数据管理

个例药品不良反应数据是指与个例药品不良反应的收集、报告工作相关的所有数据，包括不良反应信息的原始记录（如面访记录、电话记录、电子邮件或截图、文献检索记录、原始报告表）、随访记录、已经提交的报告表、未提交的报告表、国家药品不良反应监测系统反馈的报告、死亡病例调查报告，以及其他报告相关的调查与沟通内容。根据数据的载体形式不同，分为电子数据和纸质数据。

数据管理应贯穿整个数据的生命周期，从数据的采集、记录、传递、处理、审核、报告、保存到销毁，应坚持真实、完整、安全、可追溯的管理原则。

个例药品不良反应信息应以数据库形式管理，便于查找、分析、评价等，如Excel 表格，或持有人的药物警戒信息系统/平台。已提交的药品不良反应报告表应能追溯到原始记录、随访记录及调查报告。

为保证数据的安全性和保密性，应对数据库实行严格的访问控制，只有经过授权的人员才能进行访问。登录的账号和密码应严格保密，同时应避免因人员更替而导致账号和密码的遗失。数据库中的数据应定期备份，并保存在性能良好的电脑、服务器或其他存储介质中，储存介质应进行维护，防止因为设备损坏或淘汰造成数据的丢失。

纸质数据的记录应清晰、可读，并可被理解。应做好纸质数据分类，建立目录，便于查找。应建立安全控制和归档规程，确保纸质数据在留存期内免于被故意或无意地更改或丢失。所有电子数据和纸质数据均应按照档案管理的要求进行存档。

十、药品上市许可持有人 MedDRA 编码指南

我国上市许可持有人药品不良反应报告表中"疾病名称""治疗疾病""不良反应术语""检查项目"等相关医学术语可采用 MedDRA 术语进行编码。

1. 一般要求

（1）数据方面的要求。

清晰、准确、完整的数据是开展编码工作的重要基础。对于有歧义、易混淆或难以理解的数据，应进一步核实、明确。为提高数据质量，应精心设计数据采集表格，对数据采集、随访相关人员进行培训。

（2）对编码人员的要求。

编码人员应当具备所需的知识和技能，接受过 MedDRA 相关培训，熟练掌握

MedDRA 使用方法。对于将此项工作委托外单位的持有人，应当考虑受托方相应的条件和能力。

2. 数据规整

持有人获取的个例报告包括自主收集和国家药品不良反应监测系统反馈的报告，其中存在相关医学术语不规范等情况，在编码前需对相关数据项进行规整，建议结合药品不良反应过程描述，整理出需要进行编码的"原始报告用语"，再根据《MedDRA 术语选择：考虑要点》选择恰当的低位语进行标准化。

（1）疾病信息规整。

疾病信息主要包括"疾病名称"和"治疗疾病"，还有"直接死因"等。"疾病名称"应包含"完整的现病史以及怀疑对此次不良反应发生有影响的既往病史"。"治疗疾病"是指使用药品治疗的适应症。应对照不良反应过程描述，对于填写不规范或不全面的，整理出"原始报告用语"。

例：

原始报告"疾病名称"	不良反应过程描述	整理原始报告用语
脑干出血、高血压Ⅱ、应激性溃疡伴出血	患者因脑干出血、吸入性肺炎、应激性溃疡出血入院治疗。给予注射剂 A 治疗肺炎，注射剂 B 治疗应激性溃疡出血……	脑干出血、高血压Ⅱ、应激性溃疡伴出血、吸入性肺炎

说明：（1）原始报告中"疾病名称"一栏填写为"脑干出血、高血压Ⅱ、应激性溃疡伴出血"。结合不良反应过程描述，患者因脑干出血、吸入性肺炎、应激性溃疡出血入院治疗，表明患者有脑干出血、吸入性肺炎、应激性溃疡伴出血。鉴于"疾病名称"应包含完整的现病史以及怀疑对此次不良反应发生有影响的既往病史，需补充"吸入性肺炎"。

（2）由于"疾病名称"应记录患者完整的现病史（可能不是本次入院治疗的原因），如果没有明确的证据反驳，默认原始报告的意见。而本例不良反应过程描述未提及高血压，但原始报告"疾病名称"一栏中包含高血压，所以该病例"疾病名称"的原始报告用语应规整成"脑干出血、高血压Ⅱ、应激性溃疡伴出血、吸入性肺炎"，再使用 MedDRA 进行编码。

（2）"不良反应术语"规整。

对于持有人自主收集报告的"不良反应术语"，应依据收集的信息，基于医学判断，提取恰当的术语，同时应遵循《MedDRA 术语选择：考虑要点》相关要求进行编码，避免出现遗漏、不规范、错误等情况。

对于来自医疗机构的报告，视同已经过医生的诊断。建议使用医疗机构填写的不良反应名称作为原始报告用语。对于有遗漏的，应按照不良反应过程描述，通过医学判断补充恰当的术语；对于不规范、有明显错误的，应在依据充分的前提下，基于医学判断进行规整，规整过程中不应降低术语的严重性。对术语规整的相关情况应在上市许可持有人药品不良反应报告表"备注"一栏中进行记录和说明。

例：

原始报告"不良反应术语"	不良反应过程描述	整理原始报告用语
肝功能异常	患者用药后出现皮疹，肝功能异常	皮疹、肝功能异常

（3）"检查项目"规整。

相关实验室检查信息指"用来诊断或确定不良反应的实验室检查信息，包括那些用于排除诊断的检查信息（例如针对疑似药物性肝损害进行的感染性肝炎的血清学检查）"。其中的"检查项目"一栏推荐使用 MedDRA 编码，该项目只用于记录检查名称，而非检查结果。应在编码前规整成检查项目的名称，在术语选择时选择各类检查这一系统器官分类中不带限定词的术语。

例：

原始报告不良反应过程描述为"患者用药后出现白细胞减低，白细胞结果 $3.0 \times 10^9/L$"。在"检查项目"一栏应该规整为"白细胞计数"（检查名称术语），其定量数值（$3.0 \times 10^9/L$）应填写在右侧"结果（单位）"一栏；该例在"不良反应术语"一栏应编码为"白细胞计数降低"（检查结果术语）。

3. 术语选择

（1）基本原则。

术语选择原则上应遵循 MedDRA 维护和支持服务组织（MSSO）发布的最新版本的《MedDRA 术语选择：考虑要点》相关要求。

持有人应遵照《MedDRA 术语选择：考虑要点》和《药品上市许可持有人 MedDRA 编码指南》内容，制定其内部编码规则，并保持内部编码的一致性，提高编码的质量。

（2）使用浏览器搜索。

MSSO 提供 3 种浏览器，包括桌面浏览器、网页浏览器和移动端浏览器。其中，MedDRA 桌面浏览器及网页浏览器内容丰富，可实现三种语言对照、查看术语层级结构及相邻术语、检索词精确匹配、同义词搜索等功能。因此，为提高编码的准确性，建议使用 MedDRA 桌面浏览器或网页浏览器进行搜索。

药品上市许可持有人直接报告药品不良反应系统嵌入的 MedDRA 的 LLT 级别的中文术语名称及八位数字代码，仅适用于报告时的辅助录入。（3）重复中文 LLT 选择建议。

MedDRA 是以英文为主语言的术语集，在中文版本中存在不同 LLT 代码对应相同中文翻译的情况。对于重复中文 LLT 选择，持有人可参照以下建议选择术语，也可根据自身情况制定相应规则。

①境外报告有英文原词的，按照英文原词匹配；

②如果其中一个 LLT 与 PT 代码相同，则选择与 PT 代码相同的 LLT；

③如果所有 LLT 代码均与 PT 不同时，选择对应常用英文表达的术语或选用现行术语中代码最小的术语。

（4）查看结构。

在编码时，查看术语的层级结构非常重要。《MedDRA 术语选择：考虑要点》中指出，选择一个 LLT 时，应查看该 LLT 之上的层级结构，例如 PT 层级一直向上到高位语（High Level Term，HLT）、高位组语（High Level Group Term，HLGT）和 SOC，以确保准确反映报告用语的含义。

例：

患者出生 2 天，原始报告填写疾病名称为"宫腔感染，特大婴儿，新生儿黄疸"。经搜索，MedDRA 中没有 LLT"宫腔感染"，有"子宫内感染"和"子宫感染"两个较为接近的 LLT。对于这两个术语的区别，需进一步查看层级结构。LLT"子宫感染"，向上层级对应的 PT 为"子宫感染"，HLT 为"女性生殖道感染"和"子宫感染和炎症（不包括宫颈）"。LLT"子宫内感染"向上层级对应的 PT 为"子宫内感染"，HLT 为"女性生殖道感染"和"孕妇疾病引起的胎儿疾病"。HLT"孕妇疾病引起的胎儿疾病"上层对应的 HLGT 为"各种胎儿并发症"。结合原始报告中疾病名称，该例患儿疾病名称中的"宫腔感染"应选择 LLT"子宫内感染"。

```
┌─SOC 妊娠期、产褥期及围产期状况
├─HLGT 各种胎儿并发症
│  ├─HLT 孕妇疾病引起的胎儿疾病
│  │  ├─PT 子宫内感染
│  │  └─LLT 子宫内感染
┌─SOC 感染及侵染类疾病
├─HLGT 感染-未指明病原
│  ├─HLT 女性生殖道感染
│  │  ├─PT 子宫内感染
│  │  └─LLT 子宫内感染
```

```
┌─SOC 感染及侵染类疾病
├─HLGT 感染-未指明病原
│  ├─HLT 女性生殖道感染
│  │  ├─PT 子宫感染
│  │  └─LLT 子宫感染
┌─SOC 生殖系统及乳腺疾病
├─HLGT 女性生殖道感染和炎症
│  ├─HLT 子宫感染和炎症（不包括宫颈）
│  │  ├─PT 子宫感染
│  │  └─LLT 子宫感染
```

（5）避免遗漏信息。

原始报告的任何信息都不应从术语选择过程中排除，应对原始报告用语逐一选择相应的 MedDRA 术语，避免遗漏。

如果药品不良反应已有进展，不应只编码最初的轻度的表现。

例：

患者服用某药后，发生了间质性肾炎，之后恶化为肾衰竭。该病例中对"肾衰竭"也要进行编码。

（6）忌软编码。

"软编码"是指与原始报告中不良反应术语或相关过程描述相比，选择了一个精确性和/或严重性都相对较低的 MedDRA 术语。编码过程中切忌软编码。

例：

不应将原报告中不良反应术语"肝衰竭"编码为"肝脏功能检查值升高"。

第五节　持有人风险识别与评估

一、信号检测

持有人应当对各种途径收集的疑似药品不良反应信息开展信号检测，及时发现新的药品安全风险。

1. 信号检测方法

持有人应当根据自身情况及产品特点选择适当、科学、有效的信号检测方法。信号检测方法可以是个例药品不良反应报告审阅、病例系列评价、病例报告汇总分析等人工检测方法，也可以是数据挖掘等计算机辅助检测方法。

计算机辅助检测方法是通过一些大型数据库，从背景数据中利用计算机发现目标药物产生的信号。此类方法目前比较常用的是比例失衡法，可概括为频数法和贝叶斯法两大类，除此之外还有相对比值比法、卡方法、序贯概率比法等。计算机辅助检测方法可以快速识别出新的风险信号，但假阳性信号较多，需要人工鉴别，最好用临床意见佐证，主要用于监管机构开展药品风险监测。

比例失衡法的原理是通过四格表法比较目标药物 ADE 的出现频率与背景频率之比，以此来分析目标药物与 ADE 的相关程度。当目标药物 ADE 出现频率高于整个数据库背景频率设定的阈值，称为失衡，提示产生了信号，信号值越强则认为目标药物与可疑 ADE 之间相关性越大。比例失衡法四格表见表 3-3。

表 3-3　比例失衡法四格表

	目标不良事件报告数	其他不良事件报告数	合计
目标药物	a	b	$a+b$
其他药物	c	d	$c+d$
合计	$a+c$	$b+d$	$N=a+b+c+d$

（1）频数法。

频数法是一种经典的药品风险信号检测方法，是基于四格表而成。主要方法有：比例报告比值比法（Proportional Reporting Ratio，PRR）、报告比数比法（Reporting Odds Ratio，ROR）、英国药品和健康产品管理局（MHRA）采用的综合标准法。

①PRR 检测方法。

PRR 是被英国 PEM 数据库所采用的一种方法。PRR 是通过分析暴露于某一药物的 ADE 比值与在没有暴露于该药的情况下出现的 ADE 比值之比来确定某种药品的某种 ADE 在 95% 可信区间（CI）时的发生率。如果 $PRR\ 95\%\ CI > 1$，提示生成一个信号。目前，PRR 通常作为信号生成的一种方法，与其他数据挖掘方法联合使用。PRR 计算公式如下：

$$PRR = \frac{a/(a+b)}{c/(c+d)} = \frac{a(c+d)}{c(a+b)}$$

$$PRR\ 95\%\ CI = e^{\ln(PRR)\ \pm 1.96\ \sqrt{\left(\frac{1}{a} - \frac{1}{a+b} + \frac{1}{c} + \frac{1}{c+d}\right)}}$$

②ROR 检测方法。

ROR 被荷兰药物警戒中心所采用。当应用于可疑不良反应的自发报告数据集时，ROR 是一个更有效的关联度量。如果 $ROR\ 95\%\ CI > 1$，提示生成一个信号。ROR 计算公式如下：

$$ROR = \frac{a/c}{b/d} = \frac{ad}{bc}$$

$$ROR\ 95\%\ CI = e^{\ln(ROR)\ \pm 1.96\ \sqrt{\left(\frac{1}{a} + \frac{1}{b} + \frac{1}{c} + \frac{1}{d}\right)}}$$

③综合标准法。

综合标准法被英国药品和健康产品管理局所使用。综合标准法在 PRR 基础上多考虑了几个指标，当 $PRR \geq 2$，$\chi^2 \geq 4$，$a \geq 3$ 时，提示生成一个信号。χ^2 计算公式如下：

$$\chi^2 = \frac{\left(|ad - bc| - \frac{N}{2} \right)^2 N}{(a+b)\ (a+c)\ (c+d)\ (b+d)}$$

（2）贝叶斯法。

贝叶斯法是结合贝叶斯逻辑学和神经网络结构开发出的一种信号检测方法。主要包括贝叶斯置信区间递进神经网络法（Bayesian Confidence Propagation Neural Network Method，BCPNN）、经验性贝叶斯伽玛泊松分布缩减法（Empirical Bayesian Gamma Poisson Shrinker，GPS）、多项式伽玛泊松缩减法（Multi-Item Gamma Poisson Shrinker，MGPS）。

①BCPNN 法。

BCPNN 法被 WHO 的乌普萨拉监测中心所采用。该法主要基于信息成分（Information Component，IC）来评价药物与不良反应之间的联系强度，IC 公式如下：

$$IC = \log_2 \frac{p(y/x)}{p(y)} = \log_2 \frac{p(x,y)}{p(x)(y)}$$

$p(x)$ 表示在不良事件报告中特定药物 x 出现的概率，$p(y)$ 表示不良事件报告中特定不良事件 y 发生的概率，$p(x,y)$ 表示不良事件报告中药物—不良事件组合发生的概率。$p(y)$ 为先验概率，$p(y/x)$ 为后验概率。

药品警戒中，IC 值的大小对应药物与 ADE 之间的关联强弱，如果 $IC > 0$，提示生成一个信号，IC 值越大，表明信号越强。

IC 值均数及方差具体算法如下：

$$\gamma = \gamma_{11} \frac{[(N+\alpha)(N+\beta)]}{[(b+\alpha_1)(c+\beta_1)]}$$

$$E(IC) = \log_2 \frac{(a+\gamma_{11})(N+\alpha)(N+\beta)}{(N+\gamma)(a+b+\alpha_1)(a+c+\beta_1)}$$

$$V(IC) = \left(\frac{1}{\ln 2} \right)^2 \frac{(N-a+\gamma-\gamma_{11})}{(a+\gamma_{11})(1+N+\gamma)} + \frac{(N-a-b+\alpha-\alpha_1)}{(a+b+\alpha_1)(1+N+\alpha)} + \frac{(N-a-c+\beta-\beta_1)}{(a+c+\beta_1)(1+N+\beta)}$$

$$\alpha_1 = 1, \alpha = 2, \beta_1 = 1, \beta = 2, \gamma_{11} = 1$$
$$IC - 2SD = E(IC) - 2\sqrt{V(IC)}$$

另外，IC 下限（$IC-2SD$）可作为评估信号强弱的指标，$0 < IC-2SD < 1.5$ 为弱信号，$1.5 \leqslant IC-2SD < 3.0$ 为中强信号，$IC-2SD \geqslant 3$ 为强信号。对弱信号可继续观察，而对中强或强信号需进行监控预警，持续监控一定时间，待信号确认后再对外发布。

②GPS 法及 MGPS 法。

美国在 1998 年开发了 GPS 法进行自动化的快速检测，随后改进为 MGPS 法。MGPS 方法的核心是计算出经验贝叶斯几何均数（Empirical Bayesian Geometric Mean，EBGM），其计算原理与计算 IC 值相似，最后得到 EBGM 的 95% 置信区间，其下限用 $EB05$（经验贝叶斯几何均数 95% 置信区间下限）表示，如果 $EB05 > 2$，则提示生成一个信号。

2. 信号检测频率

信号检测频率应当根据药品上市时间、药品特点、风险特征等相关因素合理确定。对于新上市的创新药、改良型新药、省级及以上药品监督管理部门或药品不良反应监测机构要求关注的其他品种等，应当增加信号检测频率。

3. 重点关注的信号

持有人在开展信号检测时，应当重点关注以下信号：

（1）药品说明书中未提及的药品不良反应，特别是严重的药品不良反应；

（2）药品说明书中已提及的药品不良反应，但发生频率、严重程度等明显增加的；

（3）疑似新的药品与药品、药品与器械、药品与食品间相互作用导致的药品不良反应；

（4）疑似新的特殊人群用药或已知特殊人群用药的变化；

（5）疑似不良反应呈现聚集性特点，不能排除与药品质量存在相关性的。

4. 信号优先级判定

持有人应当对信号进行优先级判定。对于其中可能会影响产品的获益—风险平衡，或对公众健康产生影响的信号予以优先评价。信号优先级判定可考虑以下因素：

（1）药品不良反应的严重性、严重程度、转归、可逆性及可预防性；

（2）患者暴露情况及药品不良反应的预期发生频率；

（3）高风险人群及不同用药模式人群中的患者暴露情况；

（4）中断治疗对患者的影响，以及其他治疗方案的可及性；

（5）预期可能采取的风险控制措施；

（6）适用于其他同类药品的信号。

5. 汇总相关信息

持有人应当综合汇总相关信息，对检测出的信号开展评价，综合判断信号是否已构成新的药品安全风险。

相关信息包括：个例药品不良反应报告（包括药品不良反应监测机构反馈的报告）、临床研究数据、文献报道、有关药品不良反应或疾病的流行病学信息、非临床研究信息、医药数据库信息、药品监督管理部门或药品不良反应监测机构发布的相关信息等。必要时，持有人可通过开展药品上市后安全性研究等方式获取更多信息。

6. 聚集性信号

持有人获知或发现同一批号（或相邻批号）的同一药品在短期内集中出现多例临床表现相似的疑似不良反应，呈现聚集性特点的，应当及时开展病例分析和情况调查。

二、风险评估

持有人应当及时对新的药品安全风险开展评估，分析影响因素，描述风险特征，判定风险类型，评估是否需要采取风险控制措施等。评估应当综合考虑药品的获益—风险平衡。

1. 分析风险影响因素

持有人应当分析可能引起药品安全风险、增加风险发生频率或严重程度的原因或影响因素，如患者的生理特征、基础疾病、并用药品，或药物的溶媒、储存条件、使用方式等，为药物警戒计划的制订和更新提供科学依据。

中药、民族药持有人应当根据中医药、民族医药相关理论，分析处方特点（如炮制方式、配伍等）、临床使用（如功能主治、剂量、疗程、禁忌等）、患者机体等影响因素。

2. 描述风险特征

对风险特征的描述可包括风险发生机制、频率、严重程度、可预防性、可控性、对患者或公众健康的影响范围，以及风险证据的强度和局限性等。

3. 判定风险类型

风险类型分为已识别风险和潜在风险。对于可能会影响产品的获益—风险平衡，或对公众健康产生不利影响的风险，应当作为重要风险予以优先评估。

持有人还应当对可能构成风险的重要缺失信息进行评估。

4. 采取风险管理措施

持有人应当根据风险评估结果，对已识别风险、潜在风险等采取适当的风险管理措施。

在药品风险识别和评估的任何阶段，持有人认为风险可能严重危害患者生命安全或公众健康的，应当立即采取暂停生产、销售及召回产品等风险控制措施，并向所在地省级药品监督管理部门报告。

5. 风险评估记录和报告

风险评估应当有记录或报告，其内容一般包括风险概述、原因、过程、结果、风险管理建议等。

三、药品上市后安全性研究

1. 研究内容和分类

药品上市后开展的以识别、定性或定量描述药品安全风险，研究药品安全性特征，以及评估风险控制措施实施效果为目的的研究均属于药品上市后安全性研究。

药品上市后安全性研究一般是非干预性研究，也可以是干预性研究，一般不涉及非临床研究。干预性研究可参照《药物临床试验质量管理规范》的要求开展。

2. 研究目的

持有人应当根据药品风险情况主动开展药品上市后安全性研究，或按照省级及以上药品监督管理部门的要求开展。药品上市后安全性研究及其活动不得以产品推广为目的。

开展药品上市后安全性研究的目的包括但不限于：

（1）量化并分析潜在的或已识别的风险及其影响因素（例如描述发生率、严重程度、风险因素等）；

（2）评估药品在安全信息有限或缺失人群中使用的安全性（例如孕妇、特定年龄段、肾功能不全、肝功能不全等人群）；

（3）评估长期用药的安全性；

（4）评估风险控制措施的有效性；

（5）提供药品不存在相关风险的证据；

（6）评估药物使用模式（例如超适应症使用、超剂量使用、合并用药或用药错误）；

（7）评估可能与药品使用有关的其他安全性问题。

3. 确保受试者权益

持有人应当遵守伦理和受试者保护的相关法律法规及要求，确保受试者的权益。

4. 选择研究方法

持有人应当根据研究目的、药品风险特征、临床使用情况等选择适宜的药品上市后安全性研究方法。药品上市后安全性研究可以基于本次研究中从医务人员或患者处直接收集的原始数据，也可以基于本次研究前已经发生并且收集的用于其他研究目的的二手数据。

5. 研究方案

持有人开展药品上市后安全性研究应当制订书面的研究方案。研究方案应当由具有适当学科背景和实践经验的人员制订，并经药物警戒负责人审核或批准。

研究方案中应当规定研究开展期间疑似药品不良反应信息的收集、评估和报告程序，并在研究报告中进行总结。

研究过程中可根据需要修订或更新研究方案。研究开始后，对研究方案的任何实质性修订（如研究终点和研究人群变更）应当以可追溯和可审查的方式记录在方案中，包括变更原因、变更内容及日期。

6. 研究方案和报告的提交

对于药品监督管理部门要求开展的药品上市后安全性研究，研究方案和报告应当按照药品监督管理部门的要求提交。

7. 研究期间的安全性信息评估

持有人应当监测研究期间的安全性信息，发现任何可能影响药品获益—风险平衡的新信息，应当及时开展评估。

8. 风险控制措施

研究中发现可能严重危害患者的生命安全或公众健康的药品安全问题时，持有人应当立即采取暂停生产、销售及召回产品等风险控制措施，并向所在地省级药品监督管理部门报告。

四、定期安全性更新报告（PSUR）

持有人应当对药品的不良反应报告和监测资料进行定期汇总分析，汇总国内外安全性信息，进行风险和获益评估，撰写定期安全性更新报告。

（一）报告撰写要求

定期安全性更新报告应当以持有人在报告期内开展的工作为基础进行撰写，

对收集到的安全性信息进行全面深入的回顾、汇总和分析，格式和内容应当符合药品定期安全性更新报告撰写规范的要求。

持有人可以按照《药品不良反应报告和监测管理办法》和《国家药品监督管理局关于印发药品定期安全性更新报告撰写规范的通知》的要求提交定期安全性更新报告，也可适用 ICH《E2C（R2）：定期获益—风险评估报告（PBRER）》三级指导原则，提交 PBRER。

1. 基本原则与要求

（1）同一活性物质的报告。

持有人可以遵循化学药品和生物制品按照相同活性成分、中成药按照相同处方组成报告《定期安全性更新报告》。在一份《定期安全性更新报告》内，可以根据药物的不同给药途径、适应症（功能主治）或目标用药人群进行分层。

（2）数据汇总时间。

《定期安全性更新报告》的数据汇总时间以取得药品批准证明文件的日期为起点计，上报日期应当在数据截止日后 60 日内。可以提交以国际诞生日（International Birth Date，IBD）为起点计的《定期安全性更新报告》，但如果上述报告的数据截止日早于我国要求的截止日期，应当补充这段时期的数据并进行分析。数据截止日指纳入《定期安全性更新报告》中汇总数据的截止日期。

（3）报告格式。

《定期安全性更新报告》包含封面、目录和正文三部分内容。

封面包括产品名称，报告类别（定期安全性更新报告），报告次数，报告期，获取药品批准证明文件时间，持有人名称、地址、邮编及传真，负责药品安全的部门、负责人及联系方式（包括手机、固定电话、电子邮箱等），报告提交时间，以及隐私保护等相关信息。

目录应尽可能详细，一般包含三级目录。

正文撰写要求见"2. 主要内容"。

（4）电子提交。

持有人应当通过国家药品不良反应监测系统报告《定期安全性更新报告》。通过该系统在线填报定期安全性更新报告提交表，《定期安全性更新报告》作为提交表的附件上传。定期安全性更新报告（PSUR）提交表见表 3 – 4。

表 3 - 4 定期安全性更新报告（PSUR）提交表

报告表编码				国际诞生日					
活性成分 （处方组成）									
药品分类				国产/进口					
报告期									
适应症 （功能主治）									
用法用量									
通用 名称	商品 名称	批准 文号	注册 时间	药品管 理状态	剂型	规格	本期生产/ 进口量	本期国 内销量	估计使 用人数

产品情况说明（简述报告的主要内容）：

本期报告结论（简述报告结论部分内容，尤其是有关国内的信息和建议）：

报告人		报告日期	
企业名称		传真	
企业地址		邮政编码	
负责部门		联系电话	
联系人		电子邮件	

注：（1）提交表内容应当是《定期安全性更新报告》的内容概要。

（2）报告表编码：系统自动生成，共有23位数字。由地区代码（6位）、单位性质（1位）、报告单位ID（6位）、年份（4位）和序号（6位）组成。

（3）药品分类：化药、中药、生物制品。

（4）药品管理状态：是否为国家基本药物、国家医疗保险药品、国家非处方药、中药保护品种。

（5）报告日期：上期与本期《定期安全性更新报告》数据截止日之间的时间段为本期《定期安全性更新报告》的报告期。

（5）报告语言。

持有人应当提交中文《定期安全性更新报告》。合资、外资企业和进口药品的境外制药厂商可以提交公司统一的用英文撰写的《定期安全性更新报告》，但同时应当将该报告中除病例列表（Line Listings）和汇总表（Summary Tabulations）外的其他部分及公司核心数据表翻译成中文，与英文原文一起报告。

2. 主要内容

《定期安全性更新报告》的主要内容包括：药品基本信息、国内外上市情况、因药品安全性原因而采取措施的情况、药品安全性信息的变更情况、用药人数估算资料、药品不良反应报告信息、安全性相关的研究信息、其他信息、药品安全性分析评价结果、结论、附件。

（1）药品基本信息。

药品基本信息部分介绍药品的名称（通用名称、商品名称）、剂型、规格、批准文号、活性成分（处方组成）、适应症（功能主治）和用法用量。

（2）国内外上市情况。

国内外上市情况部分简要介绍药品在国内外上市的信息，主要包括：

①获得上市许可的国家和时间、当前注册状态、首次上市销售时间、商品名等；

②药品批准上市时提出的有关要求，特别是与安全性有关的要求；

③批准的适应症（功能主治）和特殊人群；

④注册申请未获管理部门批准的原因；

⑤持有人因药品安全性或疗效原因而撤回的注册申请。

如果药品在我国的适应症（功能主治）、治疗人群、剂型和剂量与其他国家存在差异，应予以说明。

国内外上市情况汇总表见表 3-5。

表 3-5 国内外上市情况汇总表

国家	商品名	注册状态	注册批准日	首次上市销售时间	撤市时间	规格/剂型/使用方式	备注
中国							
美国							
⋮							

（3）因药品安全性原因而采取措施的情况。

因药品安全性原因而采取措施的情况部分介绍报告期内监管部门或持有人因

药品安全性原因而采取的措施和原因，必要时应附加相关文件。如果在数据截止日后、报告提交前，发生因药品安全性原因而采取措施的情况，也应在此部分介绍。

安全性措施主要包括：

①暂停生产、销售、使用，撤销药品批准证明文件；

②再注册申请未获批准；

③限制销售；

④暂停临床研究；

⑤剂量调整；

⑥改变用药人群或适应症（功能主治）；

⑦改变剂型或处方；

⑧改变或限制给药途径。

在上述措施外，采取了其他风险控制措施的，也应在本部分进行描述。

（4）药品安全性信息的变更情况。

药品安全性信息的变更情况部分介绍药品说明书中安全性信息的变更情况，包括：

①本期报告所依据的药品说明书核准日期（修订日期），以及上期报告所依据的药品说明书核准日期（修订日期）；

②持有人若在报告期内修改了药品说明书中的安全性相关内容，包括适应症（功能主治）、用法用量、禁忌症、注意事项、药品不良反应或药物相互作用等，应详细描述相关修改内容，明确列出修改前后的内容；

③如果我国与其他国家药品说明书中的安全性信息有差别，持有人应解释理由，说明地区差异及其对总体安全性评价的影响，说明持有人将采取或已采取的措施及其影响；

④其他国家采取某种安全性措施，而持有人并未因此修改我国药品说明书中的相关安全性资料，应说明理由。

进口药品在中国境内发生的安全性信息变更情况应在药品安全性信息的变更情况部分进行详细介绍。如果公司有全球统一的公司核心数据表（CCDS 或 RSI）文件，应对我国药品说明书与核心数据表中的相应内容进行比较，对于差异部分请解释理由并说明影响；若无统一的公司核心数据表，需要与其他国家药品说明书的相应内容进行比较，并解释理由和说明影响。

提交《定期安全性更新报告》时应提交当前最新版本的中文药品说明书。进口药品如无 CCDS，还应提交原研国现行的说明书。上报《定期安全性更新报告》时，国内药品说明书若已提交修改说明书的补充申请，且尚未得到回复，则应在提交表和正文的"摘要"及"安全性信息变更"中进行说明。

（5）用药人数估算资料。

用药人数估算资料部分应尽可能准确地提供报告期内的用药人数信息，提供相应的估算方法。当无法估算用药人数或估算无意义时，应说明理由。

通常基于限定日剂量来估算用药人数，可以通过患者用药人日、处方量或单位剂量数等进行估算；无法使用前述方法时，也可以通过药品销量进行估算。对所用的估算方法应给予说明。

当自发报告、安全性相关研究提示药品有潜在的安全性问题时，应提供更为详细的报告期用药人数信息。必要时，应按照国家、药品剂型、适应症（功能主治）、患者性别或年龄等的不同，分别进行估算。

如果《定期安全性更新报告》包含来源于安全性相关研究的药品不良反应数据，应提供相应的用药人数、不良反应发生例数以及不良反应发生率等信息。

（6）药品不良反应报告信息。

报告期内国内外发生的所有个例药品不良反应首次报告和随访报告都应报告，不仅包括自发报告系统收集的，也包括上市后研究和其他有组织的数据收集项目发现的及文献报道的。对于文献未明确标识持有人的，相关企业都应报告。

新药和首次进口五年内的药品，所有药品不良反应需以病例列表和汇总表两种形式进行汇总分析；其他药品，新的或严重药品不良反应需以病例列表和汇总表两种形式进行汇总分析，已知的一般药品不良反应只需以汇总表形式进行汇总分析。

①病例列表。

以列表形式提交个例药品不良反应，清晰直观，便于对报告进行分析评价，也有助于排除重复报告。

一个患者的不良反应一般在表格中只占一行。如果一个病例有多个药品不良反应，应在不良反应名称项下列出所有的药品不良反应，并按照严重程度排序。如果同一患者在不同时段发生不同类型的不良反应，比如在一个临床研究中间隔数周发生不同类型的不良反应，就应在表格的不同行中作为另一个病例进行报告，并对这种情况做出相应说明。

病例列表中的病例按照不良反应所累及的系统器官分类排列。个例药品不良反应病例列表见表3-6。

病例列表的表头通常包括以下内容：

A. 持有人的病例编号。

B. 病例发生地（国家，国内病例需要提供病例发生的省份）。

C. 病例来源，如自发报告、研究、数据收集项目、文献等。

D. 年龄和性别。

E. 怀疑药品的日剂量、剂型和给药途径。

F. 发生不良反应的起始时间。如果不知道确切日期，应估计从开始治疗到发生不良反应的时间。对于已知停药后发生的不良反应，应估算滞后时间。

G. 用药起止时间。如果没有确切时间，应估计用药的持续时间。

H. 对不良反应的描述。

I. 不良反应结果，如痊愈、好转、未好转、有后遗症、死亡、不详。如果同一患者发生了多个不良反应，按照多个结果中最严重的报告。

J. 相关评价意见。需要考虑合并用药、药物相互作用、疾病进展、去激发和再激发情况等因素的影响；假如持有人不同意报告者的因果关系评价意见，需说明理由。

为更好地呈现数据，可以根据药品剂型或适应症（功能主治）不同，使用多个病例列表。

表 3 - 6 个例药品不良反应病例列表

通用名：　　（中文：　　英文：　　）　　商品名：　　（中文：　　英文：　　）

序号	企业病例号	药品批号	不良反应名称	不良反应发生时间	不良反应结果	用药开始时间	用药结束时间	用法用量	用药原因	性别	年龄	初始/跟踪报告	病例来源	病例发生地	评价意见	备注

注：企业病例号请填写企业内部编号；不良反应结果请填写：痊愈、好转、未好转、有后遗症、死亡或不详；病例来源请填写：自发报告、研究、数据收集项目、文献等。

②汇总表。

对个例药品不良反应进行汇总，一般采用表格形式分类汇总，个例药品不良反应汇总表见表 3 - 7。当病例数或信息很少不适于制表时，可以采用叙述性描述。

表 3 - 7 个例药品不良反应汇总表

不良反应所累及的系统器官	不良反应名称	报告期内数据（例）					累积数据（例）
		新的、严重的	严重的	新的、一般的	一般的	合计	新的、严重的

注：本表内"严重的"特指已知的严重报告，"一般的"特指已知的一般报告。

汇总表不包含患者信息，主要包含不良反应信息，通常按照不良反应所累及的系统器官分类排序汇总。可以按照不良反应的严重性、说明书是否收载、病例发生地或来源的不同等分栏或分别制表。

对于新的且严重的不良反应，应提供从药品上市到数据截止日的累积数据。

③分析个例药品不良反应。

分析个例药品不良反应部分对重点关注的药品不良反应，如死亡、新的且严重的和其他需要关注的病例进行分析，并简要评价其性质、临床意义、发生机制、报告频率等。如果报告期内的随访数据对以往病例描述和分析有重要影响，在本部分也应对这些新数据进行分析。

④药品群体不良事件。

药品群体不良事件部分介绍报告期内药品群体不良事件的报告、调查和处置情况。

（7）安全性相关的研究信息。

安全性相关的研究信息部分介绍与药品安全相关的研究信息，包括非临床研究信息、临床研究信息和流行病学研究信息。本部分根据研究完成或发表与否，按已完成的研究、计划或正在进行的研究和已发表的研究进行介绍。

①已完成的研究。

由持有人发起或资助的安全性相关研究，对其中已完成的，持有人应清楚、简明扼要地介绍研究方案、研究结果和结论，并提交研究报告。

②计划或正在进行的研究。

由持有人发起或资助的安全性相关研究，对其中计划实施或正在实施的，持有人应清楚、简明扼要地介绍研究目的、研究开始时间、预期完成时间、受试者数量以及研究方案摘要。

如果在报告期内已经完成了研究的中期分析，并且中期分析包含药品安全有关的信息，持有人应提交中期分析结果。

③已发表的研究。

持有人应总结国内外医学文献（包括会议摘要）中与药品安全有关的信息，包括重要的阳性结果或阴性结果，并附参考文献。

（8）其他信息。

本部分介绍与疗效有关的信息、数据截止日后的新信息、风险管理计划及专题分析报告等。

①与疗效有关的信息。

对于治疗严重或危及生命疾病的药品，如果收到的报告反映患者使用药品未能达到预期疗效，这意味着该药可能对接受治疗的人群造成严重危害，持有人应对此加以说明和解释。

②数据截止日后的新信息。

本部分介绍在数据截止日后，在资料评估与准备报告期间所接收的新的重要安全性信息，包括重要的新病例或重要的随访数据。

③风险管理计划。

持有人如果已经制订了风险管理计划，则在此介绍风险管理计划相关内容。

④专题分析报告。

持有人如果针对药品、某一适应症（功能主治）或某一安全问题进行了比较全面的专题分析，应在此对分析内容进行介绍。

（9）药品安全性分析评价结果。

药品安全性分析评价结果部分重点对以下信息进行分析：

①已知不良反应的特点是否发生改变，如严重程度、不良反应结果、目标人群等。

②已知不良反应的报告频率是否增加，评价这种变化是否说明不良反应发生率有变化。

③新的且严重的不良反应对总体安全性评估的影响。

④新的非严重不良反应对总体安全性评估的影响。

⑤报告还应说明以下各项新的安全信息：药物相互作用，过量用药及其处理，药品滥用或误用，妊娠期和哺乳期用药，特殊人群（如儿童、老人、脏器功能受损者）用药，长期治疗效果等。

（10）结论。

结论部分介绍本期《定期安全性更新报告》的结论，包括：

①指出与既往的累积数据以及药品说明书不一致的安全性资料；

②明确所建议的措施或已采取的措施，并说明实施这些措施的必要性。

（11）附件。

《定期安全性更新报告》的附件包括：

①药品批准证明文件；

②药品质量标准；

③药品说明书；

④参考文献；

⑤其他需要提交的资料。

（二）报告时限

持有人应当以首次取得药品批准证明文件的时间（CBD）作为首个《定期安全性更新报告》报告期的起始时间。《定期安全性更新报告》报告期应当连续完整，不应当有遗漏或者重复。

《定期安全性更新报告》的数据汇总时间以首次取得药品批准证明文件的日期为起点计，也可以该药物全球首个获得上市批准日期（即国际诞生日，IBD）为起点计。《定期安全性更新报告》数据覆盖期应当保持完整性和连续性。

持有人应以取得药品批准证明文件的日期为起点计，撰写《定期安全性更新报告》。如果公司统一的《定期安全性更新报告》撰写频率高于我国现行法规要求，依据公司的撰写频率提交。可以提交以国际诞生日为起点计的《定期安全性更新报告》，且应在第一次提交《定期安全性更新报告》时补充 IBD 和 CBD 时间间隔内的数据并进行分析，之后保持《定期安全性更新报告》数据覆盖时间连续。不接受一次提交多份《定期安全性更新报告》的报告方式。如果公司统一的《定期安全性更新报告》撰写频率低于我国《药品定期安全性更新报告撰写规范》，应提交符合我国要求撰写的《定期安全性更新报告》。

创新药和改良型新药应当自取得批准证明文件之日起每满 1 年提交一次《定期安全性更新报告》，直至首次再注册，之后每 5 年报告一次。其他类别的药品，一般应当自取得批准证明文件之日起每 5 年报告一次。药品监督管理部门或药品不良反应监测机构另有要求的，应当按照要求提交。

原地标升国标药品应当以国家药品监督管理局统一换发药品批准文号的时间作为《定期安全性更新报告》汇总数据最初的起始时间，应当每 5 年报告一次《定期安全性更新报告》。

（三）报告提交

《定期安全性更新报告》应当由药物警戒负责人批准同意后，通过国家药品不良反应监测系统提交。

对《定期安全性更新报告》的审核意见，持有人应当及时处理并予以回应；其中针对特定安全性问题的分析评估要求，除按药品监督管理部门或药品不良反应监测机构要求单独提交外，还应当在下一次的定期安全性更新报告中进行分析评价。

进口药品《定期安全性更新报告》中应包含公司在中国境内收到的，以及中国国家药品不良反应监测系统反馈的药品不良反应/事件报告数据。应定期与国家药品不良反应监测中心沟通获取反馈数据。

某进口药品在国外并不按照药品管理，其境外制药厂商应当提交《定期安全性更新报告》。如果该类产品在境外发生与产品有关的不良事件时，需要在《定期安全性更新报告》中报告。

某中药在国外以食品补充剂或者食品添加剂（非药品身份）上市，但是国外有文献报道或者其他途径介绍该产品的安全性信息，该中药的生产企业需要在《定期安全性更新报告》中包含这部分安全性信息。

对于同一活性成分药品有多个批准证明文件（涵盖不同给药途径、适应症/功能主治或目标用药人群等），持有人可以按照一个批准证明文件提交一份《定期安全性更新报告》；也可以遵循化学药和生物制品按照相同活性成分、中成药按照相同处方组成在一份《定期安全性更新报告》中进行报告，以多个批准证明文件中最早的批准时间作为汇总数据最初的起始时间、按照最严格的时限要求报告，但需要根据药物的不同给药途径、适应症/功能主治或目标用药人群等因素进行分层。

持有人可以提交定期获益—风险评估报告代替定期安全性更新报告，其撰写格式和递交要求适用 ICH 相关指导原则，其他要求同定期安全性更新报告。

（四）获益—风险评估

《定期安全性更新报告》中对于风险的评估应当基于药品的所有用途。

开展获益—风险评估时，对于有效性的评估应当包括临床试验的数据，以及按照批准的适应症在实际使用中获得的数据。获益—风险的综合评估应当以批准的适应症为基础，结合药品实际使用中的风险开展。

（五）不需要提交定期安全性更新报告的产品

对于实施批准文号管理的原料药、辅料、体外诊断试剂，不需要提交定期安全性更新报告。

对于实施批准文号管理的中药材、中药饮片以及进口中药材，不需要提交定期安全性更新报告。

对于境内持有人接受境外委托生产（如通过欧盟/FDA 等相关国家/地区认证，符合委托国法律法规），但是未获得我国批准证明文件的产品，不需要提交定期安全性更新报告。

五、药品年度报告中的风险管理要求

《药品管理法》明确规定，持有人应当建立年度报告制度，每年将药品生产销售、上市后研究、风险管理等情况按照规定向省级药品监督管理部门报告。

药品年度报告是指持有人按自然年度收集所持有药品的生产销售、上市后研究、风险管理等情况，按照规定汇总形成的报告。

持有人药品年度报告中风险管理情况应包括的内容：

（1）药品上市后风险管理计划；

（2）不符合药品标准产品的调查处理情况；

（3）因质量问题或者其他安全隐患导致的退货、召回等情况；

（4）通过相应上市前的药品生产质量管理规范符合性检查的商业规模批次药品的生产销售、风险管理等情况；

（5）其他需要报告的情况。

持有人应当在药品年度报告中说明报告期内药品召回情况。

第六节　持有人风险控制

一、风险控制措施

持有人应当对收集到的药品不良反应报告和监测资料进行分析、评价，并主动开展药品安全性研究，判断风险程度，并采取有效风险控制措施减少和防止药品不良反应的重复发生。

对于已识别的安全风险，持有人应当综合考虑药品风险特征、药品的可替代性、社会经济因素等，采取适宜的风险控制措施。

持有人发现说明书未载明的不良反应，应当及时进行分析评价。对需要提示患者和医务人员的安全性信息及时修改说明书和标签，开展必要的风险沟通；对存在严重安全风险的品种，应当制订并实施风险控制计划，采取限制药品使用，主动开展上市后研究，暂停药品生产、销售、使用或者召回等风险控制措施，减少和防止药品不良反应的重复发生；对不良反应大、评估认为风险大于获益的品种，应当主动申请注销药品批准证明文件。

持有人应当将药品安全性信息及采取的措施报所在地省级药品监督管理部门和国家药品监督管理局。持有人应向省级药品不良反应监测机构报告不良反应详

细情况以及风险评估情况。对于持有人采取的修改说明书，以及暂停药品生产、销售、使用或者召回等风险控制措施，持有人应当主动向社会公布。

1. 风险控制措施分类

常规风险控制措施包括修订药品说明书、标签、包装，改变药品包装规格，改变药品管理状态等。

特殊风险控制措施包括开展医务人员和患者的沟通与教育、药品使用环节的限制、患者登记等。需要紧急控制的，可采取暂停药品生产、销售及召回产品等措施。

当评估认为药品风险大于获益的，持有人应当主动申请注销药品注册证书。

2. 报告和告知

持有人采取药品使用环节的限制措施，以及暂停药品生产、销售，召回产品等风险控制措施的，应当向所在地省级药品监督管理部门报告，并告知相关药品经营企业和医疗机构停止销售和使用。

持有人获知或者发现药品群体不良事件（药品不良反应聚集性事件）后，应当立即通过电话或者传真等方式报所在地的县级药品监督管理部门、卫生部门和药品不良反应监测机构，必要时可以越级报告；对每一病例还应当通过国家药品不良反应监测信息网络报告。

持有人获知药品群体不良事件后应当立即开展调查和处置，必要时应当采取有效的风险控制措施，详细了解药品群体不良事件的发生、药品使用、患者诊治以及药品生产、储存、流通、既往类似不良事件等情况，在 7 日内完成调查报告，报所在地省级药品监督管理部门和药品不良反应监测机构；同时迅速开展自查，分析事件发生的原因，有重要进展应当跟踪报告，必要时应当暂停生产、销售、使用和召回相关药品等风险控制措施，并立即报所在地省级药品监督管理部门。

委托生产的，持有人应当同时向生产企业所在地省级药品监督管理部门报告。

药品不良反应聚集性事件：是指同一批号（或相邻批号）的同一药品在短期内集中出现多例临床表现相似的疑似不良反应，呈现聚集性特点，且怀疑与质量相关或可能存在其他安全风险的事件。

3. 效果评估

持有人应当对风险控制措施的执行情况和实施效果进行评估，并根据评估结论决定是否采取进一步行动。

4. 药品召回管理

（1）药品召回的界定和分级。

药品召回，是指持有人按照规定的程序收回已上市的存在质量问题或者其他安全隐患的药品，并采取相应措施，及时控制风险、消除隐患的活动。

质量问题或者其他安全隐患，是指由于研制、生产、储运、标识等原因导致药品不符合法定要求，或者其他可能使药品具有危及人体健康和生命安全的不合理危险。

根据药品质量问题或者其他安全隐患的严重程度，药品召回分为：

①一级召回：使用该药品可能或者已经引起严重健康危害的；

②二级召回：使用该药品可能或者已经引起暂时或者可逆的健康危害的；

③三级召回：使用该药品一般不会引起健康危害，但由于其他原因需要收回的。

（2）持有人药品召回的主体责任。

持有人是控制风险和消除隐患的责任主体，应当建立并完善药品召回制度，收集药品质量和安全的相关信息，对可能存在的质量问题或者其他安全隐患进行调查、评估，及时召回存在质量问题或者其他安全隐患的药品。

持有人应当主动收集、记录药品的质量问题、药品不良反应/事件、其他安全风险信息，对可能存在的质量问题或者其他安全隐患进行调查和评估。

持有人应当根据调查和评估结果、药品召回等级，形成调查评估报告，科学制订召回计划。

（3）药品调查的内容。

持有人对可能存在质量问题或者其他安全隐患的药品进行调查，应当根据实际情况确定调查内容，可以包括：

①已发生药品不良反应/事件的种类、范围及原因；

②药品处方、生产工艺等是否符合相应药品标准、核准的生产工艺要求；

③药品生产过程是否符合药品生产质量管理规范，生产过程中的变更是否符合药品注册管理和相关变更技术指导原则等规定；

④药品储存、运输等是否符合药品经营质量管理规范；

⑤药品使用是否符合药品临床应用指导原则、临床诊疗指南和药品说明书、标签规定等；

⑥药品主要使用人群的构成及比例；

⑦可能存在质量问题或者其他安全隐患的药品批次、数量及流通区域和范围；

⑧其他可能影响药品质量和安全的因素。

（4）药品评估的内容。

持有人对存在质量问题或者其他安全隐患的药品的评估，主要内容包括：

①该药品引发危害的可能性，以及是否已经对人体健康造成了危害；

②对主要使用人群的危害影响；

③对特殊人群，尤其是高危人群的危害影响，如老年人、儿童、孕妇、肝肾功能不全者、外科手术患者等；

④危害的严重与紧急程度；

⑤危害导致的后果。

（5）调查评估报告的内容。

调查评估报告应当包括以下内容：

①召回药品的具体情况，包括名称、规格、批次等基本信息；

②实施召回的原因；

③调查评估结果；

④召回等级。

（6）召回计划的内容。

召回计划应当包括以下内容：

①药品生产销售情况及拟召回的数量；

②召回措施具体内容，包括实施的组织、范围和时限等；

③召回信息的公布途径和范围；

④召回的预期效果；

⑤药品召回后的处理措施；

⑥联系人的姓名及联系方式。

（7）主动召回。

持有人经调查评估后，确定药品存在质量问题或者其他安全隐患的，应当立即决定并实施召回，同时通过企业官方网站或者药品相关行业媒体向社会发布召回信息。召回信息应当包括以下内容：药品名称、规格、批次、持有人、药品生产企业、召回原因、召回等级等。实施一级、二级召回的，持有人还应当申请在所在地省级药品监督管理部门网站依法发布召回信息。

持有人作出药品召回决定的，一级召回在 1 日内，二级召回在 3 日内，三级召回在 7 日内，发出召回通知，应当通知到药品生产企业、药品经营企业、药品使用单位等，同时向所在地省级药品监督管理部门备案调查评估报告、召回计划和召回通知。召回通知应当包括以下内容：

①召回药品的具体情况，包括名称、规格、批次等基本信息；

②召回的原因；

③召回等级；

④召回要求，如立即暂停生产、放行、销售、使用，转发召回通知等；

⑤召回处理措施，如召回药品外包装标识、隔离存放措施、储运条件、监督销毁等。

持有人在实施召回过程中，一级召回每日，二级召回每 3 日，三级召回每 7

日，向所在地省级药品监督管理部门报告药品召回进展情况。召回过程中，持有人应当及时评估召回效果，发现召回不彻底的，应当变更召回计划，扩大召回范围或者重新召回。变更召回计划的，应当及时向所在地省级药品监督管理部门备案。

持有人应当明确召回药品的标识及存放要求，召回药品的外包装标识、隔离存放措施等，应当与正常药品明显区别，防止差错、混淆。对需要特殊储存条件的，在其储存和转运过程中，应当保证储存条件符合规定。

召回药品需要销毁的，应当在持有人、药品生产企业或者储存召回药品所在地县级以上药品监督管理部门或者公证机构监督下销毁。

对通过更换标签、修改并完善说明书、重新外包装等方式能够消除隐患的，或者对不符合药品标准但尚不影响安全性、有效性的中药饮片，且能够通过返工等方式解决该问题的，可以适当处理后再上市。相关处理操作应当符合相应药品质量管理规范等要求，不得延长药品有效期或者保质期。

持有人对召回药品的处理应当有详细的记录，记录应当保存 5 年且不得少于药品有效期后 1 年。持有人应当在召回完成后 10 个工作日内，将药品召回和处理情况向所在地省级药品监督管理部门和卫生部门报告。

境外生产药品涉及在境内实施召回的，境外持有人指定的在中国境内履行持有人义务的代理人应当组织实施召回，并向其所在地省级药品监督管理部门和卫生部门报告药品召回和处理情况。

境外持有人在境外实施药品召回，经综合评估认为属于下列情形的，其境内代理人应当于境外召回启动后 10 个工作日内，向所在地省级药品监督管理部门报告召回药品的名称、规格、批次、召回原因等信息：

①与境内上市药品为同一品种，但不涉及境内药品规格、批次或者剂型的；

②与境内上市药品共用生产线的；

③其他需要向药品监督管理部门报告的。

境外持有人应当综合研判境外实施召回情况，如需要在中国境内召回的，应当组织实施召回。

二、风险沟通

持有人应当向医务人员、患者、公众传递药品安全性信息，沟通药品风险。

1. 沟通方式

持有人应当根据不同的沟通目的，采用不同的风险沟通方式和渠道，制定有针对性的沟通内容，确保沟通及时、准确、有效。

沟通方式包括发送致医务人员的函、患者安全用药提示以及发布公告、召开发布会等。

致医务人员的函可通过正式信函发送至医务人员，或可通过相关医疗机构、药品生产企业、药品经营企业或行业协会发送，必要时可同时通过医药学专业期刊或报纸、具有互联网医药服务资质的网站等专业媒体发布。

患者安全用药提示可随药品发送至患者，或通过大众媒体进行发布，其内容应当简洁、清晰、通俗易懂。

2. 沟通内容

沟通工作应当符合相关法律法规要求，不得包含任何广告或产品推广性质的内容。一般情况下，沟通内容应当基于当前获批的信息。

3. 紧急沟通

出现下列情况的，应当紧急开展沟通工作：

（1）药品存在需要紧急告知医务人员和患者的安全风险，但正在流通的产品不能及时更新说明书的；

（2）存在无法通过修订说明书纠正的不合理用药行为，且可能导致严重后果的；

（3）其他可能对患者或公众健康造成重大影响的情况。

三、药物警戒计划

药物警戒计划作为药品上市后风险管理计划的一部分，是描述上市后药品安全性特征以及如何管理药品安全风险的书面文件。药物警戒计划应当报持有人药品安全委员会审核。

1. 制订并实施药物警戒计划

持有人应当根据风险评估结果，对发现存在重要风险的已上市药品，制订并实施药物警戒计划，并根据风险认知的变化及时更新。

2. 药物警戒计划内容

药物警戒计划包括药品安全性概述、药物警戒活动，并对拟采取的风险控制措施、实施时间周期等进行描述。

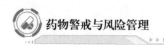

第七节　持有人文件、记录与数据管理

一、制度和规程文件

持有人应当制定完善的药物警戒制度和规程文件。

可能涉及药物警戒活动的文件应当经药物警戒部门审核。

制度和规程文件应当按照文件管理操作规程进行起草、修订、审核、批准、分发、替换或撤销、复制、保管和销毁等，并有相应的分发、撤销、复制和销毁记录。制度和规程文件应当分类存放、条理分明，便于查阅。

制度和规程文件应当标明名称、类别、编号、版本号、审核批准人员及生效日期等，内容描述应当准确、清晰、易懂，附有修订日志。

持有人应当对制度和规程文件进行定期审查，确保现行文件持续适宜和有效。制度和规程文件应当根据相关法律法规等要求及时更新。

二、药物警戒体系主文件

1. 药物警戒体系主文件的创建和维护

持有人应当结合自身实际情况，创建并维护药物警戒体系主文件，用以描述药物警戒体系及活动情况。药物警戒体系主文件是对持有人的药物警戒体系及活动情况的描述，应当与现行药物警戒体系及活动情况保持一致，并持续满足相关法律法规和实际工作需要。

通过创建和维护药物警戒体系主文件，持有人应当确保药物警戒体系的合规性、保证药物警戒体系按照要求运行、能够及时发现药物警戒体系存在的缺陷与其他风险信息，保障药物警戒活动的有序开展以及对药物警戒体系的持续改善。

持有人至少每年对药物警戒体系主文件进行更新维护。当药物警戒责任主体（持有人）、药物警戒组织机构、药物警戒负责人、药物警戒活动委托等发生重大变化时，或者因监管部门检查、持有人内部审核等工作需要的，持有人应当及时更新药物警戒体系主文件，确保与现行药物警戒体系及活动情况保持一致，并持续满足相关法律法规和实际工作需要。

持有人应当在主文件修订日志中记录药物警戒体系主文件发生的变更并依据文件管理操作规程对药物警戒体系主文件进行版本号管理。主文件更新过程信息应当真实、准确、完整和可追溯。

2. 药物警戒体系主文件的格式

药物警戒体系主文件包含封面、目录、正文和附录四部分内容。

封面包括持有人名称、药物警戒负责人姓名、审核批准人员姓名、药物警戒体系主文件版本号、生效日期等。

目录应尽可能详细，一般包含三级目录。

正文撰写要求见下文"3. 药物警戒体系主文件的主要内容"。

附录部分可以根据撰写需要增加附录数量与内容。

3. 药物警戒体系主文件的主要内容

药物警戒体系主文件应当至少包括组织机构、药物警戒负责人的基本信息、专职人员配备情况、疑似药品不良反应信息来源、信息化工具或系统、管理制度和操作规程、药物警戒体系运行情况、药物警戒活动委托、质量管理、附录等。

（1）组织机构。

持有人应当概述与药物警戒活动有关的组织机构、职责及相互关系等。

组织机构包括药品安全委员会、药物警戒部门与其他相关部门。为直观表达药物警戒活动组织机构间的关系，持有人可以提供组织架构图。对于委托开展药物警戒相关工作的，持有人应当概述委托活动及受托方。持有人应当概述药品安全委员会的职责、组成、工作机制和工作程序等相关信息。

附录中应当提供药品安全委员会组成人员的列表，包含姓名、职务、所属部门等。

（2）药物警戒负责人的基本信息。

药物警戒负责人的基本信息应当包括：联系方式，包含姓名、职务、手机、办公电话、电子邮箱、居住地所在省市；简历，包含教育背景、技术职称、工作经历、培训情况等；工作职责。

附录中应当提供持有人指定药物警戒负责人的证明材料、药物警戒负责人简历信息的证明材料、药物警戒负责人在国家药品不良反应监测系统中登记的证明材料。

（3）专职人员配备情况。

专职人员配备情况包括专职人员数量、相关专业背景、职责等。

持有人应当概述药物警戒部门的岗位设置、岗位需求、岗位职责、各岗位专职人员数量。

附录中应当按照岗位设置提供专职人员信息，包含人员姓名、相关专业背景、培训情况等。

其他相关部门如与持有人的药物警戒活动密切相关的，也应当描述其岗位设置与人员配备情况。

（4）疑似药品不良反应信息来源。

持有人应当在药物警戒体系主文件中描述疑似药品不良反应信息收集的主要途径、方式等。

持有人应当概述收集疑似药品不良反应信息的主要途径，包括来源于自发报告、上市后安全性研究及其他有组织的数据收集项目、学术文献和相关网站等；概述不同途径收集疑似药品不良反应信息的责任部门、收集方法与流程、信息传递时限等内容，也可以列表形式呈现相关内容；对于委托开展疑似药品不良反应信息收集的，持有人也应当描述相关内容。对于境内外均上市的药品，持有人还应当概述在境外发生的疑似药品不良反应信息的获取途径。

附录中应当提供正在开展的上市后安全性研究或其他数据收集项目的列表，包含产品名称、研究或项目名称、目的、开展地区等。

（5）信息化工具或系统。

持有人应当在药物警戒体系主文件中描述用于开展药物警戒活动的信息化工具或系统。

当使用信息化工具或系统开展药物警戒活动时，持有人应当概述信息化工具或系统在设计、安装、配置、验证、测试、培训、使用、维护等环节的要求及对上述内容的记录管理规程；概述信息化工具或系统、数据库的部署地点、功能及运营责任；概述信息化工具或系统的安全管理级别及根据相应的安全管理级别选取访问控制、权限分配、审计追踪、授权更改、电子签名等控制手段。

（6）管理制度和操作规程。

持有人应当在药物警戒体系主文件中提供药物警戒管理制度的简要描述和药物警戒管理制度及操作规程目录。

持有人应当概述药物警戒关键活动的流程，包括但不限于：疑似药品不良反应信息的收集、处置与报告，药品安全风险识别、评估与控制，安全性信息沟通，重要药物警戒文件的撰写、审核与提交。持有人应当注明流程对应制度或规程文件的名称、编号、版本号，并指明属于受托方或其他第三方的管理制度和操作规程。

附录中应当提供上述管理制度和操作规程列表，包含制度或规程文件的名称、编号、版本号等。

（7）药物警戒体系运行情况。

持有人应当在药物警戒体系主文件中描述药品不良反应监测与报告，药品风险的识别、评估和控制等情况。

持有人应当概述评估药物警戒体系运行情况的性能指标、考核方法、考核结果，包括：

①概述个例药品不良反应报告按规定时限要求提交的评估结果。附录中应当

提供数字或图表，说明 15 日和 30 日报告的及时性。

②概述提交定期安全性更新报告的及时性。附录中应当提供定期安全性更新报告列表，说明报告覆盖期、提交时间、提交频率的合规性。

③概述用于监测提交材料质量的指标，例如个例药品不良反应报告是否符合上市许可持有人药品不良反应报告表填表说明相关要求、定期安全性更新报告是否符合《药品定期安全性更新报告撰写规范》相关要求等，以及监管机构对上述提交材料反馈的质量信息。

④概述药物警戒计划及其实施情况。

（8）药物警戒活动委托。

列明委托的内容、时限、受托单位等，并提供委托协议清单。

对于委托开展药物警戒相关工作的，持有人应当概述委托内容、受托单位、合同/协议期限与双方职责等。

附录中应当提供委托合同/协议或其他书面证明材料列表，包含合同/协议名称、编号等。

（9）质量管理。

持有人应当在药物警戒体系主文件中描述药物警戒质量管理情况，包括质量目标、质量保证系统、质量控制指标、内审等。

持有人应当概述对药物警戒体系及活动情况的质量管理要求及质量保证系统运行情况，包括：

①概述药物警戒质量目标、质量体系文件、质量管理流程、质量控制指标等。

②概述适用于药物警戒体系主文件及其他文件的文件管理操作规程。

③概述培训计划制订的依据以及制订、审核、执行、效果评估等培训计划管理流程和要求。附录中应当提供已完成和计划开展的培训列表，包含培训时间、形式、内容、参加部门或人员等，已完成的培训还应包含培训效果评估方法和评估结果。

④概述内部审核制度，包含审核方案的制订和实施，审核结果的报告，纠正和预防措施的制定、跟踪和评估等。如在内部审核中发现重大问题，应在药物警戒体系主文件中对该问题的发现日期、简要情况、纠正和预防措施、预计解决日期进行描述。只有在纠正和预防措施全部落实并评估后，才能在主文件中删除相关内容。附录中应当提供已完成和计划开展的内部审核列表，包含内部审核日期、审核内容、审核结果、纠正和预防措施、纠正和预防措施落实情况及日期等。

（10）附录。

药物警戒体系主文件的附录应包括制度和操作规程文件、药品清单、委托协

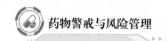
议、内审报告、主文件修订日志等。

附录1：主文件所覆盖的药品列表，包含产品名称、批准文号、已上市的国家或地区。

附录2：药品安全委员会组成人员列表。

附录3：持有人指定药物警戒负责人的证明材料，药物警戒负责人简历信息的证明材料，药物警戒负责人在国家药品不良反应监测系统中登记的证明材料。

附录4：药物警戒部门专职人员信息。

附录5：正在开展的上市后安全性研究或其他数据收集项目列表。

附录6：管理制度和操作规程文件列表。

附录7：药物警戒体系性能指标考核结果。

附录8：委托合同/协议或其他书面证明材料列表。

附录9：已完成和计划开展的培训列表。

附录10：已完成和计划开展的内部审核列表。

附录11：主文件修订日志。主文件修订日志用于记录药物警戒体系主文件所发生的变更，包含修订发起部门、修订内容、修订日期、修订前后版本号。

三、记录与数据

持有人应当规范记录药物警戒活动的过程和结果，妥善管理药物警戒活动产生的记录与数据。记录与数据应当真实、准确、完整，保证药物警戒活动可追溯。关键的药物警戒活动相关记录和数据应当进行确认与复核。

记录载体可采用纸质、电子或混合等一种或多种形式。采用计算机（化）系统生成记录或数据的，应当采取相应的管理措施与技术手段，确保生成的信息真实、准确、完整和可追溯。电子记录至少应当实现原有纸质记录的同等功能，满足活动管理要求。对于电子记录和纸质记录并存的情况，应当在相应的操作规程和管理制度中明确规定作为基准的形式。

从事记录与数据管理的人员应当接受必要的培训，掌握相应的管理要求与操作技能，遵守职业道德守则。通过合同约定由第三方产生的记录与数据，应当符合规定，并明确合同各方的管理责任。

记录应当及时填写，载体为纸质的，应当字迹清晰、易读、不易擦除；载体为电子的，应当设定录入权限，定期备份，不得随意更改。

电子记录系统应当具备记录的创建、审核、批准、版本控制，以及数据的采集与处理、记录的生成、复核、报告、存储及检索等功能。

对电子记录系统应当针对不同的药物警戒活动和操作人员设置不同的权限，保证原始数据的创建、更改和删除可追溯。

使用电子记录系统，应当建立业务操作规程，规定系统安装、设置、权限分配、用户管理、变更控制、数据备份、数据恢复、日常维护与定期回顾的要求。

在保存和处理药物警戒记录和数据的各个阶段应当采取特定的措施，确保记录和数据的安全性和保密性。

药物警戒记录和数据至少保存至药品注册证书注销后10年，并应当采取有效措施防止记录和数据在保存期间损毁、丢失。

委托开展药物警戒活动所产生的文件、记录和数据，应当符合要求。

持有人转让药品上市许可的，应当同时移交药物警戒的所有相关记录和数据，确保移交过程中记录和数据不被遗失。

第八节　药物警戒年度报告

持有人应当认真总结上市后药物警戒工作开展情况，包括药物警戒体系建设、个例药品不良反应收集和报告、监测数据定期分析评价、药品风险评估和控制、上市后研究等情况，真实、准确、规范撰写药物警戒年度报告（以下简称年度报告）。持有人应于每年3月31日前向省级药品不良反应监测机构提交上一年度的报告。

一、年度报告撰写总体要求

年度报告以结构化格式进行撰写，分为国产药品持有人年度报告和进口药品持有人年度报告，分别由国产药品持有人和进口药品（包括港、澳、台地区进口）持有人或其代理人按《药品上市许可持有人药物警戒年度报告撰写指南（试行）》要求进行撰写。原则上一个持有人撰写一份年度报告。

持有人信息、药品信息、药物警戒负责人和药物警戒专门机构应根据撰写年度报告时的"当前"信息填写，其他部分按上一自然年度（以下简称报告年度）情况填写。报告年度内信息如果发生变化，应填写年度末的信息。如有附件，应随年度报告一并提交。如果报告年度内持有人发生变更，应由当前持有人汇总报告年度全年的监测数据，并提交年度报告。双方应做好监测数据的交接工作。

如果持有人信息及其产品信息发生了变更，持有人/代理人应自变更之日起30日内对"药品上市许可持有人药品不良反应直接报告系统"中"用户注册"和"产品信息维护"模块的信息进行更新，并在年度报告中填写变更情况。药品说明书因任何原因对任何部分进行了变更，也应在取得批准证明文件或备案后

30 日内向直报系统提交更新的说明书。

二、药品信息撰写

1. 药品信息列表及产销情况

药品信息列表填写截至撰写年度报告时持有人所持有效药品批准证明文件的药品情况。药品信息列表应按药品首次注册日期由近及远的顺序排列，即最近时间批准的药品排在前面；如果同一通用名称下有不同规格产品且注册日期不同，则该药品排序以最近批准注册的日期为准。

药品通用名应准确、完整填写药品批准证明文件中的名称，不得使用简称。

同一药品通用名有不同批准文号，填写在不同行。

如果没有批准文号，填写注册证号。同一批准文号有多个包装规格均需填写，同一行可填写多个药品包装规格。

注册分类应按药品批准证明文件上的注册分类填写，没有明确注册分类填写"未分类"。

销量指报告年度内持有人或其经销商在境内销售的药品数量。没有销售填"未销售"。销量单位按制剂单位填写，如片、粒、支、袋等。销量如以万位计，保留至少三位有效数字，如 1 234 万片、12.3 万片。

药品信息列表及产销情况填写示例见表 3 - 8。

表 3 - 8　药品信息列表及产销情况填写示例

序号	药品通用名	批准文号	药品规格	包装规格	首次注册日期	注册分类	是否生产	销量及单位	是否出口
				药品信息列表*（填写当前信息）				报告年度内产销情况	
1		国药准字 H20173014	15mg	10 片/盒 20 片/盒	2018/01/01	1.1 类	是	160 万片	是
		国药准字 H20173015	30mg	10 片/盒	2018/01/01	1.1 类	否	未销售	否
			⋮						
⋮									

2. 药品信息变更情况

药品信息变更情况是指自上一次撰写年度报告至本次撰写年度报告期间，直报系统中持有人维护的药品信息（"产品信息维护"模块）实际发生变更的情况，无论持有人是否在直报系统中进行了更新。

一个通用名药品有多个项目变更，填写多行。

首次撰写年度报告应该填写自持有人在直报系统中注册至本次撰写年度报告期间，直报系统中持有人维护的药品信息发生变更的情况。

药品通用名如果发生变更，填写变更后的名称。

直报系统项目名称按直报系统中"产品信息维护"的项目名称填写。

如果药品是报告年度内新批准注册的，变更前内容应填写"无"，变更后内容应填写"所有"；如果是报告年度内注销药品注册证书的药品，变更前的内容应填写"所有"，变更后的内容应填写"无"。

简述变更原因以及其他需要说明的问题。

药品信息变更情况填写示例见表 3 - 9。

表 3 - 9 药品信息变更情况填写示例

药品通用名	直报系统项目名称	变更前内容	变更后内容	是否在系统中更新*	变更原因
左氧氟沙星片	包装规格	20 片/盒	10 片/盒	是	因安全性原因减小包装规格
	国家医保状态	否	是	否	进入国家医保
	⋮				
罗沙司他胶囊	所有	无	所有	是	获批上市
酮康唑片	所有	所有	无	是	注销批准证书
⋮					

三、药物警戒体系撰写

1. 药物警戒负责人

药物警戒负责人指持有人指定的具有一定领导职务，具备多年从事药物警戒工作经验，熟悉相关法律法规及政策，能够负责药物警戒体系的建立、运行和维护，确保药物警戒工作持续合规的人员，且该人员长期居住在中国境内。

药物警戒累计从业年限指在任何地点从事药物警戒工作的累计年限。

2. 药物警戒专门机构

药物警戒专门机构指持有人在境内设立的专门从事药物警戒工作的机构或部门。

机构设置中，独立设置一般是指该机构直接由公司负责人负责；非独立设置指机构设在质量部门、销售部门、医学部门等部门下，由这些部门的负责人兼职负责药物警戒工作。

3. 药物警戒管理制度

持有人在报告年度是否建立了与药物警戒工作相关的管理制度，包括：部门/岗位职责，人员培训，药品安全委员会工作制度，不良反应信息收集、处置和报告，药品群体不良事件/突发事件应急处理，药品重点监测，定期安全性更新报告撰写和报告，信号检测/定期分析评价，风险评估和控制，药品召回，对于药品监管机构提出问题回复，医学咨询和投诉处理，数据和档案管理，年度报告撰写和报告。

已有相关管理制度，不仅包括制定了制度文件，还包括对制度文件进行了落实，即制度已经实施。

4. 报告年度内接受监管部门检查情况

报告年度内监管部门按照《药品不良反应报告和监测管理办法》《药物警戒检查指导原则》进行的检查的情况包括：开展检查的监管部门级别、检查时间、检查类别、是否提交整改报告、报告年度整改落实情况。

如有多次检查，填写报告年度内最近一次检查的情况。

如果对持有人的检查延伸至委托机构，应填写被检查单位名称。

如有问题清单、整改报告，应随年度报告一并提交。

5. 委托工作及其他情况

委托工作情况指持有人委托其他单位开展药物警戒相关工作的情况，填写委托单位名称全称，简要填写委托内容，如"不良反应收集""不良反应报告提交""不良反应文献检索"等。

境内外个例 ADR 上报方式中，个例报告表指通过在线填写上市许可持有人药品不良反应/事件报告表方式上报；"E2B 传输"指按照 ICH E2B 格式传输上报；行列表是指按照《药品不良反应报告和监测管理办法》对境外报告的要求上报。

使用的不良反应术语集包括：MedDRA、WHO-ART 等。

6. 药物警戒体系自评

对现有的药物警戒体系能否保障警戒工作有效开展进行自评，并简述报告年度内药物警戒体系已经改善的方面，包括机构、人员、制度、设备或资源等。

四、个例药品不良反应报告

1. 境内信息自主收集途径

境内信息自主收集途径指持有人建立的自主收集境内药品不良反应信息的途径，包括：医疗机构、药品经营企业、电话和投诉、学术文献、互联网及相关途径、上市后研究和项目等。

境内信息自主收集途径不包括监管部门反馈信息包含的来源途径，例如持有人虽然收到监管部门反馈的医疗机构和经营企业的报告，但境内信息自主收集不包括这两个渠道，不能算建立了该途径。

2. 境内（外）报告

境内（外）报告部分应汇总持有人所持国产药品的不良反应报告情况。境内报告是指国产药品在中国境内发生的不良反应报告；境外报告是指国产药品在境外（包括港、澳、台地区）发生的不良反应报告。以行列表形式提交的境外报告也应汇总。

境内（外）报告表应按通用名填写，同一通用名药填写一行。报告年度无论是否生产或销售，只要表中某项报告不为零，均应填写该表，所有项目均为零的药品无须填写该表。报告数量按病例计，跟踪报告不另计数。某项没有报告不填写。

自主收集的报告数量指持有人从各种途径自主收集的个例报告数量的总和，不包括监管部门反馈的报告数量。

境内监管部门反馈的报告数量指持有人通过直报系统接收的监管部门反馈的所有不良反应报告数量。填写年度反馈的总报告数量，以及持有人对反馈报告进行处理后又提交至直报系统中的报告数量。报告年度反馈给持有人的报告无论何时向直报系统提交，皆应算在本报告年度的报告数量中。

境内报告情况见表 3 – 10，境外报告情况见表 3 – 11。

表 3 - 10　境内报告情况

序号	药品通用名	自主收集的报告数量（份）			境内监管部门反馈的报告数量（份）		
		总数	提交	未提交	总数	提交	未提交
1							
2							
⋮							
合计		A + B	A	B	C + D	C	D
备注：							

表 3 - 11　境外报告情况

序号	药品通用名	提交（份）	备注
1			
2			
⋮			
合计			

五、定期分析评价及更新报告

持有人应定期对药品不良反应监测数据、临床研究、文献等资料进行评价，并按规定要求做好定期安全性更新报告的撰写及上报工作。

1. 定期分析评价

定期分析评价是持有人发现药品风险的重要方式，持有人应根据药品上市时间、风险特征或监管部门要求，制订年度定期分析评价计划，并按计划开展工作。持有人应综合所有安全性数据包括全球数据进行分析评价。对于报告年度内已经开展了定期分析评价的药品（有分析报告支持），填写定期分析评价表。定期分析评价表按首次注册日期由近及远排序。定期安全性更新报告相关情况不在此表中汇总。

药品名称一般填写药品通用名称或活性成分名称，根据实际开展情况填写。

如果该药品有多个首次注册日期，填写最早批准的日期。

计划分析周期指持有人根据药品上市时间长短、药品风险特征或监管部门要求制定的分析评价周期。

实际分析次数指报告年度实际开展分析评价的次数。

重要风险包括持有人自主发现或境内外监管部门告之的，可参考 ICH E2C（R2）对重要已识别风险（Important Identified Risk）和重要的潜在风险（Important Potential Risk）的解释。发现的重要风险在下文"六、风险评估和控制"中进行描述。

定期分析评价填写示例见表 3-12。

表 3-12　定期分析评价填写示例

序号	药品名称	首次注册日期	计划分析周期	实际分析次数	是否发现重要风险	备注
1		2018/03/16	每二周	20	是	
2		2017/03/16	周月	12	是	
3		2016/03/16	每半年	6	否	
⋮						

2. 定期安全性更新报告（PSUR）

定期安全性更新报告汇总报告年度内应提交 PSUR 的所有药品，应提交但未提交的也应列入。

药品名称一般填写药品通用名称或活性成分名称，根据实际开展情况填写。

如果该药品有多个首次注册日期，填写最早批准的日期。

提交 PSUR 的日期指报告年度内向直报系统提交 PSUR 的日期。提交频率小于一年的，按实际情况填写多个提交日期，并在备注中说明原因。PSUR 被退回后再次提交，仅填写第一次提交的日期。

是否按时提交指 PSUR 是否按《药品不良反应报告和监测管理办法》要求的时限提交。按国际诞生日提交公司统一 PSUR 的，应在备注中说明，未延期提交，填写"是"。

重要风险包括持有人自主发现或境内外监管部门告之的，可参考 ICH E2C（R2）对重要已识别风险（Important Identified Risk）和重要的潜在风险（Important Potential Risk）的解释。发现的重要风险在下文"六、风险评估和控制"中进行描述。

定期安全性更新报告填写示例见表 3-13。

表 3 - 13   定期安全性更新报告填写示例

序号	药品名称	首次注册日期	提交 PSUR 日期	报告期覆盖范围	是否按时提交	是否发现重要风险	备注
1		2018/03/16	2019/04/16	2018/03/16—2019/03/15	是	是	
2		2015/03/16	未提交	不适用	否	否	未提交的原因
⋮							

六、风险评估和控制

填写报告年度新发现的重要风险以及既往重要风险的评估状态和控制情况的更新信息。

编号按四位年份（发现风险年份）＋四位顺序号填写，如 20180001。一个药品有多个风险，填写多个编号，一个编号占一行。某个药品的某个风险，其编号应始终保持不变。

药品名称填写与重要风险相关的药品名称。

风险简述可填写不良反应/事件名称。

填写报告年度结束时该风险的评估状态。其中：

①正在进行中指正在开展分析评估、正在累积监测数据、正在开展安全性研究、正在制定风险控制措施等。

②无须采取措施指已经完成评估，但评估结果认为无须采取或更新风险控制措施。

③已经采取措施指已经完成评估，并已经采取或更新了风险控制措施。

④后效评估中指正在对风险控制措施的执行效果进行评估，以确定是否需要更新风险管理措施。

⑤其他指评估状态的其他情况，请简要叙述。

评估状态选择"已经采取措施"时，填写风险控制措施和控制措施描述，指针对重要风险持有人在中国已经采取的风险控制措施进行简单描述，有附件请注明。其中：

①说明书变更指持有人因重要风险变更药品说明书的情况，且为已经批准或

备案的变更；描述变更内容，如果内容过长，以附件形式提交变更说明表，包括变更的项目、变更前后内容对比、变更的详细原因；如果尚未在直报系统中提交更新的说明书，应在年度报告中以附件形式提交更新的说明书。

②风险警示或沟通指持有人通过适当的形式将风险信息有效传递给医务人员和患者，以达到风险告知和指导临床合理用药的目的；描述风险警示和沟通的方式，风险沟通内容应作为附件提交。

③召回药品指持有人主动或按监管部门要求采取的药品召回措施；描述召回原因、召回范围、召回批号和数量等。

④暂停生产销售使用指持有人主动或按监管部门要求暂停药品生产、销售或使用的情况；描述原因、暂停时间和范围等。

⑤注销注册证书指持有人主动注销或被监管部门注销药品注册证书的情况，描述注销原因、时间等。

⑥其他包括实施以药品限制性使用、受控使用为目的的风险控制计划等。

控制措施描述应描述风险控制措施的主要内容，风险控制计划应作为附件提交。

信息公开情况指向社会公开风险控制措施的情况，描述公开的时间、方式和平台。

风险评估和控制填写示例见表 3 – 14。

表 3 – 14　风险评估和控制填写示例

编号	药品名称	风险简述	评估状态	风险控制措施	控制措施描述	信息公开情况
20180001		血糖异常	□正在进行中 □无须采取措施 □已经采取措施 □后效评估中 □其他_____	□说明书变更 □风险警示或沟通 □召回药品 □暂停生产销售使用 □注销注册证书 □其他_____		
20180002						
20190001						
⋮						

七、上市后安全性研究

年度报告中应汇总的上市后安全性研究包括持有人发起或赞助的，在全球任何地点开展的，以药品安全性为主要目的和终点的研究，如非临床研究、临床研究、流行病学研究、主动监测、对临床试验的荟萃分析等，但对文献不良反应的综述除外。

上市后安全性研究列表应填写报告年度启动的研究情况，并更新既往研究的状态及相关信息。

研究编号指公司为研究分配的编号，无编号的可以填写顺序号。

研究标题填写研究标题的中文全称。研究标题应包括主要研究药品的名称，或在备注中说明研究的药品。

研究动因应简述促使企业开展研究的原因，如按法规要求开展重点监测、注册批件要求、监管部门要求、自主开展、上市后承诺等。

启动指报告年度已经制订了研究方案并且开始实施（如开始入组病例）。启动时间具体到月份。

研究状态选择截至报告年度末研究所处的状态。因任何原因暂停或中止（研究未完成但不再继续）研究，在备注中简要说明原因；"完成"指报告年度内研究已经结束并完成了最终的研究报告。

研究地点，在境内开展的研究填写研究涉及的省份，涉及省份较多可填写省份数量；境外开展的研究填写开展的国家或地区。

研究状态选择"完成"的，概括重要的安全性研究结论，未完成不填写。

备注填写，研究状态选择"暂停或中止"的应在备注中说明原因，并填写需要说明的其他问题。

上市后安全性研究填写示例见表 3 – 15。

表 3 – 15　上市后安全性研究填写示例

研究编号	研究标题	研究动因	启动时间	研究状态	研究地点	研究结论	备注
		按法规要求开展重点监测	2020/03	■正在进行 □暂停或中止 □完成 □其他＿＿	江苏等16个省		
		自主开展	2019/10	□正在进行 □暂停或中止 ■完成 □其他＿＿	美国	肝衰竭风险与对照组比增加有统计学意义	
⋮							

八、药物警戒工作自评

持有人对报告年度境内开展的药物警戒工作进行自评，简要叙述报告年度在不良反应收集、报告、评价、控制等方面取得的主要进展和存在的主要问题，以及下一年度有何改进计划。

第九节　药品生产企业、药品经营企业和医疗机构药物警戒活动

药品生产企业、药品经营企业和医疗机构获知或者发现可能与用药有关的不良反应，应当通过国家药品不良反应监测信息网络报告；不具备在线报告条件的，应当通过纸质报表报所在地药品不良反应监测机构，由所在地药品不良反应监测机构代为在线报告。报告内容应当真实、完整、准确。医疗机构也可向持有人直接报告。

药品生产企业、药品经营企业和医疗机构应当主动收集药品不良反应，获知或者发现药品不良反应后应当详细记录、分析和处理，并报告。

药品生产企业、药品经营企业和医疗机构发现或者获知新的、严重的药品不良反应应当在 15 日内报告，其中死亡病例须立即报告；其他药品不良反应应当在 30 日内报告。有随访信息的，应当及时报告。

药品生产企业、药品经营企业和医疗机构获知或者发现药品群体不良事件后，应当立即通过电话或者传真等方式报所在地的县级药品监督管理部门、卫生部门和药品不良反应监测机构，必要时可以越级报告；对每一病例还应当通过国家药品不良反应监测信息网络报告。

药品生产企业、药品经营企业和医疗机构应当对收集到的药品不良反应报告和监测资料进行分析和评价，并采取有效措施减少和防止药品不良反应的重复发生。

药品生产企业、药品经营企业和医疗机构应当积极协助持有人对可能存在质量问题或者其他安全隐患的药品进行调查、评估，主动配合持有人履行召回义务，按照召回计划及时传达、反馈药品召回信息，控制和收回存在质量问题或者其他安全隐患的药品。

药品生产企业、药品经营企业和医疗机构发现其生产、销售或者使用的药品可能存在质量问题或者其他安全隐患的，应当及时通知持有人，必要时应当暂停生产、放行、销售、使用，并向所在地省级药品监督管理部门报告，通知和报告的信息应当真实。

第四章 案 例

第一节　药品不良反应案例

一、沙利度胺

（一）药品概况

沙利度胺（Thalidomide）为一种谷氨酸衍生物。

沙利度胺适应症：20 世纪 50 年代曾用于妊娠反应；中国现在主要用于控制瘤型麻风反应症。

沙利度胺不良反应：对胎儿有严重的致畸性，常见的不良反应有口鼻黏膜干燥、倦怠、嗜睡、眩晕、皮疹、便秘、恶心、腹痛、面部浮肿，可能会引起多发性神经炎、过敏反应等。

沙利度胺重大事件时间轴：

- 1954 年，沙利度胺首先在德国合成。
- 1956 年，沙利度胺在德国上市，被广泛应用于预防妊娠性呕吐。
- 1957 年，沙利度胺进入欧洲市场。
- 1960 年，美国梅里尔公司获得沙利度胺的经销权，向 FDA 提出上市销售的申请（但未被批准）。
- 1963 年，沙利度胺在全球正式撤市。
- 1998 年 7 月 16 日，FDA 批准沙利度胺作为治疗麻风结节性红斑的药物在美国上市。
- 2006 年 5 月，FDA 批准沙利度胺用于治疗多发性骨髓瘤。
- 2006 年，FDA 批准来那度胺上市，用于治疗多发性骨髓瘤。
- 2010 年，FDA 批准了赛尔基因公司沙利度胺的风险评估和缓解策略。
- 2013 年，FDA 批准泊马度胺上市，用于治疗多发性骨髓瘤。

（二）各国（地区）风险管理措施

1. 沙利度胺风靡欧洲、非洲、拉丁美洲和澳大利亚等国家和地区

1957 年，沙利度胺正式投放到欧洲市场，不到一年，沙利度胺风靡欧洲、非洲、拉丁美洲和澳大利亚等国家和地区，作为一种"没有任何副作用的抗妊娠反应药物"，成为"孕妇的理想选择"。

2. 沙利度胺在美国未获批准上市

沙利度胺在进入美国时，遇到了麻烦。美国一家小制药公司梅里尔公司获得

沙利度胺的经销权，在 1960 年向 FDA 提出上市销售的申请。但当时 FDA 的一些官员反对沙利度胺的上市，他们发现沙利度胺临床研究的结果不但不全，而且结果神乎其神，尤其是负责审批沙利度胺的弗朗西丝·凯尔西医生极力反对该药在美国上市，沙利度胺最终未被批准在美国上市。

3. 沙利度胺在全世界撤市

1961 年，澳大利亚医生 W. G. Mcbride 发现，原本十分罕见的海豹样肢体畸形在最近几年却频频出现，患儿的母亲都曾在怀孕期间服用过沙利度胺，他怀疑这种肢体畸形与沙利度胺有关，并将研究结果发表于权威医学杂志《柳叶刀》上。之后欧洲各国不断涌现母亲孕期服用沙利度胺出现新生儿海豹样肢体畸形的报道。随后的毒理实验表明，沙利度胺对灵长类动物有很强的致畸性。从 1961 年 11 月起，沙利度胺从联邦德国市场上召回，随后陆续在世界各国被强制撤市。

4. 美国通过新法要求药品上市前必须进行临床试验

1962 年 10 月，美国通过了《科夫沃—哈里斯修正案》（*Kefauver-Harris Amendment*）。该修正案首次以法律形式要求所有新药的上市申请都必须基于药物有效性证据，新药上市前准入必须做安全性、有效性评价，必须通过充分良好的临床试验验证。该修正案创建了现代新药审评程序，开启了现代药品监管方法，对美国乃至全球新药审评制度的发展影响深远。

5. 沙利度胺在美国以新适应症重新上市

1998 年 7 月 16 日，FDA 批准沙利度胺作为治疗麻风结节性红斑的药物在美国上市，美国成为第一个将沙利度胺重新上市的国家。沙利度胺在 FDA 批准的说明书厚达 22 页，说明书中载明了沙利度胺健康教育与处方安全计划（System for Thalidomide Education and Prescribing Safety，STEPS），通过该计划对沙利度胺的使用进行严格控制和监管，如只有在 STEPS 注册的机构才可销售沙利度胺；开展患者教育使其充分了解风险及注意事项；患者不可将药给其他人使用；成年女性患者在治疗前和治疗中都必须进行怀孕测试；成年的男性和女性用药期间及停药 4 周内必须采取有效的避孕措施、不能献血等。

6. 沙利度胺因多发性骨髓瘤的新适应症再次受到瞩目

2006 年 5 月，美国 FDA 批准沙利度胺用于治疗多发性骨髓瘤，沙利度胺再次受到医学界的瞩目。2006 年和 2013 年，FDA 又批准了来那度胺和泊马度胺上市，适应症均为多发性骨髓瘤。

7. 美国对沙利度胺实施风险评估和缓解策略

2010 年，FDA 批准了赛尔基因公司沙利度胺的风险评估和缓解策略，直至目前，沙利度胺在美国仍然需要在严格监管下使用。

（三）总结

沙利度胺事件波及全球 46 个国家，成为历史上最为重大的药害事件之一，这一事件推动了药物警戒的进一步发展。这场悲剧透露出当时药品监管的薄弱，同时也告诉我们药品上市前临床试验的重要性。它使人们认识到，新药上市前准入必须进行安全性、有效性评价，必须通过药物临床试验验证其安全性、有效性。

沙利度胺事件是药物警戒史上重要的里程碑。然而，在这场悲剧事件后，沙利度胺并没有走向终点，而是以一种新的方式重新回到市场发挥价值。从沙利度胺的生命历程可以看出，药品的获益与风险始终是并存的，患者用药获益最大化、风险最小化是我们共同的目标，伴随着科学的发展和认识的不断更新，有时获益—风险的评估结论会截然不同。昔日的"毒药"，在采取有效的风险控制措施的前提下，也可能回归药品身份继续使特定患者获益。

二、罗非昔布

（一）药品概况

罗非昔布（Rofecoxib）属于一种环氧化酶 COX-Ⅱ 抑制剂，能阻断炎症组织中前列腺素的合成和致炎作用。

罗非昔布适应症：曾适用于骨关节炎症状和体征的短期与长期治疗，缓解疼痛和治疗原发性痛经。

罗非昔布不良反应：可累及血液系统、心血管系统、消化系统、泌尿/生殖系统、呼吸系统和肌肉骨骼系统。

罗非昔布重大事件时间轴：

- 1995 年 5 月，美国 FDA 批准默克公司生产的罗非昔布（万络）上市。
- 2000 年 10 月，默克公司 VIGOR 试验提示万络具有心血管系统风险。
- 2001 年 1 月，万络在中国获批准上市。
- 2001 年 4 月，FDA 批准修订万络的说明书。
- 2002 年 7 月，欧盟对 COX-Ⅱ 抑制剂多次全面审查，认为其获益大于风险。
- 2004 年 9 月 30 日，默克公司宣布在全球范围内召回万络。
- 2004 年 11 月 4 日，FDA 针对上市后药物安全问题，对 COX-Ⅱ 抑制剂提出 5 项改进措施。
- 2005 年 2 月 10 日，澳大利亚要求 COX-Ⅱ 抑制剂说明书中增加黑框警告。
- 2005 年 2 月 14—17 日，欧盟公布关于 COX-Ⅱ 抑制剂的管理措施。

- 2005 年 2 月 22 日，新西兰卫生部警告 COX-Ⅱ抑制剂的心血管风险。
- 2008 年 7 月 7 日，中国修订非甾体类抗炎药处方药说明书。

（二）各国（地区）风险管理措施

1. 美国

（1）默克公司 VIGOR 试验提示万络具有心血管系统风险。

2000 年，默克公司进行的 VIGOR 试验，共纳入 8 000 多例类风湿性关节炎患者，目的是比较罗非昔布与萘普生的胃肠道不良反应发生率。试验结果指出，虽然罗非昔布可以减少胃肠道不良反应发生率，但其导致心血管风险明显增高。这一试验直接证实了罗非昔布可增加心血管不良事件的风险。

（2）FDA 批准修订万络的说明书。

2001 年 2 月，美国 FDA 的风湿病咨询委员会对 VIGOR 试验研究进行了讨论，并于同年 4 月对万络的说明书进行了修订，补充了有关心血管不良事件风险的新信息。但对 VIGOR 研究显示的心血管不良事件风险增加并未引起足够的关注。此外，VIGOR 试验排除同时服用低剂量阿司匹林的患者，因此不能证明万络对这些患者是安全的，同时也不能证明万络引起胃肠穿孔、溃疡、出血的风险低于其他非甾体类抗炎药（NSAIDs）。

（3）默克公司在全球范围内紧急召回万络。

2004 年 9 月 23 日，FDA 发布最新研究结果证实了默克公司 VIGOR 试验关于罗非昔布可增加心血管不良事件风险的研究结果。2004 年 9 月 30 日，默克公司宣布在全球范围内主动召回万络，并称召回的决定是公司自愿性行动，这一措施得到了 FDA 的肯定。随后，许多患者将默克公司告上法庭，要求赔偿，默克公司不得不在 2007 年同意以 48.5 亿美元达成和解。

（4）FDA 针对上市后药物安全问题提出改进措施。

2004 年 11 月，在罗非昔布撤市后一个多月，FDA 宣布加强药品安全监查工作的 5 项措施：①委托医学科学院主持进行一项美国药物安全（监查）体系效力的调研。②建立内部专业意见分歧处理规程。③任命 FDA 药物安全司主任。④加强药物安全或风险处理的咨询工作——召开各方人员的研讨会和咨询委员会，讨论有关复杂事宜的处理，主要的议题包括：有关安全疑问是否改变了药物的利弊关系，是否要求持有人进行深入的特别研究，哪种（研究）是解答有关疑问的最佳方式，试验结果是个药作用还是类药作用，是否进行说明书的修改，采用哪种修改说明书的方式，如何引导药物的应用。⑤颁布风险处理指南，包括：上市前指南——上市前药物的风险评价，RiskMAP 指南——最小风险操作规划的开发和应用，药物警戒指南——上市后风险评价、药物警戒规范和药物流行病学评价。

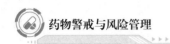

（5）美国多数专家支持万络继续在美国市场销售。

FDA 在 2005 年 2 月 16—18 日召开了由专家顾问委员会和公众参加的听证会，全面评估 COX-Ⅱ抑制剂及相关消炎止痛药的风险（包括心血管和胃肠道安全性）和获益。会议于 18 日认定，3 种在美国上市的 COX-Ⅱ抑制剂西乐葆（塞来昔布）、万络（罗非昔布）和 Bextra（伐地昔布）都有增加心血管不良事件的风险。多数专家认为 COX-Ⅱ抑制剂的获益大于风险，并分别以 31∶1、17∶15、17∶13（2 票弃权）的投票结果，支持这 3 种药继续在美国市场销售。但是，万络并没有重返市场。

2. 欧盟

（1）欧盟多次对 COX-Ⅱ抑制剂全面检查。

2002 年 7 月开始，欧洲药品管理局（EMA）多次对 COX-Ⅱ抑制剂胃肠道、心血管的安全性以及严重过敏反应和严重皮肤反应（包括 Steven-Johnson 综合征、中毒性表皮坏死、多行红斑等）进行审查。根据当时的数据，EMA 的科学委员会认为，对于目标患者而言，COX-Ⅱ抑制剂的整体获益超过风险。

（2）欧盟公布关于 COX-Ⅱ抑制剂的管理措施。

EMA 于 2005 年 2 月 14—17 日召开了人用药品委员会（CHMP）会议，公布了关于 COX-Ⅱ抑制剂的若干管理措施。CHMP 认为，现有资料显示 COX-Ⅱ抑制剂有增加心血管不良事件的风险，且此风险与药品使用的剂量、疗程以及患者是否患有心血管疾病有关。EMA 采取的安全措施如下：①缺血性心脏病或卒中患者禁忌使用所有 COX-Ⅱ；②血压没有得到控制的高血压患者禁忌使用依托昔布；③有心脏病危险因素（例如高血压、高血脂、糖尿病和吸烟者）和外周动脉疾病的患者慎重使用 COX-Ⅱ；④鉴于使用 COX-Ⅱ与心血管病发病风险增高有关，建议医师使用最低有效剂量，疗程尽可能缩短。

3. 澳大利亚

澳大利亚治疗产品管理局（TGA）为回应万络撤市事件，对生产厂家提供的所有注册 COX-Ⅱ抑制剂的新资料进行了紧急评估，并将结果及限用这类药物的措施提交澳大利亚药品评审委员会（ADEC）评审。虽然罗非昔布并未在澳大利亚上市，但 TGA 根据此次事件要求 COX-Ⅱ抑制剂的生产厂家在产品说明书中增加醒目的黑框警告，提醒该类产品有增加心血管不良事件的风险。

4. 新西兰

虽然新西兰上市的 5 种 COX-Ⅱ抑制剂中不包含罗非昔布，并且新西兰药品和医疗器械安全管理局（Medsafe）对这 5 种药的心血管事件风险未进行量化评估，但初步结论为：在某些程度上，对有些患者来说，所有 COX-Ⅱ抑制剂都可能增加心脏病发作和中风的风险。目前还没有足够的证据量化 COX-Ⅱ抑制剂的风险与剂量及使用期限的确切关系。但在可获得证据的基础上，Medsafe 认为，对一般人而言，COX-Ⅱ抑制剂引起心脏病发作和中风的风险超出了其获益，因此，不建议使用 COX-Ⅱ抑制剂。

5. 中国

（1）默克公司自愿召回罗非昔布。

2001 年 1 月，罗非昔布获批准在中国上市。2004 年 9 月 30 日，美国默克公司宣布在全球范围内召回万络（罗非昔布）。随后，默克公司在中国启动万络的召回工作。

（2）修订非甾体类抗炎药处方药说明书。

2008 年 7 月 7 日，国家药品监督管理局发布关于修订非甾体类抗炎药处方药说明书的通知。修订内容的"注意事项"要求注明：针对多种 COX-Ⅱ选择性或非选择性非甾体类抗炎药持续时间达 3 年的临床试验显示，本品可能引起严重心血管血栓性不良事件、心肌梗塞和中风的风险增加，其风险可能是致命的。所有的非甾体类抗炎药，包括 COX-Ⅱ选择性或非选择性药物，可能有相似的风险。有心血管疾病或心血管疾病危险因素的患者，其风险更大。即使既往没有心血管症状，医生和患者也应对此类事件的发生保持警惕。应告知患者严重心血管安全性的症状和/或体征以及如果发生应采取的步骤。患者应该警惕诸如胸痛、气短、无力、言语含糊等症状和体征，而且当有任何上述症状或体征发生后应该马上寻求医生帮助。

（三）总结

万络的撤市让我们知道，药品上市后的安全性评价和风险管理，不仅是监管部门的责任，也是持有人的责任。

自专家学者对万络的安全性提出疑问开始，各国药品监管部门从暂不采取措施、限制使用或修改说明书到最终药品撤市，均体现出监管部门对各种来源的药品安全信息的高度重视，对专家评价意见的充分尊重，同时也给予持有人充分的申述机会。在有充分证据的基础上提出相应的风险管理措施，既有利于持有人接受并主动积极采取措施，更有助于充分保护患者的利益。

但无论采取何种措施，都应将详细信息及时告知有关人士及公众。全部的决策过程及措施的执行都应透明、公开，使各方充分了解问题的实质和管理措施实施的进展程度，这样才真正有利于保护公众健康。默克公司从质疑研究结果到做出撤市决定，均做到了透明公开，尤其在做出撤市决定后，更是通过立体宣传，向公众展示了从全球撤市的措施在有条不紊地进行，这一措施充分体现了持有人在风险管理上的主动性。美国 FDA 通过听证会的形式，让公众了解决策的全过程，体现了监管部门在药品风险管理上的客观、公正和负责的态度。

三、西布曲明

（一）药品概况

西布曲明（Sibutramine）属于一种 5 – 羟色胺和去甲肾上腺素再摄取抑制剂，具有抑制食欲和增强代谢的双重作用。

西布曲明适应症：曾用于饮食控制和运动不能减轻和控制体重的肥胖症治疗。

西布曲明不良反应：口干、厌食、失眠、便秘、发热、心律增快、血压升高、呼吸困难、腹泻、胃肠炎等。

西布曲明重大事件时间轴：

- 1997 年 11 月 22 日，西布曲明在美国获批准上市。
- 1999 年，西布曲明在欧盟获批准上市。
- 2000 年，西布曲明在中国获批准上市。
- 2005 年 11 月，加拿大警示消费者不要使用含西布曲明的减肥产品。
- 2010 年 1 月 21 日，欧盟建议暂停西布曲明上市许可。
- 2010 年 10 月 8 日，美国、加拿大药品管理当局将西布曲明撤市。
- 2010 年 10 月 30 日，西布曲明在中国撤市。

（二）各国（地区）风险管理措施

1. 美国

（1）美国 FDA 修改西布曲明标签及发布致医务人员的函。

2002 年 3 月，美国公民向 FDA 提交了一份要求将西布曲明撤市的请愿书；2005 年，FDA 对公民请愿进行了回应。FDA 认为心肌梗死、中风、心力衰竭和心律失常在肥胖患者中是很常见的，依靠 FDA 的不良反应报告数据来判定西布曲明增加了患者心血管疾病的风险有一定局限性，最终 FDA 拒绝了该请愿。但同时 FDA 也对该药品的标签进行了修改，发布了致医务人员的函，并表示会继续对西布曲明的试验数据进行审查，随时沟通风险信息。

（2）西布曲明持有人提交该药品的风险评估与缓解策略。

2010 年 8 月，雅培公司按照要求向 FDA 提交了一份西布曲明的风险评估与缓解策略（REMS），包括发放致医务人员的函、对患者进行监测的工具以及对西布曲明的使用进行限制，主要的降低措施包括特定患者筛选、患者监测、对使用西布曲明 2 ~ 3 个月却没有获得效果的患者停止用药。

（3）美国 FDA 根据 SCOUT 数据认为西布曲明风险大于获益。

2003 年 1 月到 2009 年 3 月，欧盟、澳大利亚等地开展了一项西布曲明心血管获益—风险研究（SCOUT）。该试验显示西布曲明组相对安慰剂组的主要心血管事件（包括非致死性心梗，非致死性卒中，可复苏的心脏骤停，心血管死亡）风险增加16%。在试验结束时（60个月），西布曲明组患者仅比安慰剂组降低较少体重。FDA据此得出结论：受试人群使用西布曲明，其心血管不良事件风险超过其体重减少的获益。

（4）西布曲明在美国撤市。

2010年10月8日，FDA建议不要继续处方和使用西布曲明，因为可能对患者造成不必要的心血管疾病风险。FDA要求雅培公司从美国撤市该产品，雅培公司同意停止西布曲明在美国的销售。

2. 欧盟

（1）欧盟要求西布曲明持有人进行西布曲明安全性研究。

2002年FDA审查了西布曲明的安全性，尤其是心血管方面的风险。于是欧盟人用药品委员会（CHMP）要求西布曲明的持有人对有心血管危险因素的患者进行用药研究（SCOUT研究），特别关注药物的安全性。此外，CHPM还要求持有人每六个月提供一次有关研究进展的最新信息。

（2）西布曲明在欧盟撤市。

2010年1月21日，CHMP称西布曲明可能增加服用者患心脏病及中风概率，经评估后决定暂停所有含西布曲明成分的减肥药在欧盟地区销售使用。

3. 加拿大

（1）加拿大警告西布曲明不良反应。

2005年11月，加拿大卫生部发出警告，要求加拿大消费者不要使用含西布曲明的减肥产品。加拿大卫生部称，西布曲明作为一种减肥的处方药，只能在医务人员的指导下服用。若使用不当，会导致严重的健康危害，包括眼痛、眼出血、心跳过速、血压升高等。心脏和循环系统有问题的人应禁服西布曲明。此外，西布曲明也不能与抗抑郁药或其他会影响大脑血清素水平的药品同时服用。

（2）西布曲明在加拿大撤市。

2010年10月8日，加拿大基于SCOUT研究结果，将西布曲明撤市。

4. 中国

2010年10月30日，中国决定停止西布曲明制剂和原料药在国内的生产、销售和使用，撤销其批准证明文件。

（三）总结

从西布曲明撤市可以看出，FDA对西布曲明的风险管理措施较为完善。首先，通过公民请愿识别西布曲明的风险信号，FDA对风险信号进行分析后立即采取了相应的风险干预措施，如发布致医务人员的函、修改药品标签等，尽可能降低药品安全风险。其次，FDA 对西布曲明已有的临床试验数据进行了审查，对西布曲明进行了获益—风险评估，要求在药品标签上增加禁忌证以及要求持有人提交 REMS 等。最后，在确定了西布曲明增加心血管事件风险的事实后，立即作出决定将西布曲明撤市，并对医师和患者提出了系列风险干预措施，以最小化药品的风险。

从对西布曲明撤市的理由来看，加拿大、美国和欧盟的每个风险管理措施都是基于实证的结果，即都是基于 SCOUT 研究的最终审查结果得出西布曲明的风险大于获益的结论，才决定将西布曲明撤市。

只有对药品开展科学的风险管理，才能有效地降低药品安全风险，实现药品风险最小化。药品风险管理应重视循证方法的应用，确保每个风险管理措施都是科学、合理、基于实证的。监管部门应不断提高药品上市后安全监测和评价能力，确保公众用药安全。

四、苯丙醇胺

（一）药品概况

复方盐酸苯丙醇胺缓释胶囊（康泰克）：可用于感冒，不良反应有脑中风、高血压。盐酸苯丙醇胺（Phenylpropanolamine，PPA），是 1900 年人工合成的拟交感神经胺类药物，作用与去甲肾上腺素、麻黄碱十分相似，可直接激动人体外周血管的 α-肾上腺素能受体而收缩血管，升高血压。合成的初衷是寻找新的升压药，但 PPA 的升压作用不及去甲肾上腺素等而改作鼻减充血剂，用于缓解感冒时的鼻塞、流涕等症状。

苯丙醇胺重大事件时间轴：

- 1961 年，美国史克公司将复方盐酸苯丙醇胺缓释胶囊投入市场。
- 1989 年，康泰克在中国上市。
- 20 世纪 90 年代中期，美国一项研究认为服用含有 PPA 成分药品的患者容易发生脑中风。
- 1999 年 7 月，中国公布的第一批非处方药目录中，将 PPA 定为限复方活性成分。
- 2000 年 11 月 6 日，美国 FDA 向公众呼吁："立即停止服用含有 PPA 的药物。"
- 2000 年 11 月 7 日，日本媒体提醒公众谨慎选用含有 PPA 成分的药品。
- 2000 年 11 月 9 日，墨西哥宣布禁售与 PPA 有关的药品。
- 2000 年 11 月 10 日，英国卫生部要求紧急调查含有 PPA 的药品。

● 2000 年 11 月 10 日，新加坡卫生部要求暂停销售和收回所有含有 PPA 的药品。

● 2000 年 11 月 11 日，马来西亚卫生部要求暂停销售并收回市场上含有 PPA 成分的感冒药。

● 2000 年 11 月 15 日，中国发布关于暂停使用和销售含 PPA 的药品制剂的通告。

（二）各国（地区）风险管理措施

1. 美国

（1）美国一项研究认为服用含 PPA 药物的患者容易发生脑中风。

20 世纪 90 年代中期，美国耶鲁大学医学院拉尔夫·霍尔维兹博士及其同事进行了一项出血性中风研究计划（HSP），对 1979—1993 年间 2 000 例年龄 18 ～ 49 岁的成年人（其中包括 702 例因蛛网膜下腔出血或脑溢血而住院治疗的女性患者）进行了长达 5 年的跟踪研究，撰写的论文报道："有病例显示，服用含有 PPA 药物的患者容易发生脑中风。"论文指出：近 4% 的脑溢血患者在中风前曾服用过含 PPA 的药物，服用含 PPA 药品的患者比不服用 PPA 的患者患脑中风的机会高出 50%，而服用含 PPA 成分的感冒、咳嗽类药物的患者比服用其他药物的患者患脑中风的机会高出 23%；18 例使用含 PPA 药物控制体重的年轻健康女性，不久发生出血性中风；服用含有 PPA 的控制食欲类药物（即某些减肥药）的妇女，患脑中风的机会增加 16 倍，特别是年轻的女性，这种中风的特点是脑内出血；虽然目前尚不清楚 PPA 导致脑溢血发生的机制，但有一点是可以肯定的，PPA 对毛细血管收缩作用会直接导致血压的升高。

（2）美国 NDAC 建议将含 PPA 药物列为"非安全类药物"。

2000 年 10 月 19 日，美国非处方药咨询委员会（NDAC）肯定了 PPA 和出血性中风之间确有关联，并建议一般不考虑 PPA 作为安全的非处方药（OTC），即列为"非安全类药物"。

（3）美国 FDA 要求停止销售含 PPA 的药物。

2000 年 11 月 16 日，美国 FDA 在接受了 HSP 研究报告后认为，尽管该研究的对象仅局限于女性，但对于男性而言这种风险也同样存在。因此，FDA 要求立即停止出售含有 PPA 的任何药品，并且应该寻找一种更安全的物质来替代这种成分，但要正式付诸法律行为还需几个月。FDA 向公众呼吁："立即停止服用含有 PPA 的药物。"还建议在购买非处方药感冒药时，要认清药物成分中是否含有 PPA 成分（包括它的商品名、专利号和药物名）。

2. 日本

2000 年 11 月 7 日，日本媒体向社会公布含有 PPA 成分药品的名称，以提醒

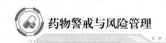

公众在选择药品时注意安全。

3. 墨西哥

2000 年 11 月 9 日，墨西哥卫生部作出暂时禁止进口感冒药品的决定，呼吁全国所有企业立即停止生产含有 PPA 成分的感冒药，并主动从药品市场撤回这些药品。

4. 英国

2000 年 11 月 10 日，英国卫生部发表的一项声明说，由于一些感冒药中含有 PPA，这些药物可能与每年数以百计的中风案例有关联。为此，英国卫生部下达在全英境内紧急调查这种在大多数感冒药中都含有的 PPA，并责成药品监管机构对使用 PPA 的安全性进行研究。不过，英国并未仿效美国的做法，对此种药品未发出禁令。

5. 新加坡

2000 年 11 月 10 日，新加坡卫生部宣布，PPA 是一种可以使血管收缩和刺激神经系统兴奋的药，一些感冒药和减肥药中含有这种成分，服用后可能会使人中风。要求停止批发并收回所有含 PPA 成分的药品，并要求医生不再给患者开含 PPA 成分的药品，手中含有 PPA 成分药品的患者要立即停止服用并将药品退给药房或医生。

6. 马来西亚

2000 年 11 月 11 日，马来西亚卫生部宣布，从当天起马来西亚暂停销售并收回市场上含有 PPA 成分的 47 种感冒药。

7. 中国

（1）我国将 PPA 定为限复方活性成分。

我国 1999 年 7 月公布的第一批非处方药目录中，将 PPA 定为限复方活性成分，即不能单独使用，仅能作为一种活性成分用于复方制剂中，同时在"国家非处方药专论"中对 PPA 的剂量也作了明确规定：成人一次不超过 25mg，一日 3 次（普通片），或缓释制剂每次不超过 50mg，一日 2 次，即每日最大剂量为 100mg。在 PPA 使用注意事项中，强调患有心脏病、高血压、甲状腺病、前列腺增生以及对本品过敏者禁用。在介绍 PPA 的不良反应时，也详述了神经系统与心血管系统的表现，如血压增高、心悸、心律失常、高血压脑病等。

（2）发布关于暂停使用和销售含 PPA 的药品制剂的通告。

国家药品不良反应监测中心的统计资料及有关资料显示，服用含 PPA 成分的药品制剂后易出现严重不良反应，如过敏、心律失常、高血压、急性肾衰、失眠等症状，这表明这类药品制剂存在不安全问题。2000 年 11 月 15 日，国家药品监督管理局发出紧急通知，要求立即暂停使用和销售所有含 PPA 的药品制剂；

同时暂停国内含 PPA 成分的新药、仿制药及进口药的审批工作；要求各省、自治区、直辖市药品监督管理局加强监督检查。

（三）总结

PPA 是一个具有较长历史的药物成分，在我国的应用始于 20 世纪 90 年代初。2000 年 PPA 撤市前，其主要用作抗感冒的主要成分，约有 20 个含有 PPA 的复方制剂品种在临床应用，包括片剂和缓释制剂。

作为当时感冒药龙头康泰克的生产企业中美史克天津制药有限公司，康泰克是其支柱产品，年销售额 6 亿~7 亿元人民币。中美史克暂停康泰克的生产销售后，立即投入大量资金研发新药，"新康泰克"在康泰克退出市场 292 天后，重出江湖，2011 年获批上市。"新康泰克"——复方盐酸伪麻黄碱缓释胶囊，当时属于非处方药。"新康泰克"很快重拾感冒药市场份额，成功替代了康泰克，成为药品危机营销的成功典范。但由于"新康泰克"每粒含有盐酸伪麻黄碱 90mg，后来成为制贩毒分子重要的制毒原料，大量流入非法渠道，带来滥用风险和社会危害。2013 年 12 月 6 日，国家药品监督管理局发文，要求对复方盐酸伪麻黄碱缓释胶囊在内的 6 类含麻黄碱超过 30mg 的药品进行说明书修订，并转为处方药管理。中美史克顺应政策监管推出了"新康泰克"（红色装）——美扑伪麻片，降低了盐酸伪麻黄碱的含量，由原来的 90mg 降为 30mg，继续霸占 OTC（甲类）感冒药市场。2021 年，中美史克又推出不含伪麻黄碱成分的"新康泰克"（绿色装）——氨酚咖那敏片。

保证药品安全是持有人义不容辞的责任，持有人应在新药研发和技术革新方面不断投入，努力寻找更加安全有效的药品，从容应对药品的淘汰和退市风险，更好地保障公众的用药安全。

五、马兜铃酸

（一）药品概况

马兜铃酸（Aristolochic Acids，AAs）为一种硝基菲类有机酸类化合物，具有很强的肾毒性。这类有机化合物天然存在于诸如马兜铃属（Aristolochia）及细辛属（Asarum）等马兜铃科植物中。目前研究发现，马兜铃科植物在世界有 2 000 余种，中国有 40 多种，其中马兜铃科的中药材主要包括关木通、广防己、马兜铃、细辛、青木香、天仙藤、寻骨风、朱砂莲等。

龙胆泻肝丸适应症：清肝胆，利湿热。用于肝胆湿热，头晕目赤，耳鸣耳聋，耳部疼痛，胁痛口苦，尿赤，湿热带下。

马兜铃酸重大事件时间轴：

- 1964 年，中国文献报道了两例因服用关木通导致急性肾衰竭的病例。
- 1993 年，比利时研究学者提出"中草药肾病"概念。
- 1996 年，法国禁止销售含有马兜铃酸的中药。
- 1999 年 7 月，英国建议禁止使用含有马兜铃酸的中药。
- 2000 年，美国 FDA 停止进口和销售已知或怀疑含有马兜铃酸的中药。
- 2000 年 11 月，WHO 在通讯期刊中发出针对含有马兜铃酸中药的警告。
- 2002 年，美国 FDA 再次下令禁止使用一切含有马兜铃酸的中药。
- 2003 年 2 月 28 日，中国发布关于加强对龙胆泻肝丸监督管理的通知。
- 2003 年 4 月 1 日，中国发布关于取消关木通药用标准的通知。
- 2004 年 4 月 24 日，香港卫生署宣布停止进口及销售含有马兜铃酸的中药材及其制剂。
- 2004 年 8 月 5 日，中国发布关于加强对含有马兜铃酸药材及其制剂监督管理的通知。
- 2012 年，国际癌症研究机构将马兜铃酸类物质变更为 I 类致癌物质。

（二）各国（地区）风险管理措施

1. 比利时

（1）大量女性服用中草药后导致肾损伤。

20 世纪 80 年代末 90 年代初，香港出口到比利时的中药丸剂"苗条丸"（Slimming Pills，含马兜铃酸），曾引起 100 多名中青年女性发生尿毒症。比利时学者对此减肥药展开持续关注和研究，发现该药中含有大量马兜铃酸的物质"广防己"，初步推测是广防己对肾脏产生了损伤。

（2）比利时学者提出"中草药肾病"概念。

1993 年，比利时学者 Vanherwegherm 首先发现 2 名妇女不明原因地进入终末期肾衰，追溯病史，她们均在同一减肥诊所接受中草药减肥治疗。随后经过流行病学调查又发现许多类似病例，肾活检证实这些患者的肾脏病变为弥漫性间质纤维化，而肾小球病变轻微。这些患者都有长期服用中草药历史，因而认为这些病例的肾间质纤维化与中草药有关。Vanherwegherm 将这类特殊的肾病命名为中草药肾病（Chinese Herb Nephropathy，CHN）。

2. 法国

1994 年，法国也发现两例与服用中药有关的"终末肾衰竭"案例，于是就此进行了一项全国性流行病学调查。结果这项调查显示，1989—1994 年，在法国有标注为汉防己但其实是广防己的中药出售；1996 年，法国 NICE 地区又发现两例终末肾衰竭新病例，药物不良反应监测中心考虑到其中 1 例可能与广防己有关，暂无法确定马兜铃科中药是否就是致肾病的元凶。随后，法国政府开始全面禁售一切涉嫌含有马兜铃酸的中药。

3. 日本

1997 年，日本一家委托中国生产中成药的企业因患者肾损伤而引发国际纠纷，结果发现该药中有含有马兜铃酸成分的关木通。一份《关木通及肾脏毒性研究》的实验报告证实关木通确实可致肾脏损害，由关木通组成的复方也可损害肾脏并且关木通的剂量与肾的损害没有直接关系，报告中强调："长时间小剂量"也可对肾造成损害。

4. 英国

1999 年，英国药物安全委员会（CSM）建议立即禁止使用含有马兜铃酸的中草药，同时英国医药管理局（MCA）也提交了一项关于禁止可能含有马兜铃酸的中草药在英国进口、销售和供应的禁令并进行表决，其结果是自 1999 年 7 月至 10 月对马兜铃酸在全英范围内进行暂时性禁用。不久后，MCA 就对含马兜铃酸的中草药产品实行无限期禁用。

5. 美国

2000 年，美国 FDA 命令停止进口和销售已知含有和怀疑含有马兜铃酸的原料和成品，多达 70 余种中药材被列入名单。

2002 年，美国 FDA 再次下令禁止使用一切含有马兜铃酸成分的中药。

6. 中国

（1）中国多次报道关木通致肾损伤病例。

1964 年，中国出现了两例急性肾衰竭病例。医学专家吴寒松发现这两个患者都服用过中药关木通（含马兜铃酸），认为不是偶然，于是在《江苏中医》上发表论文《木通所致急性肾功能衰竭二例报告》。然而，此次发现并未在中国医学界引起重视，仅被视为个例。

1999 年，中国肾脏学专家黎磊石院士注意到了马兜铃酸的肾毒性，他所在的南京军区总医院报道了 3 例服用关木通（含马兜铃酸）导致肾脏损害的病例。然而由于中药在中国的应用很广，且缺乏有效的中药不良反应监测系统，当时马兜铃酸肾病的发病情况不详，这些报告也未引起重视。

2004 年，国家药品监督管理局药品评价中心的郭晓昕发表了一篇名为《含马兜铃酸中药的安全性探讨》的文章。通过搜集历年各国所报道的与马兜铃酸有关的不良反应，累计发现 361 例，其中 197 例发生在中国，并且出现 5 例死亡病例。研究结果证实了含马兜铃酸中药具有肾毒性和致癌性，且马兜铃酸的肾毒性与剂量和用药时间长短呈相关性。

（2）国家药品监督管理局加强对龙胆泻肝丸监督管理。

2003 年 2 月 28 日，国家药品监督管理局印发了《关于加强对龙胆泻肝丸监督管理的通知》，决定自 2003 年 3 月 1 日起对含关木通的龙胆泻肝丸严格按处方药管理，在零售药店购买必须凭医师处方。

（3）国家药品监督管理局取消关木通药用标准。

2003 年 4 月 1 日，国家药品监督管理局印发了《关于取消关木通药用标准的通知》，决定取消关木通（马兜铃科）的药用标准，要求凡生产龙胆泻肝丸（含浓缩丸、水丸）、龙胆泻肝胶囊（含软胶囊）、龙胆泻肝颗粒、龙胆泻肝片的企业务必于 2003 年 4 月 30 日前将处方中的关木通替换为《中国药典》收载的木通（木通科，不含马兜铃酸），其他国家标准处方中含有关木通的中成药品种务必于 2003 年 6 月 30 日前替换完毕。

（4）药品不良反应信息通报警惕含马兜铃酸中药的安全性问题。

通报表示，近年国内外研究证实马兜铃酸具有肾毒性，含马兜铃酸中药材的肾毒作用与其马兜铃酸含量和用药时间长短有一定关系。此外，还有马兜铃酸致癌的报道，主要诱发泌尿系统上皮癌。

1988 年至 2004 年 3 月，国家药品不良反应监测中心病例报告数据库中有关马兜铃、青木香、广防己、朱砂莲引起肾损害的不良反应病例报告共 31 例。

（5）香港卫生署宣布停止进口及销售含有马兜铃酸的中药材及其制剂。

2004 年 4 月 24 日，香港卫生署发言人表示，根据调查患者服用含有马兜铃酸的中药材后出现不良反应的结果显示，香港中药市场上含马兜铃酸的中药材品种确实存在一些不明朗因素，以致错用或误用含有马兜铃酸的中药材，例如，误将含有马兜铃酸的"寻骨风"代替了"白英"，或将含有马兜铃酸的"广防己"代替了"防己"。为保障市民健康及用药安全，香港中医药管理委员会中药组经讨论后决定从 2004 年 6 月 1 日起，停止进口及销售含有马兜铃酸的中药材及其制剂。

（6）国家药品监督管理局发布关于加强对含马兜铃酸药材及其制剂监督管理的通知。

2004 年 8 月 5 日，国家药品监督管理局印发了《关于加强广防己等 6 种药材及其制剂监督管理的通知》，决定加强对含马兜铃酸药材及其制剂的监督管理，取消广防己和青木香的药用标准，凡含马兜铃、寻骨风、天仙藤和朱砂莲的中药制剂严格按处方药管理。

（7）国家药品监督管理局公布含马兜铃属药材的中成药和含马兜铃酸的马兜铃科药材。

2017 年 10 月 30 日，国家药品监督管理局官方网站公布了《含马兜铃属药材的已上市中成药品种名单》《可能含有马兜铃酸的马兜铃科药材名单》，其中含马兜铃属药材的中成药口服制剂有 47 种，可能含马兜铃酸的马兜铃科药材有24 种。

（三）总结

是药三分毒，中药也不例外，中药的毒性反应主要包括急性毒性反应和慢性毒性反应。中药急性毒性反应主要是剂量过大或误用等引起的中毒，累及系统包括心血管系统、呼吸系统、神经系统、消化系统、泌尿系统和造血系统。中药慢性毒性反应主要是长期服用或多次用药出现的不良反应。

含马兜铃酸中药的肾毒性被发现后，各国都采取了禁止其销售和使用的严格管控措施。中国学者早在1964年临床发现马兜铃酸的肾毒性，但没有引起监管部门和医务人员的重视，1996年法国、1999年英国、2000年美国等国家禁售含马兜铃酸中药后，2004年中国取消了部分含马兜铃酸药材（关木通、广防己和青木香）的药用标准，其他含马兜铃酸的药材（马兜铃、天仙藤、寻骨风、朱砂莲）按照处方药管理。

中国是中药生产和应用大国，应当大力开展中药上市后的安全性评价，采取适宜的风险管理措施，临床应用时密切关注中药毒性成分的潜在危害，确保公众用药安全。

六、苯甲醇注射液

（一）药品概况

苯甲醇（Benzyl Alcohol）注射液是一种消毒防腐药。

苯甲醇注射液适应症：用于局部止痛。

苯甲醇注射液不良反应：具溶血作用，易形成难以吸收的硬结，反复肌内注射可引起臀肌挛缩症。

苯甲醇重大事件时间轴：

• 20世纪70年代，苯甲醇作为青霉素溶媒广泛应用于临床。

• 1978年，北京药检所首次报道苯甲醇具有溶血作用，可能引起臀肌挛缩症。

• 1982年，美国FDA警告苯甲醇不宜用做血管内冲洗和儿童的注射药品溶媒。

• 1999年，湖北省卫生厅发出《关于暂时停止使用苯甲醇作为注射用溶媒的通知》。

• 2001年，国家药品不良反应监测中心发布有关苯甲醇的《药品不良反应信息通报》。

• 2005年2月，卫生部发布《关于立即停止使用苯甲醇作为青霉素注射溶媒的通知》。

- 2005 年 6 月，国家药监局发出《关于加强苯甲醇注射液管理的通知》。

（二）各国（地区）风险管理措施

苯甲醇临床上多用于局部麻醉和消毒防腐，20 世纪 70 年代初在我国逐渐用于临床，作为青霉素溶剂使用。不少地区用 2% 苯甲醇代替注射用水作溶媒，以减轻局部疼痛，受到患者普遍欢迎，尤其是用在儿童身上。国外亦不仅将它作为"无痛"注射的附加剂，而且用 0.9% 苯甲醇生理盐水作为冲洗各种血管内导管的消毒防腐剂。

1. 苯甲醇与臀肌挛缩症的相关性调查分析

1978 年，北京药检所报道，2% 苯甲醇在试管中对人和兔均有溶血作用，且苯甲醇青霉素液溶血作用随青霉素浓度增加而增强，并发现注射后形成肌肉硬结致青霉素吸收不良。这也是国内首次报道臀肌挛缩症（GMC），但关于该病的病因和发病机制在学界存在较大争议，对其致病因素分析发现，注射因素占比最大。

1985 年版《新编药物学》提到由于苯甲醇的溶血作用及肌肉刺激性，是否值得继续使用有待进一步研究。

1986 年，《医药卫生科技》发表了《苯甲醇的毒副作用》一文，该文综述了苯甲醇的很多毒性，但未引起人们足够的重视，各地仍在使用含苯甲醇的青霉素溶剂注射。

1989 年，华西医科大学彭明惺教授在《四川地区儿童臀肌挛缩症调查报告》中指出：注射青霉素时加入苯甲醇是导致儿童臀肌挛缩症的主要原因。

1990 年第 4 期《中国农村医学》杂志（现《中国临床医生》杂志）发表了《注射性臀肌挛缩症 15 例报告》。通过调查分析，排除了地理环境、水质污染、风俗习惯等因素，苯甲醇臀部肌肉注射率与患病率呈正相关。

此后，国内有关苯甲醇毒副作用的报道不断增多，国家药品不良反应监测中心也收集到大量有关苯甲醇做溶媒肌肉注射引起儿童臀肌挛缩症的报道。

2. 苯甲醇注射液的监管

1982 年，美国 FDA 警告苯甲醇不宜用做血管内冲洗和儿童的注射药品溶媒。

1999 年 3 月，湖北省卫生厅发出《关于暂时停止使用苯甲醇作为注射用溶媒的通知》。

2001 年 11 月，国家药品不良反应中心在发布的第 1 期《药品不良反应信息通报》中综述了湖北、山东、陕西等省份儿童臀肌挛缩症的情况，明确指出苯甲醇作为注射剂溶媒明显增加注射性臀肌挛缩症发生的危险性。

2005 年 2 月 16 日，卫生部办公厅发布《关于立即停止使用苯甲醇作为青霉素注射溶媒的通知》，就苯甲醇作为青霉素注射溶媒导致患儿臀肌挛缩症事件作出回应。专家们一致认为，应用苯甲醇作为青霉素溶媒可导致肌肉硬化，反复注射可增加注射性臀肌挛缩症发生的危险性。因此，卫生部要求各级各类医疗机构自接到该通知之日起，必须立即停止使用苯甲醇作为青霉素注射溶媒。

2005 年 6 月 10 日，国家药品监督管理局发出《关于加强苯甲醇注射液管理的通知》，对含苯甲醇的注射液说明书做出了明确规定，要求处方中含有苯甲醇的注射液必须在说明书上明确标注"本品含苯甲醇，禁止用于儿童肌肉注射"；并要求凡使用苯甲醇作为溶媒的注射剂，其说明书必须明确标注"本品使用苯甲醇作为溶媒，禁止用于儿童肌肉注射"。苯甲醇注射液说明书应当按照下列要求进行修订：不良反应项应增加"反复肌肉注射本品可引起臀肌挛缩症"；禁忌项增加"肌肉注射禁用于学龄前儿童"；注意事项增加"本品不作青霉素的溶剂应用"。

（三）总结

自 2001 年 11 月开始，我国开始实施国家药品不良反应信息通报制度。在国家药品不良反应通报之前，国内已有许多患儿出现臀肌挛缩症，也有不少专家发表论文阐述看法。在国家没有采取风险管理措施前，城市里大部分医院已停止将苯甲醇作为青霉素溶媒，但也有很多地区医院的医生没有注意到这些信息。这也表明当时医院之间没有建立有效的药品不良反应信息沟通机制，传递药品安全最新信息。如果通报制度和沟通机制能建立得更早，或许可以极大减少臀肌挛缩症患儿的数量。

持有人应当加强药品上市后安全性监测与评价工作，尤其是上市前临床试验缺乏安全性数据的特殊人群。药监部门应该及时公开药品不良反应信息，畅通药品不良反应报告途径，监督持有人履行药品全生命周期的质量安全责任。医务人员也应终身学习，不断更新知识，了解最新药品动态。

七、利巴韦林

（一）药品概况

利巴韦林（Ribavirin）为一种抗非逆转录病毒药，是广谱强效的抗病毒药物，会干扰病毒复制所需的 RNA 代谢，抑制病毒 RNA 和 DNA 合成。

利巴韦林适应症：①用于呼吸道合胞病毒引起的病毒性肺炎与支气管炎，皮肤疱疹病毒感染（口服制剂和注射剂）；②治疗流行性感冒（滴鼻剂）；③适用于单纯疱疹病毒性角膜炎（滴眼剂）。

利巴韦林不良反应：生殖毒性、贫血、乏力。

利巴韦林重大事件时间轴：

- 20 世纪 70 年代，利巴韦林在美国上市。
- 20 世纪 80 年代，我国研制的利巴韦林上市。
- 1986 年，美国首次上市利巴韦林粉针剂（雾化吸入剂）。
- 2002 年，我国首次上市利巴韦林注射液（静脉滴注）。
- 2002 年，美国 FDA 对利巴韦林发布黑框警告。
- 2006 年 11 月，国家药品监督管理局针对利巴韦林的安全性问题进行通报。
- 2013 年，欧盟 EMA 警告利巴韦林与干扰素联用时会出现严重的不良反应。

（二）各国（地区）风险管理措施

1. 中国

我国研制的利巴韦林于 20 世纪 80 年代上市。目前，国产批准上市的利巴韦林品种共有 16 种（不包含原料药），包含气雾剂、喷剂、片剂、含片、胶囊剂、分散片、颗粒、泡腾颗粒、口服溶液、注射液、滴鼻液、滴眼液、眼膏等十多种制剂，基本上涵盖了所有常用的剂型。其常见的适应症为呼吸道感染、疱疹病毒感染和流感。2002 年，我国上市利巴韦林注射液（静脉滴注）并在国内广泛应用，而利巴韦林注射剂在美国、欧盟等国家和地区尚未批准。

由于利巴韦林广泛用于儿科、传染科及呼吸科，其引发的不良反应也越来越多，且累及皮肤及其附件、血液系统、呼吸系统及消化系统等多个系统，临床表现复杂多样。

2005 年 9 月，在国家药品监督管理局药品评价中心召开的"利巴韦林安全性文献研究"论证会上，与会专家一致认为我国利巴韦林适应症过于宽泛，潜在风险不容忽视，其最突出的安全性问题是溶血性贫血及动物实验所显示的遗传毒性、生殖毒性和致癌性。

2006 年 11 月 17 日，国家药品监督管理局在第 11 期《药品不良反应信息通报》中针对利巴韦林的安全性问题进行了通报，提醒相关专业人员对其生殖毒性和溶血性贫血等安全性问题予以关注。通报指出，大量研究表明在暴露于利巴韦林的所有种属的动物中均已证实利巴韦林有明显的致畸和/或杀胚胎的毒性作用，并且利巴韦林还有睾丸毒性。该通报建议，广大医务人员要严格按说明书中的适应症使用利巴韦林，并建议对育龄期妇女常规询问末次月经，同时提示患者停药 6 个月内避免怀孕；在治疗开始前、治疗期间和停药后至少 6 个月，服用本品的男性和女性均应避孕，育龄妇女及其伴侣应采取至少两种避孕方式有效避孕，一旦怀孕立即报告医生；孕妇及其伴侣均应禁用利巴韦林；因为药物少量经乳汁排泄，利巴韦林对乳儿有潜在的危险，不推荐哺乳期妇女服用利巴韦林。

2. 美国

1974 年, 利巴韦林在美国上市。美国 FDA 仅批准胶囊、溶液剂、片剂三种剂型, 这 3 种口服剂型的适应症均是与干扰素 α-2b 联合用药治疗慢性丙肝, 而且只能用于 3 岁及以上患者。

1986 年, 美国首次上市利巴韦林粉针剂 (雾化吸入剂), 其适应症为用于呼吸道合胞病毒 (RSV) 感染引起的婴幼儿重度下呼吸道感染。

2002 年, FDA 对利巴韦林发布黑框警告。在利巴韦林说明书的 "黑框警告" 中, 第一条强调在治疗慢性丙肝时, 单独使用利巴韦林是无效的; 第二条警告利巴韦林可引起溶血性贫血, 并导致心脏病的恶化; 第三条警告利巴韦林已经被证实有致畸性和胚胎杀伤性。

3. 欧盟

欧盟 EMA 受理的与利巴韦林相关的药物均是用于慢性丙肝治疗, 但 EMA 只批准了三家企业生产, 分别是美国默沙东公司的 Rebetol, 剂型是胶囊和口服溶液; 英国 Generics 公司的仿制药 Ribavirin Mylan, 剂型是胶囊; 以色列 Teva 公司的仿制药 Ribavirin Teva, 剂型是胶囊和片剂。

2013 年, EMA 警告利巴韦林与干扰素联用时会出现严重的不良反应, 包括: 严重的精神及中枢神经系统作用 (例如抑郁、自杀念头、自杀倾向、攻击行为等); 儿童和青少年患者出现生长抑制, 有些患者的生长抑制可能是不可逆的; 儿童和青少年患者促甲状腺激素水平升高; 严重视觉异常; 牙齿及牙周异常。

(三) 总结

美国和欧盟对利巴韦林管控严格, 临床应用指征较少。在中国, 利巴韦林俗称病毒唑, 不少地区将其视为抗病毒神药, 常被用于治疗伤风感冒、发热不退、秋季腹泻、手足口病等病毒感染, 甚至有地区使用利巴韦林口服溶液预防普通感冒, 存在药物滥用的现象。目前, 中国已经对利巴韦林说明书中的不良反应和注意事项进行了详尽的描述, 但鉴于利巴韦林临床应用广泛, 使用量较大, 仍需不断加强对利巴韦林的药物警戒, 重点监控利巴韦林的生殖毒性和溶血性贫血等安全性风险, 并严格按照说明书的适应症规范使用。

八、安乃近

(一) 药品概况

安乃近 (Metamizole Sodium) 是一种氨基比林和亚硫酸钠结合的化合物。

安乃近片适应症: 用于急性高热时的退热, 也可用于急性疼痛的短期治疗,如头痛、偏头痛、肌肉痛、关节痛、痛经等。

安乃近片不良反应：皮肤损害、胃肠损害、全身性损害、血液系统损害、泌尿系统损害、神经系统症状等。氨基比林有过敏史者、妊娠晚期妇女、18 岁以下青少年儿童禁用。

安乃近重大事件时间轴：

- 1911 年，安乃近在德国研发成功。
- 1922 年，安乃近由德国赫斯特制药公司以非麻醉性镇痛药率先上市。
- 1965 年，澳大利亚禁止进口安乃近。
- 1976 年 7 月，挪威将安乃近撤市。
- 1977 年，美国将安乃近撤出市场。
- 1982 年 9 月 4 日，中国卫生部将复方安乃近片剂淘汰，保留安乃近片、安乃近注射剂、安乃近注射液、安乃近滴鼻液等。
- 2013 年，印度停止制造、销售和分销安乃近及所有含有安乃近成分的制剂。
- 2018 年 12 月，欧盟对欧盟市场上的所有安乃近产品的相关信息进行统一。
- 2020 年 3 月 17 日，中国药品监督管理局停止安乃近注射液等品种在我国的生产、销售和使用；对安乃近片、重感灵片、重感灵胶囊、复方青蒿安乃近片等品种说明书进行修订。

（二）各国（地区）风险管理措施

1. 欧洲

欧盟对所有安乃近产品的相关信息应进行统一。欧洲药品管理局（EMA）在 2018 年 12 月发布信息称，基于一项对镇痛药安乃近的评估，EMA 认为在欧盟市场上的所有安乃近产品的相关信息应该进行统一，包括药品日剂量以及妊娠期和哺乳期用药禁忌。

2. 中国

（1）卫生部淘汰复方安乃近片。

1982 年，我国卫生部发布了《关于公布淘汰 127 种药品的通知》，将复方安乃近片列为淘汰药品。

（2）国家药品监督管理局要求停止安乃近注射液的生产、销售和使用。

2020 年 3 月，国家药品监督管理局组织对安乃近注射液等品种进行了上市后评价，评价认为安乃近注射液等品种存在严重不良反应，使用风险大于获益，决定停止安乃近注射液、安乃近氯丙嗪注射液、小儿安乃近灌肠液、安乃近滴剂、安乃近滴鼻液、滴鼻用安乃近溶液片、小儿解热栓在我国的生产、销售和使用，注销药品批准文号。

（3）国家药品监督管理局对安乃近片口服制剂说明书进行修订。

国家药品监督管理局对安乃近片、重感灵片、重感灵胶囊、复方青蒿安乃近片采取修订说明书的风险控制措施，增加安全警示信息，限制适用人群和适应症范围。要求持有人对新增不良反应发生机制开展深入研究，采取有效措施做好使用和安全性问题的宣传培训，涉及用药安全的内容变更要立即以适当方式通知药品经营和使用单位，指导医师、药师合理用药。建议临床医师、药师应当仔细阅读安乃近片、重感灵片、重感灵胶囊、复方青蒿安乃近片说明书的修订内容，在选择用药时，应当根据新修订说明书进行充分的获益—风险分析。

（三）总结

1922—1934 年，安乃近作为一种新型的解热镇痛药物流行于欧美，被人们用于退热、止痛。但是陆续发现服用此药的患者会产生多种副作用，如导致末梢血中白细胞减少，免疫力下降，并引发各种感染。在此背景之下，澳大利亚、挪威、美国等多个国家很早就禁用或是限用了安乃近相关产品。我国 1982 年将复方安乃近片列为淘汰药品，2020 年注销了安乃近注射液、灌肠液、滴剂、滴鼻液、滴鼻用溶液片、栓剂的批准文号，仍然保留了片剂和胶囊。近年来，我国对于药品安全越来越重视，药品不良反应监测工作逐步与国际接轨，我们应不断完善药物警戒制度，探索科学可行的风险管理措施，加大力度保障公众用药安全。

第二节 假劣药案例

一、齐二药

（一）事件经过

2006 年 4 月 30 日，广州中山大学附属第三医院传染科发现 6 名肝病患者均出现无尿症状。其中 2 例的肾穿刺病理活检结果显示为肾小管间质性肾炎伴急性肾小管坏死，提示为毒性肾损害。经调查发现，这些患者都曾使用过齐齐哈尔第二制药有限公司（简称"齐二药"）生产的亮菌甲素注射液。

2006 年 5 月 3 日，国家药品监督管理局收到广东省药品监督管理局报告后，立即责成黑龙江药品监督管理局暂停了该企业亮菌甲素注射液的生产，封存了库存药品，并派出调查组分赴黑龙江、广东等地进行调查，随后又赴江苏追踪调查生产原料的问题。

2006 年 5 月 4 日，广东省药检所的检验结果显示：按国家药品标准检验，该疑问产品符合规定。但在与云南大理药业有限公司生产的亮菌甲素注射液作对比的实验中，齐二药生产的亮菌甲素注射液的紫外光谱在 235nm 处多出一个吸收峰；在急性毒性预实验中，齐二药生产的亮菌甲素注射液毒性明显高于大理药业生产的产品。经液质联用、气相和红外等仪器检测和反复验证，确证齐二药的亮菌甲素注射液含有高达 30% 的二甘醇。

2006 年 5 月 14 日，齐齐哈尔市召开新闻发布会，宣布造成该事件的原因是齐二药在购买药用辅料丙二醇用于亮菌甲素注射液生产时，购入并使用了假冒的丙二醇。同时宣布齐齐哈尔市药品监督管理局已对齐二药进行了全面查封，并立案调查。经调查发现，生产亮菌甲素注射液所需要的溶剂丙二醇，是齐二药采购员钮某向江苏泰兴市的不法商人王某购入的。王某伪造产品注册证等证件，以中国地质矿业总公司泰兴化工总厂的名义，于 2005 年 10 月将工业原料二甘醇冒充药用辅料丙二醇出售给齐二药。假冒原料进厂后，化验室主任陈某等人严重违反操作规程，未将检测图谱与标准图谱进行对比鉴别，并在发现检验样品相对密度与标准严重不符的情况下，将其改为正常值，签发合格证，致使假冒辅料投入生产，制造出毒药亮菌甲素注射液并投入市场，最终导致 13 人死亡，部分人肾毒害的悲剧。

黑龙江省药品监督管理局对齐二药做出处罚：没收查封扣押的假药；没收其违法所得 238 万元，并处货值金额 5 倍罚款 1 682 万元，罚没款合计 1 920 万元；吊销其《药品生产许可证》，撤销其 129 个药品批准文号；收回《药品 GMP 证书》。

齐二药事件曝光后，国家高度重视，国务院领导同志多次作出重要批示，对全面查封假药、积极救治患者、迅速查明情况、依法追究责任等提出了明确要求。2006 年 5 月 21 日，国务院办公厅发布《关于依法查处齐齐哈尔第二制药有限公司假药事件的紧急通知》，要求地方各级政府及相关部门采取得力措施，做到全面彻底查封假药；密切配合，做好查处工作；制定相应预案，确保社会稳定；切实做好舆论引导工作，避免因炒作和误导造成负面影响，防止引发群体性事件和其他不稳定因素；大力整顿和规范药品生产、流通秩序。2006 年 5 月 24 日，国家药品监督管理局发布关于贯彻落实《国务院办公厅关于依法查处齐齐哈尔第二制药有限公司假药事件的紧急通知》的通知，要求各级药品监督管理部门树立和实践科学监管理念，认真贯彻落实通知要求，切实保障人民群众用药安全有效。国家药品监督管理局将根据各地开展工作的情况开展专项督察工作。

（二）药品概况

亮菌甲素注射液适用于急性胆囊炎、慢性胆囊炎发作、其他胆道疾病并发急性感染及慢性浅表性胃炎、慢性浅表性萎缩性胃炎。

二甘醇于 1869 年被发现是一种很好的化学溶剂，1928 年开始商业生产。二甘醇在体内会被氧化成草酸而引起肾损害，导致患者肾功能急性衰竭。1937 年，美国田纳西州马森基尔制药公司为使小儿服用方便用二甘醇代替乙醇作溶媒，配制色、香、味俱全的口服液体制剂磺胺酏剂，发生了磺胺酏剂（含二甘醇）事件，造成 358 人肾衰竭、107 人中毒死亡，其中大部分是儿童。我国发生的齐二药事件是二甘醇悲剧的再次上演。

（三）总结

齐二药事件中的亮菌甲素被定性为假药，是一起假药导致的药害事件。

2019 年版《药品管理法》将假药的概念修改为：①药品所含成分与国家药品标准规定的成分不符；②以非药品冒充药品或者以他种药品冒充此种药品；③变质的药品；④药品所标明的适应症或者功能主治超出规定范围。

2019 年版《药品管理法》大幅度加大了生产、销售假药的处罚力度，并增加了处罚到人。生产、销售假药的，没收违法生产、销售的药品和违法所得，责令停产停业整顿，吊销药品批准证明文件，并处违法生产、销售的药品货值金额 15 倍以上 30 倍以下的罚款；货值金额不足 10 万元的，按 10 万元计算；情节严重的，吊销药品生产许可证、药品经营许可证或者医疗机构制剂许可证，10 年内不受理其相应申请；药品上市许可持有人为境外企业的，10 年内禁止其药品进口。生产、销售假药的，对法定代表人、主要负责人、直接负责的主管人员和其他责任人员，没收违法行为发生期间自本单位所获收入，并处所获收入 30% 以上 3 倍以下的罚款，终身禁止从事药品生产经营活动，并可以由公安机关处 5 日以上 15 日以下的拘留。

国家坚决打击和遏制制售假药的犯罪活动，假药的生产、经营是严禁的，假药的使用会对公众的生命健康带来严重威胁，血与泪的教训告诉我们，必须坚决杜绝假药。药品生产企业生产的药品所含成分必须与国家药品标准规定的成分相符，必须保证药品规范生产和上市质量，保障人民群众的身体健康和生命安全。绝不能让公众对药品生产企业和国药准字号药品产生信任危机，造成社会恐慌和舆论风波。

二、欣弗

（一）事件经过

2006 年 7 月 24 日，青海省西宁市部分患者使用安徽华源生物药业有限公司（简称"安徽华源"）生产的欣弗注射液（克林霉素磷酸酯葡萄糖注射液）后，出现胸闷、心悸、心慌、寒战、肾区疼痛、腹痛、腹泻、恶心、呕吐、过敏性休克、肝肾功能损害等临床症状；随后，黑龙江、广西、浙江、山东等省区也分别报告了类似病例。

2006 年 7 月 28 日，国家药品监督管理局组织专家赶赴青海，开展药品检验、病例报告分析和关联性评价等工作。

2006 年 8 月 3 日，卫生部叫停欣弗注射液的使用。

2006 年 8 月 15 日，国家药品监督管理局通报了对欣弗注射液调查、检验的结果：安徽华源违反规定生产。2006 年 6—7 月生产的欣弗注射液未按批准的工艺参数灭菌，降低灭菌温度、缩短灭菌时间、增加灭菌柜装载量，影响了灭菌效果。该药品按规定应经过 105 摄氏度、30 分钟的灭菌过程，但安徽华源擅自将灭菌温度降低到 100 摄氏度至 104 摄氏度，将灭菌时间缩短到 1~4 分钟。经中国药品生物制品检定所对相关样品进行检验，结果表明无菌检查和热原检查不符合规定。

2006 年 8 月 16 日，国家药品监督管理局发布《关于加强对安徽华源生物药业有限公司收回药品监督管理的通知》，要求：①安徽省药品监督管理局继续加大对企业收回药品的监督，并督促企业在 2006 年 8 月 31 日前收回全部未使用的 2006 年 6 月以来生产的克林霉素磷酸酯葡萄糖注射液。②各省级药监部门加强对辖区内安徽华源生产的克林霉素磷酸酯葡萄糖注射液收回工作的监督管理，立即对辖区内经营和使用单位开展检查，重点加强对基层经营和使用环节的检查，切实做好收回工作。有关情况及时报告国家药品监督管理局药品市场监督司。③对 2006 年 6 月以前生产的该品种合格产品，可以销售和使用。④各地要加强对该品种使用的不良反应监测。安徽省药品监督管理局建立对该企业收回药品的登记报告制度，要对企业收回的药品情况进行登记，并于每日下午四时报国家药品监督管理局药品市场监督司。企业收回的药品经登记后，由安徽省药品监督管理局依法处理。

欣弗事件最终导致全国死亡 11 人，16 个省份共报告"欣弗"病例 93 例。

安徽省药品监督管理局以生产、销售劣药行为没收安徽华源违法所得，并处 2 倍罚款，责令停产整顿；国家药品监督管理局责成安徽省药品监督管理局收回企业大容量注射剂《药品 GMP 证书》，撤销克林霉素磷酸酯葡萄糖注射液的批准文号；对企业召回的欣弗注射液，由安徽省药监部门依法监督销毁。

2006 年 10 月 16 日，安徽华源总经理裘某被撤职，阜阳药监局局长张某等 13 人受处分。

2006 年 10 月 31 日夜间，安徽华源总经理裘某迫于各方巨大的压力，在家中自缢身亡。

（二）药品概况

欣弗注射液适应症：革兰氏阳性菌引起各种感染性疾病和厌氧菌引起的各种感染性疾病。

欣弗注射液不良反应：局部反应，胃肠道反应，过敏反应，少数患者可发生一过性碱性磷酸酯酶、血清转氨酶轻度升高及黄疸，极少数患者可产生伪膜性结肠炎，滴注过快可引起低血压；与林可霉素、克林霉素有交叉耐药性，对克林霉素或林可霉素过敏者禁用。

（三）总结

欣弗事件中的克林霉素磷酸酯葡萄糖注射液被定性为劣药，是一起劣药导致的药害事件。

2019 年版《药品管理法》将劣药的概念修改为：①药品成分的含量不符合国家药品标准；②被污染的药品；③未标明或者更改有效期的药品；④未注明或者更改产品批号的药品；⑤超过有效期的药品；⑥擅自添加防腐剂、辅料的药品；⑦其他不符合药品标准的药品。

2019 年版《药品管理法》大幅度加大了生产、销售劣药的处罚力度，并增加了处罚到人。生产、销售劣药的，没收违法生产、销售的药品和违法所得，并处违法生产、销售的药品货值金额 10 倍以上 20 倍以下的罚款；违法生产、批发的药品货值金额不足 10 万元的，按 10 万元计算，违法零售的药品货值金额不足 1 万元的，按 1 万元计算；情节严重的，责令停产停业整顿直至吊销药品批准证明文件、药品生产许可证、药品经营许可证或者医疗机构制剂许可证。生产、销售劣药且情节严重的，对法定代表人、主要负责人、直接负责的主管人员和其他责任人员，没收违法行为发生期间自本单位所获收入，并处所获收入 30% 以上 3 倍以下的罚款，终身禁止从事药品生产经营活动，并可以由公安机关处 5 日以上 15 日以下的拘留。

国家药品监督管理局在审批药品时，对药品的质量标准、生产工艺、标签和说明书一并核准。药品应当按照国家药品标准和经药品监督管理部门核准的生产工艺进行生产。随意修改生产工艺安全隐患巨大，极有可能导致药品的质量不合格，对公众用药安全造成巨大风险。药品生产企业应持续改进生产工艺、努力提高质量标准，但是，修改生产工艺和质量标准一定要经过批准方可实施。

三、甲氨蝶呤

(一) 事件经过

2007 年 7 月 6 日，一些白血病患儿使用上海医药有限公司华联制药厂（简称 "上海华联"）生产的部分批号的注射用甲氨蝶呤后出现下肢疼痛、乏力进而行走困难等症状。

2007 年 7 月 30 日，国家药品监督管理局和卫生部联合通知决定，暂停上海华联 070405B、070502B 两个批号的注射用甲氨蝶呤（5mg）用于鞘内注射。药品检测机构同时对甲氨蝶呤注射液展开分析检验。

2007 年 8 月，北京、安徽、河北、河南等地医院有关使用上海华联药品发生不良事件的报告，陆续上报到国家药品不良反应监测中心，发生不良事件的药品涉及上海华联甲氨蝶呤、盐酸阿糖胞苷两种注射剂。

2007 年 8 月 30 日和 9 月 5 日，国家药品监督管理局和卫生部再次联合发出通知，决定暂停生产、销售和使用上海华联所有批号的甲氨蝶呤和盐酸阿糖胞苷。

国务院指示卫生部和国家药品监督管理局联合成立工作组，会同上海市卫生和药监部门，共同对上海华联有关药品的生产、运输、储藏、使用等各个环节存在的问题开展深入调查。

2007 年 9 月 14 日，药监、卫生部门的联合专家组查明，上海华联的甲氨蝶呤、盐酸阿糖胞苷鞘内注射后引起的损害，与两种药品的部分批号产品中混入了微量硫酸长春新碱有关。上海华联在生产过程中，现场操作人员将硫酸长春新碱尾液混于注射用甲氨蝶呤及盐酸阿糖胞苷药品中，导致了多个批次的药品被硫酸长春新碱污染，造成重大的药品生产质量责任事故。

混入的硫酸长春新碱注入体内后，对身体的中枢神经系统造成严重损害，导致绝大多数使用问题药品的患者下肢疼痛、麻木继而萎缩，无法直立和正常行走。该事件造成全国多地区总计 130 多位患者受到严重的神经系统和行走功能损害。

2008 年 2 月 12 日，国家药品监督管理局新闻发布会上宣称，上海华联在前期调查和公安侦察过程中有组织地隐瞒违规生产的事实。

上海市药品监督管理局吊销了上海华联持有的《药品生产许可证》，没收违法所得，并按照假药给予货值金额 5 倍的罚款，相关责任人被依法追究刑事责任。

2008 年 3 月，国家药品监督管理局注销了上海华联相关品种的药品批准文号。

（二）药品概况

硫酸长春新碱适用于急性白血病、恶性淋巴瘤、生殖细胞肿瘤、小细胞肺癌、尤文肉瘤、肾母细胞瘤、神经母细胞瘤、乳腺癌、慢性淋巴细胞白血病、消化道癌、黑色素瘤及多发性骨髓瘤等。不良反应有神经系统毒性，主要引起外周神经症状，如手指、神经毒性等，与累积量有关，如足趾麻木、腱反射迟钝或消失、外周神经炎等。

（三）小结

从事药品生产活动，应当遵守药品生产质量管理规范（GMP），建立健全药品生产质量管理体系，保证药品生产全过程持续符合法定要求。GMP旨在最大程度地减少混淆、差错，防止污染和交叉污染。药品生产企业在药品生产全过程中，一定要避免混淆、差错和污染，确保药品质量，进而才能保证药品安全有效。

四、刺五加

（一）事件经过

2008年7月1日，昆明特大暴雨造成黑龙江完达山药业股份有限公司（简称"完达山药业"）库存的刺五加注射液被雨水浸泡，完达山药业云南销售人员张某从公司调来包装标签，更换后继续销售。

2008年10月6日，国家药品监督管理局接到云南省药品监督管理局报告，云南省红河州6名患者使用了完达山药业生产的两批刺五加注射液（规格：100mL/瓶）出现严重不良反应，其中有3例死亡。

2008年10月7日，国家卫生部和国家药品监督管理局联合发出《关于暂停销售使用标示为黑龙江省完达山制药厂（黑龙江完达山药业股份有限公司）生产的所有注射剂的通知》，要求各地药品经营和使用单位暂停销售、使用标示为完达山药业所有注射剂产品，配合做好药品召回工作。完达山药业主动召回其所有规格和批号的注射剂产品。

随后，国家药品监督管理局同卫生部组成联合调查组，在云南、黑龙江两省地方政府及相关部门的配合下，对事件原因展开调查。国家药品监督管理局在中国药品生物制品检定所和云南、黑龙江省药品检验所同时开展药品检验和动物实验工作的同时，还组织广东、江苏、河北、山东、江西、陕西等省药品检验所对市场上完达山药业生产的刺五加注射液进行检验。中国药品生物制品检定所、云南省药品检验所在被雨水浸泡药品的部分样品中检出多种细菌。

2008 年 11 月 6 日，国家药品监督管理局通报了刺五加不良事件调查处理的结果，认定完达山药业生产的刺五加注射液部分药品在流通环节被雨水浸泡，受到细菌污染，后又被更换包装标签并销售，致使 3 名使用该药品的患者死亡。国家药品监督管理局要求黑龙江省药品监督管理局责令完达山药业公司全面停产，收回药品 GMP 证书，对该企业违法违规行为依法处罚，直至吊销《药品生产许可证》，依法处理企业直接责任人，在 10 年内不得从事药品生产、经营活动。

2008 年 11 月 19 日，国家药品监督管理局发布《关于开展刺五加注射液药品生产企业整顿工作的通知》，要求黑龙江省药品监督管理局责成刺五加注射液药品生产企业开展整顿，按照 2007 年国家药品监督管理局发布的《中药、天然药物注射剂基本技术要求》开展相关研究工作，针对原有基础研究薄弱的问题，研究改进工艺和质量控制方法，同时，应根据药品不良反应监测情况，及时对中药注射剂的说明书和标签进行修订。

（二）药品概况

刺五加注射液功能主治：平补肝肾、益精壮骨，可用于肝肾不足所致的短暂性脑缺血发作、脑动脉硬化、脑栓塞等，亦可用于冠心病和更年期综合征等。

刺五加注射液不良反应：过敏反应、过敏性休克、全身性反应，可累及呼吸系统、心血管系统、消化系统、神经精神系统、皮肤及其附件、血管、眼部、肌肉骨骼、循环系统等。

（三）总结

完达山药业涉案刺五加注射液污染变质当时定性为假药，管理人员质量安全意识淡薄、包装标签管理混乱是导致这起药害事件的重要原因。中药注射液的成分复杂，不良反应较多，应该严格原料的采购和检验，规范生产操作过程，提高生产工艺和质量标准，开展上市后安全性研究，加强临床合理用药管理，关注药品不良反应，确保公众用药安全。

五、长春长生

（一）事件经过

2017 年 11 月 3 日，国家药品监督管理局发布了长春长生生物科技有限责任公司（简称"长春长生公司"）生产的百白破疫苗效价指标不合格产品处置情况介绍。接到中国食品药品检定研究院报告，在药品抽样检验中检出长春长生公司生产的批号为 201605014－01 的百白破疫苗效价指标不符合标准规定。长春长生公司生产的该批次疫苗共计 25.26 万支，全部销往山东省疾病预防控制中心。长春长生公司该批次疫苗实现销售收入约 83.38 万元。

2017 年 11 月 5 日，中国疾病预防控制中心网站发布《效价指标不合格的百白破疫苗相关问题解答》称，百白破疫苗效价指标不合格，可能影响免疫保护效果。

2018 年 7 月 6—8 日，国家药品监督管理局会同吉林省药品监督管理局对长春长生公司进行飞行检查。

2018 年 7 月 15 日，国家药品监督管理局发布的《关于长春长生生物科技有限责任公司违法违规生产冻干人用狂犬病疫苗的通告》指出，国家药品监督管理局组织对长春长生公司开展飞行检查，发现该企业编造生产记录和产品检验记录，随意变更工艺参数和设备，冻干人用狂犬病疫苗生产存在记录造假等严重违反《药品生产质量管理规范》行为，已要求吉林省药品监督管理局责令企业停止生产，收回该企业药品 GMP 证书，责成企业严格落实主体责任，全面排查风险隐患，主动采取控制措施，确保公众用药安全。吉林省药品监督管理局调查组已进驻该企业，对相关违法违规行为立案调查。国家药品监督管理局派出专项督查组，赴吉林督办调查处置工作。本次飞行检查所有涉事批次产品尚未出厂和上市销售，全部产品已得到有效控制。这是长春长生公司自 2017 年 11 月份被发现百白破疫苗效价指标不符合规定后不到一年，再次曝疫苗质量问题。

2018 年 7 月 15 日，长春长生公司签发文件，要求对有效期内所有批次的冻干人用狂犬病疫苗（vero 细胞）全部实施召回。

2018 年 7 月 16 日早间，长春长生公司发布公告称，正对有效期内所有批次的冻干人用狂犬病疫苗全部实施召回，并对此次事件的发生深表歉意。长春长生公司将密切跟踪事件进展，积极配合国家药品监督管理局、吉林省药品监督管理局等相关监管部门开展后续工作，严格按照中国证监会、深圳证券交易所的相关规定履行信息披露义务，敬请广大投资者注意投资风险。

2018 年 7 月 17 日，长春长生公司发声明称，此次所有涉事疫苗尚未出厂销售，所有已经上市的人用狂犬病疫苗产品质量符合国家注册标准。

2018 年 7 月 18 日，山东疾控中心发布信息，宣布山东省已全面停用长春长生公司生产的人用狂犬病疫苗。

2018 年 7 月 21 日，长春长生公司 2017 年被报道 25 万支"吸附无细胞百白破联合疫苗"检验不符合规定，而这 25 万支疫苗几乎已经全部销售到山东，库存中仅剩 186 支。

2018 年 7 月 22 日，从山东省疾控中心获悉，长春长生公司生产的流入山东的 25.26 万支不合格百白破疫苗（批号 201605014 - 01），流向已全部查明，涉及儿童未发现疑似预防接种异常反应增高。山东省委、省政府要求，对于接种过不合格百白破疫苗的儿童，一个不落地进行补种，坚决维护人民群众的生命

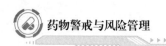

安全。

2018 年 7 月 22 日，国家药品监督管理局作出部署，对全国疫苗生产企业进行全面检查。7 月 23 日至 8 月 9 日，派出 45 个检查组，对全国现有 45 家疫苗生产企业开展全面彻底的风险排查；对企业厂房设备、物料管理、生产管理、质量管理、实验室控制等系统进行全面"体检"；同时重点核查批生产记录真实性、实验室检验数据真实性、批签发数量和实际上市数量的一致性、批签发申报资料真实性。

2018 年 7 月 23 日，国务院调查组赶赴吉林，开展长春长生公司违法违规生产狂犬病疫苗案件调查工作。

2018 年 7 月 28 日，根据山东省卫生和计划生育委员会及山东省食品药品监督管理局的《山东省百白破疫苗补种工作实施方案》，从 7 月下旬开始，山东省相关地区的百白破疫苗补种工作陆续集中展开。

2018 年 7 月 30 日，李克强总理主持召开国务院常务会议，听取长春长生公司违法违规生产狂犬病疫苗案件调查进展汇报。

2018 年 8 月 6 日，国务院调查组公布了长春长生公司违法违规生产狂犬病疫苗案件调查的进展情况。长春长生公司从 2014 年 4 月起，在生产狂犬病疫苗过程中严重违反药品生产质量管理规范和国家药品标准的有关规定，其有的批次混入过期原液、不如实填写日期和批号、部分批次向后标示生产日期。召回工作在进行中。其销往境外的涉案疫苗，同时启动了通报和召回工作。为评估已上市销售的涉案疫苗安全性、有效性风险，国务院调查组成立了由病毒学、疫苗学、流行病学、临床医学、预防接种、卫生应急、质量控制等方面专家组成的专家组，进行了深入调查研究分析。专家组专家综合评估建议，尚未完成接种程序者，接种单位免费续种其他公司合格疫苗。根据狂犬病发病特点，已完成接种程序者不需要补种。

2018 年 8 月 7 日，国家卫生健康委员会办公厅、国家药品监督管理局办公室联合发布了《接种长春长生公司狂犬病疫苗续种补种方案》。

2018 年 8 月 16 日，李克强主持召开国务院常务会议，听取长春长生公司问题疫苗案件调查情况汇报并作出相关处置决定。会议确定：①严惩违法犯罪行为，严肃追究责任。依据《中华人民共和国药品管理法》，由相关方面依职权没收长春长生公司所有违法所得并处最高罚款。同时对负有监管责任的地方政府和主管部门相关责任人严厉追责，以儆效尤。②抓好补种、保障合格疫苗供应、督促企业整改等后续工作。③抓紧完善相关法律法规，健全最严格的药品监管体系，完善疫苗全链条监管和电子追溯等制度，堵塞监管漏洞。

2018 年 10 月 12 日，国家药品监督管理局、国家卫生健康委、银保监会、吉林省人民政府会同有关部门制订并公布了《长春长生公司狂犬病问题疫苗赔偿实施方案》。

2018 年 10 月 16 日，国家药品监督管理局和吉林省药品监督管理局依法从严对长春长生公司违法违规生产狂犬病疫苗作出行政处罚。长春长生公司存在以下八项违法事实：一是将不同批次的原液进行勾兑配制，再对勾兑合批后的原液重新编造生产批号；二是更改部分批次涉案产品的生产批号或实际生产日期；三是使用过期原液生产部分涉案产品；四是未按规定方法对成品制剂进行效价测定；五是生产药品使用的离心机变更未按规定备案；六是销毁生产原始记录，编造虚假的批生产记录；七是通过提交虚假资料骗取生物制品批签发合格证；八是为掩盖违法事实而销毁硬盘等证据。国家药品监督管理局撤销长春长生公司狂犬病疫苗药品批准证明文件；撤销涉案产品生物制品批签发合格证，并处罚款 1 203 万元。吉林省药品监督管理局吊销其《药品生产许可证》；没收违法生产的疫苗、违法所得 18.9 亿元，处违法生产、销售货值金额三倍罚款 72.1 亿元，罚没款共计 91 亿元；此外，对涉案的高某等 14 名直接负责的主管人员和其他直接责任人员作出依法不得从事药品生产经营活动的行政处罚。涉嫌犯罪的，由司法机关依法追究刑事责任。在长春长生公司事件中，吉林检察机关依法批捕共计 18 人。

2019 年 6 月 29 日，人大常委会通过我国第一部《中华人民共和国疫苗管理法》，自 2019 年 12 月 1 日实施，旨在加强疫苗管理，保证疫苗质量和供应，规范预防接种，促进疫苗行业发展，保障公众健康，维护公共卫生安全。

（二）药品概况

吸附无细胞百白破联合疫苗接种后，可使机体产生免疫应答；用于预防百日咳、白喉、破伤风。

狂犬疫苗接种后，可刺激机体产生抗狂犬病病毒免疫力；用于预防狂犬病。

（三）总结

疫苗，是指为预防、控制疾病的发生、流行，用于人体免疫接种的预防性生物制品，包括免疫规划疫苗和非免疫规划疫苗。《中华人民共和国疫苗管理法》和《中华人民共和国药品管理法》具有同等的法律地位，从疫苗的研制、注册、生产、批签发、流通、预防接种、异常反应监测和处理、上市后管理、保障措施、监督管理等方面进行规范，并制定了比普通药品更加严厉的法律责任。

2019 年颁布实施的《中华人民共和国疫苗管理法》大幅度加大了对生产、销售假、劣疫苗的处罚力度。

生产、销售的疫苗属于假药的，由省级以上药品监督管理部门没收违法所得和违法生产、销售的疫苗以及专门用于违法生产疫苗的原料、辅料、包装材料、设备等物品，责令停产停业整顿，吊销药品注册证书，直至吊销药品生产许可证

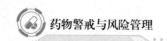

等，并处违法生产、销售疫苗货值金额 15 倍以上 50 倍以下的罚款，货值金额不足 50 万元的，按 50 万元计算。

生产、销售的疫苗属于劣药的，由省级以上药品监督管理部门没收违法所得和违法生产、销售的疫苗以及专门用于违法生产疫苗的原料、辅料、包装材料、设备等物品，责令停产停业整顿，并处违法生产、销售疫苗货值金额 10 倍以上 30 倍以下的罚款，货值金额不足 50 万元的，按 50 万元计算；情节严重的，吊销药品注册证书，直至吊销药品生产许可证等。

生产、销售的疫苗属于假药，或者生产、销售的疫苗属于劣药且情节严重的，由省级以上药品监督管理部门对法定代表人、主要负责人、直接负责的主管人员和关键岗位人员以及其他责任人员，没收违法行为发生期间自本单位所获收入，并处所获收入 1 倍以上 10 倍以下的罚款，终身禁止从事药品生产经营活动，由公安机关处 5 日以上 15 日以下拘留。

疫苗是一种特殊管理的药品，关系人民群众生命健康、公共卫生安全和国家安全。长春长生公司事件中，中国政府对人民群众生命健康高度负责，对药品安全质量监督工作高度重视，快速组织调查和补种工作、严惩违法企业和责任人员，不到一年时间制定出台了第一部《中华人民共和国疫苗管理法》，足以看出我国对疫苗监管的力度和决心。

疫苗的质量和安全，需要持有人、生产企业、疾病预防与控制机构、接种单位、监管部门共同努力，构建疫苗信任和政府公信力。政府部门应当严格规范疫苗的研制、注册、生产、批签发、流通、预防接种，加强异常反应监测和处理，及时救治和赔偿，确保疫苗接种安全，避免药害事件发生。

持有人应当建立健全疫苗全生命周期质量管理体系，制订并实施疫苗上市后风险管理计划，开展疫苗上市后研究，对疫苗的安全性、有效性和质量可控性进行进一步确证。持有人应对疫苗进行质量跟踪分析，持续提升质量控制标准，改进生产工艺，提高生产工艺稳定性，并规范疫苗的生产过程，严防假药、劣药的产生。

第三节 各种用药错误案例

一、用药错误

（一）事件经过

2016 年 4 月 27 日上午 9 时许，4 岁男童高某因发热胸痛两天为主诉来 A 医院就诊，储某主任决定给予输液治疗，在开具处方时，误将维库溴铵（肌松药）当成化痰药（氨溴索）开出。

中午 12 时 5 分左右，开始输液第三组（输入含有维库溴铵的液体），随即患儿头晕、视力模糊、出现重影、看不见东西、嘴唇发紫、口吐白沫，两三分钟后患儿呼之不应，停止呼吸并昏迷。

异常情况发生后，A 医院立即停药并抢救，患者家属同时拨打 120 急救，并转院至 B 医院，省、市儿科专家随后赶到现场，由于患儿病情严重，在 B 医院进行数小时的抢救，未能成功，患儿死亡。

4 月 30 日，某市医学会出具了《医疗事故技术鉴定书》。鉴定书显示，根据医患双方提供的相关资料，鉴定专家组认为：维库溴铵是致死的主要原因，不排除该药过敏致死（在未进行尸检的情况下），属于一级甲等医疗事故，院方负完全责任。

（二）药品概况

维库溴铵适应症：主要作为全麻辅助用药，用于全麻时的气管插管及手术中的肌肉松弛。

维库溴铵主要不良反应：神经肌肉阻断药之间可发生交叉过敏反应，故对曾有过敏史者使用维库溴铵应特别慎重。

维库溴铵药物相互作用：抗生素如氨基苷类、多肽类、酰氨青霉素类以及大剂量甲硝唑可增强维库溴铵效应。

（三）总结

用药错误是指在药物治疗过程中，医疗专业人员、患者不适当地使用药物，造成患者损伤的可预防事件。用药错误属于典型的人为风险，是药害事件中最应该避免的风险。用药错误导致的后果可能是致命的，尤其对于特殊人群，如孕产妇、婴幼儿、老年人、危重患者等。医师应当谨慎选择用药，药师应当严格审核和调配处方，医护人员应当密切关注药品不良反应，确保患者用药安全。

二、禁忌症用药

（一）事件经过

2013 年 2 月 7 日，周某甲之子周某乙因身体不适，周某甲带其到 A 医院就诊，A 医院的医生为周某乙测量了体温，并查看了咽喉后，在门诊日志上记载：2013 年 2 月 7 日，周某乙，男，11 岁，主要症状为发热、头痛、咽部充血，诊断为急性上呼吸道感染。医生开具了为期三天的口服药处方：尼美舒利分散片、柴黄颗粒、小儿双金清热口服液、头孢克肟干混悬剂。

2013 年 2 月 9 日，周某乙病情加重，周某甲又带周某乙到医生处就诊，被告知病重，需住院，周某乙于当天 9 时 17 分在 A 医院住院，主要诊断为颅内感染。11 时，因病情危重，医生与周某甲沟通后，周某甲同意转院。

2 月 9 日 12 时，周某乙转入 B 医院急诊科治疗；13 时，周某乙因惊厥待查，入住儿童重症监护病房；16 时 7 分，B 医院征得周某甲的同意后，为周某乙行腰椎穿刺术。

2 月 10 日，病程记录单医生分析诊断周某乙为：①严重脓毒症；②颅内感染；③中枢性呼吸衰竭；④颅高压综合征；⑤消化道出血；⑥低蛋白血症；⑦心肌损害。

周某乙一直在重症监护病房治疗。医院分别于 2 月 14 日、3 月 7 日给行腰椎穿刺术。3 月 7 日因病重医治无效死亡。

出院诊断：①病毒性全脑炎；②难治性惊厥持续状态；③颅高压综合征；④严重脓毒症；⑤中枢性呼吸衰竭；⑥多器官功能障碍综合征；⑦低蛋白血症；⑧急性阑尾炎；⑨局限性腹膜炎。

在 B 医院封存的周某乙的病历中：住院病案首页中手术、操作日期只记载了 2 月 9 日和 14 日的腰椎穿刺术；只有 2 月 9 日腰椎穿刺儿科特殊检查治疗知情同意书有周某甲的签字，其余两次没有知情同意书，医患沟通谈话记录也没有涉及腰穿的内容。

2013 年 6 月 3 日，因 A 医院的医生违规对周某乙开具了禁止 12 岁以下儿童使用的尼美舒利，某市卫生局对该医生作出了责令暂停 6 个月执业活动的行政处罚。

2015 年 7 月 15 日，某司法鉴定中心作出鉴定意见：

1. A 医院

（1）对医方医疗行为的评估：

①国家药品监督管理局于 2011 年 5 月即发出尼美舒利口服制剂使用警示：禁止用于 12 岁以下儿童；作为抗炎镇痛的二线用药，只能在至少一种其他非甾体类抗炎药治疗失败的情况下使用；适用症限于慢性关节炎（如骨关节炎等）的疼痛、手术和急性创伤后的疼痛、原发性痛经的症状治疗；最大单次剂量不超过 100mg，疗程不能超过 15 天，并应依据临床实际情况采用最小的有效剂量、最短的疗程，以减少药品不良反应的发生。医院给 11 岁的周某乙使用尼美舒利分散片，属于禁忌症用药。

②尼美舒利分散片、柴黄颗粒、小儿双金清热口服液均有退热作用和功效，如果同时服用属重复用药。

（2）因果关系及参与度：周某乙病初使用尼美舒利按照药物说明书相关规

定，存在用药违规，但与周某乙本次所患疾病的直接关系不大，对与疾病的发生发展有无间接关系尚不能确定。

2. B 医院

（1）对医方医疗行为的评估：

①医方的诊断思路正确：主要考虑患儿颅内感染（重型病毒性脑炎），伴顽固性惊厥及惊厥持续状态、颅内高压等。

②所进行的治疗过程中，医疗措施基本得当，无原则性错误。

（2）因果关系及参与度：

①周某乙原发病系病毒性脑炎（重症）可能性大，本病可有高热、抽搐、昏迷、肢体瘫痪、呼吸节律不整等表现，预后不良与原发病有密切关系。

②继发性阑尾炎及局限性腹膜炎可能源于周某乙病情危重，身体抵抗力下降，加之为治疗病毒性脑炎使用激素等，而持续顽固的惊厥发作可加重脑损害及继发感染，也是预后不佳的重要原因。

综上所述，A 医院对周某乙的诊疗行为有过错，医疗过错行为与患者损害之间有因果关系，过错为间接或诱发因素；B 医院对周某乙的诊疗行为无过错。

法院审理后认为，导致周某乙死亡的主要原因系其自身严重的疾病，次要原因系 A 医院、B 医院的过错。A 医院违规使用尼美舒利，存在过错，该过错与周某乙的病情加重有一定的因果关系，应承担相应的赔偿责任。B 医院在周某乙明显颅内高压且一直处于休克的情况下，特别是最后一次行穿刺术时，周某乙已属濒危状态，行 3 次腰椎穿刺术这种特殊检查，只有 1 次取得周某甲同意，另 2 次并无证据证明及时向周某甲说明相应的风险、替代方案等情况，并取得其书面同意，且腰椎穿刺术与加速周某乙的死亡存在因果关系，B 医院应当对此承担相应的赔偿责任。根据查明的事实，A 医院、B 医院的过错及其与周某乙死亡后果的因果关系，由 A 医院承担 20% 的赔偿责任、B 医院承担 15% 赔偿责任。

（二）药品概况

尼美舒利分散片为非甾体类抗炎药，仅在至少一种其他非甾体类抗炎药治疗失败的情况下使用；可用于慢性关节炎（如骨关节炎等）的疼痛、手术和急性创伤后的疼痛、原发性痛经症状的治疗。不良反应有胃灼热、恶心、胃痛、过敏性皮疹、晕、思睡、胃溃疡或肠胃出血以及史蒂文斯—约翰逊（Stevens Johnson）综合征。对尼美舒利过敏者禁用；有应用非甾体类抗炎药后发生胃肠道出血或穿孔病史的患者禁用；禁用于冠状动脉搭桥手术（CABG）围手术期疼痛的治疗；对尼美舒利具有肝毒性反应病史者禁用；患有活动性消化道溃疡/出血禁用，脑血管出血或其他活动性出血/出血性疾病者禁用，或者既往曾复发溃疡/出血的患者禁用；严重凝血障碍者禁用；严重心力衰竭患者禁用；严重肾功能损害患者禁用；肝功能损害患者禁用；12 岁以下儿童禁用。

柴黄颗粒适用于清热解毒；用于上呼吸道感染，感冒发热。

小儿双金清热口服液适用于疏风化湿，解毒消热，用于小儿外感发热初期，症见低热、咳嗽、咽红等。

（三）总结

周某乙的死亡虽然主要是自身疾病导致，但医疗机构也存在医疗过错。尼美舒利口服制剂对于 12 岁以下儿童禁用。禁忌症用药可分为中药用药禁忌和西药用药禁忌。中药用药禁忌包括中药配伍禁忌、妊娠用药禁忌、服药时的饮食禁忌等；西药用药禁忌包括妊娠期用药禁忌、儿童用药禁忌、运动员用药禁忌等。

医疗机构在救治患者时，应当规范诊疗行为，合理选择药物，尽可能避免医疗过错和药物损害。此外，医务人员在诊疗活动中应当向患者如实说明疾病情况和医疗措施，做好与患者和家属的沟通交流，需要实施手术、特殊检查、特殊治疗的，医务人员应当及时向患者和家属说明医疗风险、替代医疗方案等情况，并取得其书面同意，尊重患者和家属意愿，避免法律纠纷。

三、配伍禁忌用药

（一）事件经过

2017 年 2 月 15 日至 2 月 22 日，周某因颈椎病、腰椎间盘突出症继发而在 A 医院住院治疗并检查，经入院检查和相关体检后，周某除颈部、腰部前屈后伸及旋转活动受限外，其主要脏器功能均未见明显异常，检查报告单也无贫血的诊断。

2017 年 3 月 10 日至 11 日，王某西医内科诊所诊断周某气血不足，以贫血收治，并在对周某进行治疗过程中开具了黄芪注射液、丹参注射液、盐酸川芎嗪注射液、维生素 B_1、维生素 B_{12}、葡萄糖酸钙注射液等中药制剂，并混合配伍为周某进行静脉滴注治疗，而以上药物说明【注意事项】中有"不宜在同一容器中与其他药物混用"的提示；王某开具的处方中证实其使用维生素 B_1 注射液、维生素 B_{12} 注射液给周某进行了静脉滴注，但以上两药说明书明确规定只限于肌肉注射不得静脉推注或静脉滴注，且维生素 B_1 注射液肌肉注射剂量为 50 ~ 100mg/次，维生素 B_{12} 注射液肌肉注射剂量为 0.025 ~ 0.1mg/日，而王某开具的处方笺及治疗处置单内容为：维生素 B_1 注射液达到 300mg，维生素 B_{12} 注射液达到 500mg 静脉滴注，王某的诊疗行为存在严重超说明书用药及超剂量用药。

2017 年 3 月 11 日，王某在周某静脉滴注最后一组药水剩余三分之二时出现浑身发冷的症状后停止了滴注，并给其进行静滴 20mg 地塞米松，在周某发冷症状消失后休息十分钟左右即让周某离开了诊所。

2017年3月12日早上9时左右，王某在接到周某电话得知其浑身无力的情况下仅告知其在家熬制生姜水和西洋参水喝，在中午13时许得知周某胸闷气短时，仅告知其在家吸氧气、吃速效救心丸，而未对患者采取急救措施，周某于当日16时死亡。

《尸体病理解剖报告》认为：死者因轻度慢性心肌炎、心内膜炎、右心混合型血栓形成，肺动脉栓塞致急性心功能不全死亡。

2018年3月28日，某司法鉴定所出具鉴定意见：①王某的诊疗行为与周某死亡的结果之间存在因果关系，该因果关系为共同因果关系。医疗过错行为与周某疾病死亡结果之间属于同等作用力。医疗行为在损害结果中的参与度为45%～55%。②王某对周某实施诊疗行为存在过错。

法院审理后认为：王某严重超说明书用药、超剂量用药，及违反配伍禁忌用药，无适应症用药的医疗行为严重违反诊疗护理规范与常规，已符合可推定过错的情形，应当承担相应责任。证据可以证实周某因右心混合型血栓形成，肺动脉栓塞致急性心功能不全死亡，而血栓的形成可排除其自身器质性病变的原因，与外源性用药有直接因果关系，王某的过错行为是导致周某死亡的直接原因；且因王某在诊疗活动中存在严重超剂量、超适应症用药的行为，违反严禁混合配伍的规定直接导致周某出现药物反应，仅对其静滴20mg地塞米松，在周某发冷症状消失后休息十分钟左右后即让周某离开了诊所，而未留院观察24小时，且在得知周某胸闷气短时，仅告知其在家吸氧气、吃速效救心丸，而未对其采取急救措施，放任周某死亡结果的发生，王某的行为与周某死亡结果的发生之间存在直接因果关系。法院最终判决王某西医内科诊所承担完全的过错责任并承担全部赔偿责任。

（二）药品概况

黄芪注射液用于益气养元，扶正祛邪，养心通脉，健脾利湿；用于心气虚损、血脉瘀阻之病毒性心肌炎、心功能不全及脾虚湿困之肝炎。不良反应有过敏反应，可累及呼吸系统、心血管系统、消化系统、皮肤及其附件、神经系统等。过敏体质者禁用，孕妇、新生儿、婴儿禁用，有热象者，表实邪盛、气滞湿阻、食积内停、阴虚阳亢、痈疽初起或溃后热毒尚盛等证以及"心肝热盛，脾胃湿热"者禁用。严禁混合配伍，谨慎联合用药。

丹参注射液用于活血化瘀，通脉养心；用于冠心病胸闷，心绞痛。不良反应有过敏反应、全身性反应，可累及皮肤及其附件、呼吸系统、心血管系统、消化系统、精神及神经系统等。过敏或严重不良反应病史者禁用，孕妇、新生儿、婴儿禁用，月经及有出血倾向者禁用。严禁混合配伍，谨慎联合用药。

盐酸川芎嗪注射液用于闭塞性脑血管疾病如脑供血不全、脑血栓形成、脑栓塞及其他缺血性血管疾病如冠心病、脉管炎等。不良反应有穴位注射刺激性较强。脑出血及有出血倾向的患者禁用，过敏者禁用。不宜与碱性注射剂一起配伍。

葡萄糖酸钙注射液适应症：①治疗钙缺乏，急性血钙过低、碱中毒及甲状旁腺功能低下所致的手足搐搦症。②过敏性疾患。③镁中毒时的解救。④氟中毒的解救。⑤心脏复苏时应用（如高血钾或低血钙，或钙通道阻滞引起的心功能异常的解救）。不良反应有全身发热、高钙血症。过敏者禁用、应用强心苷期间禁止使用、高血钙症患者禁用。禁与氧化剂、枸橼酸盐、可溶性碳酸盐、磷酸盐及硫酸盐配伍。

（三）总结

药品的配伍禁忌是指药物在体外配伍，直接发生物理性的或化学性的相互作用会影响药物疗效或发生毒性反应，一般将配伍禁忌分为物理性的（不多见）和化学性的（多见）两类。中药注射剂一般应单独使用，严禁混合配伍，谨慎联合用药。中药注射剂的不良反应发生率比较高，联合使用风险更大。

用药错误药害事件中，超适应症用药、超剂量用药、配伍禁忌用药比较常见，本事件三种情况并存，并且未采取正确的急救措施，导致了患者死亡的严重后果。临床使用药品应当严格遵循药品说明书，按照适应症/功能主治，科学合理用药，严禁违反配伍禁忌用药，用药过程中一定要密切关注患者，一旦出现不良反应必须及时对症救治。

四、超说明书用药

（一）事件过程

庄某因咳嗽、咳白痰 4 天，于 2013 年 3 月 30 日在 A 医院住院治疗。查体：咽充血，扁桃体 I 度肿大。入院给予头孢孟多抗感染、氨溴索化痰、胸腺五肽增强免疫，于 2013 年 4 月 4 日出院。出院诊断：①双肺肺炎；②先天性心脏病：动脉导管未闭；③类风湿性关节炎；④干燥综合征；⑤左膝关节退行性骨关节病。出院医嘱：遵风湿免疫科医嘱，规律服药，并于服药 1 周后至风湿免疫科门诊就诊等。出院带药：甲氨蝶呤片 10mg，口服，1/周（上午服用）等。

2013 年 4 月 15 日，庄某在 B 医院就诊。主诉：咳嗽、咳痰十天余。入院后予抗感染、止咳化痰、抗干燥综合征、调节免疫、护胃、活血化瘀等综合治疗。出院时间 2013 年 4 月 27 日，出院情况：患者诉咳嗽、咳痰好转，无发热，偶有胸闷、气急，精神、睡眠、食欲好，大小便正常，双下肢无水肿。出院诊断：

①双肺肺炎；②先天性心脏病：动脉导管未闭；③干燥综合征；④类风湿性关节炎。出院医嘱：①出院带药：叶酸片（5mg，口服，1/晚），甲氨蝶呤片（10mg，口服，1/日）……②××患者的建议：清淡饮食，避免感冒，适量运动，按时服药；③复诊时间：1 周后门诊复查，不适随诊。

2013 年 5 月 2 日，庄某在 C 医院住院治疗，主诉：右侧股部外侧大面积红斑、脱屑 6 天，加重伴恶寒发热 3 天。初步诊断：①皮肤大面积红斑斑疹查因：药疹；②类风湿性关节炎；③干燥综合征；④先天性心脏病。2013 年 5 月 4 日 13：14 会诊记录：考虑药物所致骨髓抑制反应，建议：予对症治疗。

2013 年 5 月 9 日，庄某出院后死亡。

法院审理认为：B 医院每周使用 70mg 甲氨蝶呤，共使用了 2 周多，属于超剂量使用，其骨髓抑制作用和免疫抑制作用也会更强。患者 2013 年 4 月 15 日在 B 临床部开始服用甲氨蝶呤 10mg，1 次/日，4 月 16 日血常规正常，在服用该药后第 18 天，因不适入住 C 医院，血常规显示全血细胞减少，符合细胞毒药物对骨髓抑制的病程。根据现有的临床资料，推测庄某系超剂量服用甲氨蝶呤后严重骨髓抑制和免疫抑制致肺部感染、感染性休克、弥漫性血管内凝血、多脏器功能衰竭而死亡。

庄某在 B 医院诊疗过程中存在的过错主要体现在：超剂量用药，治疗类风湿关节炎的甲氨蝶呤片的剂量为 10mg/天，连续服用，故每周用量 70mg，明显超过规定剂量 10mg，属于超剂量用药；未有证据显示超说明书用药已备案；患者或者家属签字的知情同意书，病程记录中也没有见到甲氨蝶呤超量使用的适应症的记载，医方违反了医疗规范。庄某在 C 医院诊疗过程中存在的过错主要体现在：患者未给予隔离，违反医疗规范；患者入院后体温测定未见发热，所以未行血培养，医方曾经开医嘱查血培养，后因为体温未超过限定的程度而未做；患者长期服用糖皮质激素，入院后加量，不发热，但是不表明没有感染，医方错过了查找病原菌的机会，违反了诊疗规范。

根据各方对于庄某损害后果所负原因力的大小，并考虑患者因素以及死亡原因是基于推测的事实，法院最后判决 B 医院和 C 医院对于庄某死亡后果分别应承担 90% 和 5% 的赔偿责任。

（二）药品概况

甲氨蝶呤片适应症：各型白血病，特别是急性淋巴细胞白血病，恶性淋巴瘤、非何杰金氏淋巴瘤和蕈样肉芽肿、多发性骨髓瘤；头颈部癌、肺癌、各种软组织肉瘤、银屑病；乳腺癌、卵巢癌、宫颈癌、恶性葡萄胎、绒毛膜上皮癌、睾丸癌。

甲氨蝶呤片不良反应：胃肠道反应，肝功能损害、高尿酸血症肾病，咳嗽、气短、肺炎或肺纤维化，骨髓抑制、脱发、皮肤发红、瘙痒或皮疹等。

甲氨蝶呤片用法用量：口服成人一次 5~10mg（2~4 片），一日 1 次，每周 1~2 次，一疗程安全量 50~100mg（20~40 片）。

（三）总结

超说明书用药包括超适应症用药和超剂量用药。《类风湿关节炎诊断及治疗指南》记载："甲氨蝶呤：每周一次，必要时可与其他 DMARDs 联用；常用剂量为 7.5~25mg/周。"但由于甲氨蝶呤片说明书未标明适用于风湿性关节炎，本事件属于超说明书用药，不仅超适应症而且超剂量，最终导致患者死亡。

超适应症用药是指超出药品说明书所标明的适应症范围而用药的行为。超适应症用药可以为探索药物的更多功能提供途径，但也会引发"超适应症推广"的乱象，给用药安全带来医学上和法律上的双重隐患。超说明书药物须经所在医疗机构药事管理与药物治疗学委员会和伦理委员会批准并备案后方可实施。实施已备案的超说明书用药，应向患者或家属、监护人告知用药理由、治疗方案、预期效果以及可能出现的风险，征得患者或其家属的同意。在超适应症用药的过程中，一定要特别关注患者是否发生不良反应，并及时救治，避免出现伤亡，否则民事纠纷在所难免。

药品的使用应遵循药品说明书的最大日剂量、《中国药典》的中药饮片用量，超过规定剂量使用药品就是药物过量（Overdose），会增加药品不良反应的发生率，导致中毒、脏器损伤和衰竭，甚至死亡。对含有可能导致严重不良反应药物成分的药品，一定要注意用法用量，避免药物过量导致的损害。

五、重复用药

（一）事件经过

22 岁女子区某，近日觉得身体特别不舒服，全身乏力，工作没精神，吃睡不好。后来照镜子时发现皮肤、眼珠子变黄了，急忙来医院急诊。急诊医生首先怀疑急性病毒性肝炎，区某说自己体检过，没有乙肝，而且打过乙肝疫苗，去年还补种了疫苗。后来，经过询问，区某说自己这几天有些感冒，刚开始只吃必理通，好像效果不是很好，还有发烧，人也累，后来又买了感冒灵颗粒和头孢拉定，三种药一起吃了，每种药买了两盒，前后吃了 5 天时间，已经差不多吃完了。

区某先抽血化验肝肾功能、电解质、血常规、凝血指标，做了腹部 B 超，还拍摄了胸片。检查结果显示区某的肝功能提示转氨酶显著升高，达到了 900U/L（正常 0~40V/L），而且胆红素也明显升高。腹部 B 超没有看到明显异常，没有胆囊结石、胆囊炎，肝脏也不大，没有肝癌、肝硬化等表现。此外肾功能、血常规、凝血指标等还算正常。

区某入院治疗后，给予护肝退黄、改善循环等对症支持治疗。入院第 3 天情况就急转直下。复查的肝功能转氨酶开始下降，但是胆红素持续上升。伴随胆酶分离的还有凝血指标异常，凝血酶等指标都升高了，凝血系统也出现问题。当天下午区某意识就不好，精神更差了，回答问题时答非所问，昏昏欲睡。

由于区某肝功能衰竭，大脑也有影响，凝血指标也不好，肾脏也快不行了，多器官功能衰竭。马上转入 ICU 做了人工肝血浆置换和血液滤过等治疗，气管插管上了呼吸机。后来区某休克，血压降低，不得不使用大剂量的升压药维持血压。自此，区某的肝脏、心脏、大脑、肾脏、胃肠道、凝血系统等都崩溃了。经过 48 小时抢救，区某最终心跳呼吸停止，抢救无效而死亡。

综合所有检查指标，纵观区某前后的病史、临床表现，最有可能导致其死亡的是对乙酰氨基酚过量导致的药物性肝损伤、肝衰竭。

（二）药品概况

对乙酰氨基酚适应症：用于普通感冒或流行性感冒引起的发热，也用于缓解轻至中度疼痛如头痛、关节痛、偏头痛、牙痛、肌肉痛、神经痛、痛经。

对乙酰氨基酚不良反应：偶见皮疹、荨麻疹、药热及粒细胞减少。长期大量用药会导致肝肾功能异常。

对乙酰氨基酚禁忌：严重肝肾功能不全者禁用。

对乙酰氨基酚注意事项：不能同时服用其他含有解热镇痛药的药品（如某些复方抗感冒药）。

必理通（对乙酰氨基酚片）一片有 0.5g 对乙酰氨基酚，12 岁以上儿童及成人一次 1 片，若持续发热或疼痛，可间隔 4 ~ 6 小时重复用药一次，24 小时内不得超过 4 次，即最大日剂量 2g。而感冒灵的主要成分也是对乙酰氨基酚，每袋有 0.2g 对乙酰氨基酚，一次 1 袋，一日 3 次。

（三）总结

重复用药是指无正当理由为同一患者同时开具 2 种以上药理作用相同的药物。导致重复用药主要原因包括：药名繁多、一药多名、中西药联用等。事件中必理通是西药、感冒灵是中成药，从商品名上都无法看出含有对乙酰氨基酚，容易重复用药导致药品不良反应的发生，造成身体损伤甚至危及生命。同时服用多种药物时，一定要确认是否存在有效成分的叠加，避免重复用药造成身体损伤。尤其是西药和中成药联用时，一定要注意中成药中是否含有同种西药成分，避免重复用药导致的身体损伤。

六、药物相互作用

(一) 事件经过

1984 年 3 月 4 日 23 时 30 分，美国女孩 Libby 因为高热和咽痛，到医院急诊室求治。就在一个月前，她拔了牙。此后不久，出现一系列身体不适。家庭医生认为，这只是拔牙后的正常反应，为其开了抗生素和止吐药。但 Libby 的病情持续进展，出现寒战、肌肉痛、关节痛等，体温一度飙升至 41℃。

接诊 Libby 的两位医生 Luise Weinstein 和 Gregg Stone，都是在该院急诊室轮转的住院医师。经过一系列的病史询问、体格检查和实验室检查，两位住院医师对 Libby 的病情没有把握，只给出了"病毒感染"的初步诊断。

可能是因为 Libby 在问诊期间透露自己有抑郁症病史，也可能是在体格检查期间，她表现出较为强烈的不适感和情绪激越，两人一致认为她对自己的症状过分在意。于是，他们在诊断后，加了一句"歇斯底里症状"（Hysterical Symptoms），并在请示上级医师 Raymond Sherman 后，决定先给予 Libby 哌替啶，治疗情绪激越和疼痛，处方对乙酰氨基酚用于退烧，并予以静脉补液以缓解脱水。

3 月 5 日凌晨 3 点 30 分，Libby 被注射哌替啶。随后两名医生迅速离去，只留下护士看管 Libby。凌晨 4 点，Libby 的激越突然加重，出现意识混乱。她在床上不断挣扎。

Luise 在电话中嘱咐护士，采取物理约束手段以保护 Libby，还给她处方了抗精神病药物氟哌啶醇，以尝试再次"镇静"。

凌晨 4 点 30 分，Libby 安静下来。她的意识也逐渐清晰，甚至可以遵从护士指令，口服退热药。护士解除了物理约束。

6 时许，Libby 再次出现严重激越，体温升至 42℃。在护士催促下，Luise 匆忙赶来，尝试用冰毯降温。

6 时 30 分，Libby 心脏骤停。医生尽全力抢救，无力回天。

从 Libby 走入急诊室到她去世，仅仅 6 个多小时。

几年后，医学界对 Libby 的死因达成共识。她在入院前服用了抗抑郁药物苯乙肼。入院后使用哌替啶，导致药物相互作用，诱发严重的五羟色胺综合征（5-HT 综合征）。这也解释了 Libby 为何出现激越、高热。

(二) 药品概况

哌替啶适应症：强效镇痛药，适用于各种剧痛，如创伤性疼痛、手术后疼痛、内脏绞痛，应与阿托品配伍应用。

哌替啶不良反应：耐受性和成瘾性程度介于吗啡与可待因之间，一般不应连续使用；治疗时可出现轻度的眩晕、出汗、口干、恶心、呕吐、心动过速及直立性低血压等。

哌替啶禁忌症：室上性心动过速、颅脑损伤、颅内占位性病变、慢性阻塞性肺疾患、支气管哮喘、严重肺功能不全等禁用。严禁与单胺氧化酶抑制剂同用。

哌替啶注意事项：务必在单胺氧化酶抑制药（如呋喃唑酮、丙卡巴肼等）停用 14 天以上方可给药。

苯乙肼有抗抑郁作用，用于治疗抑郁症，缓解心绞痛，属于单胺氧化酶抑制剂。不良反应有体位性低血压、头晕、头痛、口干、便秘、恶心、视物模糊、焦躁不安、失眠、周围性神经炎、排尿困难、皮疹、性功能障碍、食欲异常、体重增加、白细胞减少和肝功能损害等，严重者可致高血压危象。肾功能减退及癫痫患者慎用，肝功能不良者禁用。我国目前未生产和使用苯乙肼。

5-HT 综合征是一种可预见的中枢神经系统（CNS）受体和外周 5-羟色胺受体被 5-羟色胺过度激活的结果，临床症状包括：精神状态和行为改变（轻躁狂、激越、意识混乱、定向障碍、酩酊状态）；运动系统功能改变（肌阵挛、肌强直、震颤、反射亢进、踝阵挛、共济失调）；植物神经功能紊乱（发热、恶心、腹泻、头痛、颤抖、脸红、出汗、心动过速、呼吸急促、血压改变、瞳孔散大）。

（三）总结

药物相互作用（Drug Interaction，DI）是指患者同时或在一定时间内先后使用（相同或不同途径）两种或两种以上药物所出现的复合效应，可使药效加强或副作用减轻，也可使药效减弱或出现不应有的毒副作用。药动学相互作用主要由药物在吸收、分布、代谢和排泄方面的相互影响引起。药物相互作用的后果包括期望的（Desirable）、无关紧要的（Inconsequential）和有害的（Adverse）三种，其中无关紧要的占绝大多数。用药时，应当对有害的药物相互作用严加注意，避免出现严重的危害后果。

临床联合用药时，应注意利用各种药物的特性，充分发挥各个药物的药理作用，以达到最好的疗效和最少的药品不良反应，尽可能降低风险提高获益，避免联合用药导致的药害事件发生。

第四节 药物滥用案例——奥施康定

一、事件经过

1939 年前后，羟考酮进入美国，成为当时常用的口服止痛药之一。它的优点在于吸收迅速，见效快，但药效只能持续 4~6 个小时。

1995 年，萨克勒家族 100% 持股的制药公司——普渡制药看中了羟考酮简单的合成技术，以及十分低廉的成本，决定将美施康定中的缓释专利 Contin 部分保留，再将硫酸化吗啡换成羟考酮。于是，普渡制药研发出阿片类止痛药"奥施康定"（OxyContin）。

1996 年起，为了追求更多的利润，普渡制药开始了一项渗透至美国政治和医疗内部，并长达十几年之久的"药品营销"。为推广奥施康定，普渡制药故意模糊了疼痛和用药之间的临界点。奥施康定中缓解疼痛的物质来自从罂粟中提取的生物碱，由于成瘾性，医生对其信任程度不高。然而，据现有资料，普渡制药为让医生开药给患者，重金收买了知名疼痛专家，让专家从重新定义疼痛、善待疼痛的角度发表导向理论，使"患者有权根据自身情况，提出适当的用药要求"。普渡制药又从学术期刊的角落里断章取义出一句"不易成瘾"，以此为据用话术包裹虚假宣传，使医生相信了所谓安全性和有效性。

1996 年至 2003 年，处方阿片类药物奥施康定的最高剂量，从 10mg 逐步上升为 160mg，在奥施康定以前，口服羟考酮的剂量一般比较低，每片从 2.5mg 到 10mg 不等，还常和非阿片类镇痛药做成复方片剂。

2000 年，奥施康定的年销量额达到十亿美元。

2001 年，FDA 对奥施康定作出"黑框警告"，意味着奥施康定存在严重甚至危及生命的风险。

2002 年底，奥施康定每周的销售额就超过 3 000 万美元，年销售额超过 20 亿美元。

2003 年，弗吉尼亚州的地方检察官发现，该州大量刑事案件都与奥施康定相关，并开始着手调查。

2007 年，弗吉尼亚州检察官首次起诉普渡制药，认为其在推广奥施康定时，使用了"奥施康定成瘾性低于其他止痛药"的错误标语；同时引导培训销售代表，在阿片类药物风险问题上误导医生。普渡制药承认了指控，并支付了 6.3 亿美元的和解金，以免于被起诉。但奥施康定的销量却并未因此而降低。

2008 年，奥施康定的年销售额超过了 30 亿美元。

2009 年，全美约有 120 万次急症就诊和阿片类药物滥用有关，和 2004 年相比上升超过 98%，数量甚至超过了海洛因、可卡因等非法毒品。

2011 年，由于关于阿片类药物滥用的问题被相继曝出，奥施康定在北美的销量下滑超过 40%，萨克勒家族也开始将奥施康定销售转向亚洲和欧洲市场。

2015 年，全美超过 1/3 的成年人（9 800 万人）服用过阿片类药物。2016 年，死于处方类阿片类药物的人数上升至 17 087 人。

2019 年，全美各州民众在多个萨克勒家族资助的博物馆进行抗议，之后各州又相继爆发了"反萨克勒家族"的抗议示威游行，要求政府严查普渡制药，并撤市奥施康定。全美 28 个州政府对普渡制药发起联合诉讼，其诉讼案件超过 1 600 起。美国司法部对普渡制药和萨克勒家族发起多项联邦控诉，并提出了 100 亿美元的罚金。

2019 年 4 月，普渡制药申请破产保护。萨克勒家族提出和解协议："萨克勒家族将交出普渡公司，并赔偿 30 亿美元现金，到 2030 年付清。"但该协议被司法部当场驳回。

2019 年 8 月，萨克勒家族公开声明：和解协议必须保证萨克勒家族成员不受诉讼，否则萨克勒家族将"用尽一切手段为自己辩护"，进而"公司和家族的资产将被律师费所吞噬，而不是用于帮助解决危机"。

2020 年 10 月 23 日，在历经多次谈判后，萨克勒家族承认了美国司法部的三项联邦控诉，并同意支付 83 亿美元的罚金达成和解协议。普渡制药宣告破产。萨克勒家族中没有一人受到指控。最饱受争议的协议条款仍然存在。和之前一样，萨克勒家族将免受因奥施康定及其他普渡止痛药产生的任何诉讼。

二、药品概述

奥施康定（盐酸羟考酮缓释片）用于缓解持续的中度到重度疼痛。可能出现阿片受体激动剂的不良反应，产生耐受性和依赖性。常见不良反应有：便秘（缓泻药可预防便秘）、恶心、呕吐、头晕、瘙痒、头痛、口干、多汗、思睡和乏力。如果出现恶心和呕吐反应，可用止吐药治疗。服药过量可能发生呼吸抑制、血压降低、颅脑损伤等。

盐酸羟考酮缓释片属于我国特殊管理的麻醉药品，是一种吗啡类的阿片类物质激动剂。与用于镇痛的吗啡和其他阿片类药物一样，盐酸羟考酮缓释片存在滥用和非法流弊的可能。有报道奥施康定可通过碾碎、咀嚼、吸食或注射溶解本品的溶液等方法而被滥用，这些做法会导致阿片药物发生无法控制的释放，会对滥用者造成较大危险，可能会导致药物过量和死亡。

三、总结

羟考酮类麻醉药品用于非癌症慢性疼痛治疗时，应遵循强阿片类药物在慢性非癌痛治疗中的指导原则的各项规定。当医师开处方或药师发药时，应考虑是否会增加误用、滥用或流弊的风险性。

中国对麻醉药品和第一类精神药品的管控非常严格。具有麻醉药品和第一类精神药品处方资格的执业医师，根据临床应用指导原则，对确需使用麻醉药品或者第一类精神药品的患者，应当满足其合理用药需求。对麻醉药品和第一类精神药品处方，处方的调配人、核对人应当仔细核对，签署姓名，并予以登记；对不符合规定的，处方的调配人、核对人应当拒绝发药。

麻醉药品和精神药品的滥用会给个人、家庭和社会带来巨大灾难，必须从生产、经营和使用等环节加强管控，防止流弊，杜绝药物成瘾导致的悲剧发生。

附　录

药物警戒重要术语表

术语简称	术语全称	中文译名
ADE	Adverse Drug Event	药品不良事件
ADR	Adverse Drug Reaction	药物不良反应/药品不良反应
AE	Adverse Event	不良事件
CCDS	Company Core Data Sheet	公司核心数据表
CCSI	Company Core Safety Information	核心安全信息
DI	Drug Interaction	药物相互作用
DIBD	Development International Birth Date	国际研发诞生日
DLP	Data Lock Points	数据锁定点
DSUR	Development Safety Update Report	研发期间安全性更新报告
FAERS	FDA Adverse Event Reporting System	FDA 药品不良事件报告系统
GCP	Good Clinical Practice	药物临床试验质量管理规范
GVP	Good Pharmacovigilance Practices	药物警戒质量管理规范
HLGT	High Level Group Term	高位组语
HLT	High Level Term	高位语
IB	Investigator's Brochure	研究者手册
IBD	International Birth Date	国际诞生日
ICH	The International Council for Harmonisation of Technical Requirements for Pharmaceuticals for Human Use	人用药品技术要求国际协调理事会
ICSR	Individual Case Safety Report	药品个例安全性报告
LLT	Lowest Level Term	低位语
MAH	Marketing Authorization Holder	药品上市许可持有人
ME	Medication Error	用药错误

（续上表）

术语简称	术语全称	中文译名
MedDRA	Medical Dictionary for Regulatory Activities	监管活动医学词典
MGPS	Multi-Item Gamma Poisson Shrinker	多项式伽玛泊松缩检法
PASS	Post-Authorisation Safety Study	上市后安全性研究
PBRER	Periodic Benefit-Risk Evaluation Report	定期获益—风险评估报告
PRR	Proportional Reporting Ratio	比例报告比值法
PSUR	Periodic Safety Update Report	定期安全性更新报告
PT	Preferred Term	首选语
PV	Pharmacovigilance	药物警戒
REMS	Risk Evaluation and Mitigation Strategy	风险评估和缓解策略
RMP	Risk Management Plan	风险管理计划
RSI	Reference Safety Information	安全性参考信息
SAE	Serious Adverse Event	严重不良事件
SAR	Serious Adverse Reaction	严重不良反应
SOC	System Organ Class	系统器官分类
SUSAR	Suspected Unexpected Serious Adverse Reaction	可疑且非预期严重不良反应
UMC	Uppsala Monitoring Centre	乌普萨拉监测中心
WHO-ART	World Health Organization Adverse Reaction Terminology	世界卫生组织不良反应术语集

参考文献

1. 曾繁典. 药品风险管理. 药物流行病学杂志, 2009 (5): 307 –311.

2. RAWLINS M D, FRACCHIA G N, RODRIGUEZ-FARRé E. EURO-ADR: Pharmacovigilance and research. A European perspective. Pharmacoepidemiology & drug safety, 1992 (5): 261 –268.

3. BEGAUD B, GLOSSARY. Methodological approaches in pharmacoepidemiology. Amsterdam: Elsevier Science Publishers B. V., 1993: 157 –171.

4. 孙钰. 药物警戒的起源、发展与展望. 药物流行病学杂志, 2010 (8): 454 –461.

5. 彭丽丽, 王丹, 沈璐, 等. 药物警戒的起源与发展. 中国药物警戒, 2016 (7): 410 –413.

6. 陈易新. WHO关于药物警戒中心建立与运行工作指南. 中国药物警戒, 2007 (3): 129 –131, 145.

7. 夏芸, 韩梅, 刘建平. 国际药品不良反应信息资源介绍. 中国药物警戒, 2010 (1): 16 –19.

8. 徐向阳, 毛睿, 任贤. 国际药物警戒开展现状对我国药品风险管理的启示. 药品评价, 2012 (2): 32 –35, 39.

9. 刘晶, 谢雁鸣, 盖国忠, 等. 药品不良反应术语集WHOART与MedDRA的应用探析. 中国中药杂志, 2015 (24): 4728 –4733.

10. WHO. The importance of pharmacovigilance. https://www.who.int/publications/i/item/10665 –42493.

11. 张威, 卫付茜, 杨悦. 乌普萨拉监测中心VigiBase数据库研究. 中国药物警戒, 2020 (10): 676 –680.

12. 迟立杰, 陈晨鑫, 郑轶, 等. 国外主要自发呈报系统数据库分析及应用. 中国药物警戒, 2021 (12): 1144 –1147.

13. 胡歆雅, 梁玉清, 曾亚莉, 等. 中美药物警戒制度的比较研究. 中国合理用药探索, 2020 (2): 21 –25.

14. 王涛, 王丹, 董铎, 等. 美国药物警戒体系浅析及对我国的启示. 医药导报, 2017 (4): 361 –365.

15. 何昕柽，梁毅. 国内外药物警戒制度的比较研究. 中国药物评价，2021（3）：250 – 254.

16. 胡歆雅，梁玉清，曾亚莉，等. 中欧药物警戒制度的比较研究. 中国合理用药探索，2020（1）：19 – 23.

17. 张桂菊，初晓艺，田月洁，等. 欧盟药物警戒体系对我国的启示. 中国药物警戒，2015（10）：593 – 596.

18. 国家药品监督管理局药品评价中心. 欧盟药物警戒质量管理规范. 天津：天津科学技术翻译出版有限公司，2020.

19. 赵婷婷，赵建中，马立权，等. 浅析日本药物警戒体系及其启示. 中国临床药理学杂志，2020（20）：3387 – 3392.

20. 李宗阳，敬赟鑫，李彩霞，等. 国外典型药物警戒数据库研究及经验借鉴. 中国药物评价，2021（4）：265 – 273.

21. 宋莉，张宝库. 美、法两国药物警戒体系简介及对我国的启示. 中国药房，2009（14）：1043 – 1045.

22. 赵婷婷，赵建中，马立权，等. 德国药物警戒体系及对我国的启示. 中国临床药理学杂志，2020（16）：2591 – 2594，2600.

23. 卢玉美. 印度药物警戒系统概述. 中国药物警戒，2012（7）：413 – 417.

24. 林志健，张晓朦，张冰，等. 印度传统医学药物警戒体系概况与实践. 实用药物与临床，2018（3）：354 – 358.

25. PMDA. Services of PMDA. http：//www. pmda. go. jp/english/about—pmda/outline/0006. html.

26. MANN R D, ANDREWS E B. Pharmacovigilance. 2nd ed. New Jersey：John Wiley&Sons, Ltd. , 2007：14, 17 – 19, 25 – 33, 388 – 391.

27. FDA. Center for drug evaluation and research. https：//www. fda. gov/about-fda/fda-organization/center-drug-evaluation-and-research-cder.

28. FDA. Office of surveillance and epidemiology（OSE）-divisions. https：//www. fda. gov/about-fda/center-drug-evaluation-and-research-cder/office-surveillance-and-epidemiology-ose-divisions.

29. MANN R D, ANDREWS E B. Mann's pharmacovigilance. 3rd ed. New Jersey：Wiley Blackwell, 2014.

30. MICHAEL K, JULIA S, CHRISTOPH K. Pharmacovigilance in the European Union. Wiesbaden：Springer Berlin Heidelberg, 2017.

31. 杜晓曦. 药品不良反应监测与监管. 北京：中国医药科技出版社，2013.

32. 王丹，任经天，董铎，等. 药品不良反应监测年度报告十年趋势分析. 中国药物警戒，2020（5）：276 – 283.

33．曾繁典，郑荣远，詹思延，等．药物流行病学．北京：中国医药科技出版社，2016．

34．国家药品不良反应监测中心．2021年国家药品不良反应监测年度报告．2022－03－30．

35．全国人民代表大会常务委员会．中华人民共和国药品管理法．2019－12－01．

36．卫生部．药品不良反应报告和监测管理办法．2011－05－04．

37．国家食品药品监督管理局．关于印发药品定期安全性更新报告撰写规范的通知．2012－09－06．

38．国家药品不良反应监测中心．关于印发《药品定期安全性更新报告审核要点（试行）》的通知．2012－11－23．

39．国家药品监督管理局药品审评中心．关于发布《药物临床试验期间安全性数据快速报告的标准和程序》的通知．2018－05－01．

40．国家药品监督管理局药品审评中心．关于发布《药物临床试验期间安全性数据快速报告常见问答（1.0版）》的通知．2019－04－11．

41．国家药品监督管理局药品审评中心．关于发布《药物临床试验期间安全信息评估与管理规范（试行）》的通告．2020－07－01．

42．国家药品监督管理局药品审评中心．关于发布《药物临床试验期间安全性数据快速报告常见问答（2.0版）》的通告．2023－03－17．

43．国家药品监督管理局药品审评中心．关于发布《药物临床试验期间安全性信息汇总分析和报告指导原则（试行）》的通告．2023－03－17．

44．国家药品监督管理局．关于药品上市许可持有人直接报告不良反应事宜的公告．2018－9－29．

45．国家药品监督管理局药品评价中心．关于发布上市许可持有人直接报告药品不良反应常见问答文件的通知．2019－02－01．

46．国家药品监督管理局药品评价中心．关于发布《个例安全性报告E2B（R3）区域实施指南》的通知．2019－11－22．

47．国家药品不良反应监测中心．关于发布药品上市许可持有人药物警戒年度报告撰写指南（试行）的通知．2019－11－29．

48．国家药品不良反应监测中心．关于E2B（R3）电子传输系统上线试运行的通知．2019－12－31．

49．国家药品不良反应监测中心．关于发布《上市许可持有人药品不良反应报告表（试行）》及填表说明的通知．2020－01－08．

50．国家药品监督管理局．关于进一步加强药品不良反应监测评价体系和能力建设的意见．2020－07－30．

51. 国家药品不良反应监测中心. 关于 E2B（R3）XML 文件递交系统上线的通知. 2020 – 12 – 31.

52. 国家药品监督管理局. 关于发布《药物警戒质量管理规范》的公告. 2021 – 05 – 07.

53. 国家食品药品监督管理总局. 关于适用国际人用药品注册技术协调会二级指导原则的公告. 2018 – 01 – 25.

54. 国家药品监督管理局. 关于发布个例药品不良反应收集和报告指导原则的通告. 2018 – 12 – 19.

55. 国家药品不良反应监测中心. 关于发布药物警戒委托协议撰写指导原则（试行）的通知. 2020 – 06 – 05.

56. 国家药品监督管理局. 关于可适用《E2C（R2）：定期获益—风险评估报告（PBRER）》国际人用药品注册技术协调会指导原则的公告. 2020 – 07 – 17.

57. 国家药品监督管理局. 关于发布《研究者手册中安全性参考信息撰写技术指导原则》的通告. 2021 – 12 – 23.

58. 国家药品不良反应监测中心. 关于发布药物警戒体系主文件撰写指南的通知. 2022 – 02 – 25.

59. 国家药品监督管理局. 关于印发《药物警戒检查指导原则》的通知. 2022 – 04 – 15.

60. 国家药品不良反应监测中心. 关于发布《药品上市许可持有人 MedDRA 编码指南》的通知. 2022 – 05 – 06.

61. 孙雪林，钱东方，谭斯元，等. 国内外药品信号检测和评价的比较研究. 中国药物警戒，2022（11）：1218 – 1222，1241.

62. 梁翠绿，张吟，陈琪莹. 基于 FAERS 数据库的阿卡替尼不良反应事件信号挖掘. 肿瘤防治研究，2022（11）：1168 – 1174.

63. 叶小飞，王海南，陈文，等. 数据挖掘在药物警戒中的应用. 中国药物警戒，2008（1）：36 – 40.

64. 陈文戈，李婵娟，江静. 基于 BCPNN 法的药品不良反应信号检测与自动预警技术研究. 计算机应用研究，2009（4）：1394 – 1397.

65. SUN L, SUN S, WANG T L, et al. Parallel ADR detection based on spark and BCPNN. Tsinghua science and technology, 2019 (2): 195 – 206.

66. 朱兰. 沙利度胺的故事. 中国食品药品监管，2019（9）：110 – 113.

67. 傅鹰. 罗非昔布撤出市场的反思和教训. 中国药物应用与监测，2005（5）：18 – 22.

68. 杨景勋. 万络事件及 COX-2 抑制剂心血管安全性的最新评估. 药物不良反应杂志，2005（2）：150 – 154.

69. 王越, 孙骏, 徐厚明, 等. 从 COX-2 抑制剂事件看上市药品风险管理. 中国药物警戒, 2005 (3): 158-159, 169.

70. 国家食品药品监督管理局. 关于修订非甾体抗炎药处方药说明书的通知. 2008-07-07.

71. 国家食品药品监督管理局. 关于停止生产销售使用西布曲明制剂及原料药的通知. 2010-10-30.

72. 赵东升, 王强, 杨凌. FDA 西布曲明撤市事件及其对我国的启示. 中国药业, 2013 (18): 5-6.

73. 卫生部办公厅. 关于立即停止使用苯甲醇作为青霉素注射溶媒的通知. 2005-02-16.

74. 国家食品药品监督管理局. 关于加强苯甲醇注射液管理的通知. 2005-06-10.

75. 秦惠基. 苯丙醇胺事件的启示. 药物流行病学杂志, 2001 (1): 1-3, 65.

76. 孙忠实, 朱珠. 苯丙醇胺事件的透析. 世界医学杂志, 2001 (6): I001-I003.

77. 国家药品监督管理局. 关于暂停使用和销售含苯丙醇胺的药品制剂的通告. 2000-11-15.

78. 国家食品药品监督管理局. 关于修订转为处方药管理的含麻黄碱类复方制剂说明书的通知. 2012-11-23.

79. 张子伯, 蒋文跃, 蔡少青. 马兜铃酸所致中草药肾病的医学和药学进展及其引发的思索. 中草药, 2003 (2): 185-188.

80. 国家药品监督管理局. 关于加强对龙胆泻肝丸监督管理的通知. 2003-02-28.

81. 国家药品监督管理局. 关于取消关木通药用标准的通知. 2003-04-01.

82. 徐芳, 林坤平, 刘建军, 等. 鹤峰县 693 例臀肌挛缩症调查报告. 中外健康文摘, 2012 (5): 1672-5085.

83. 孙安修. 从纠纷病例谈合理用药——溶媒选用不当. 中国临床医生, 2008 (10): 65-67.

84. 国家食品药品监督管理局. 关于加强苯甲醇注射液管理的通知. 2005-06-10.

85. 国家食品药品监督管理局. 关于修订利巴韦林颗粒剂说明书的通知. 2006-02-21.

86. 东风. 病毒唑不是抗病毒神药. 江苏卫生保健, 2020 (7): 35.

87. EMA. Metamizole containing medicinal products. https://www.ema.europa.eu/en/medicines/human/referrals/metamizole-containing-medicinal-products.

88．国家药品监督管理局．关于修订安乃近相关品种说明书的公告．2020 – 03 – 17．

89．国家药品监督管理局．关于发布注销安乃近注射液等品种药品注册证书和修订安乃近相关品种说明书公告的说明．2020 – 03 – 17．

90．国家食品药品监督管理局．对齐齐哈尔第二制药有限公司生产的亮菌甲素注射液采取紧急控制措施的通知（特急）．2006 – 05 – 09．

91．国家食品药品监督管理局．关于吊销齐齐哈尔第二制药有限公司《药品生产许可证》的通知．2006 – 05 – 18．

92．国务院办公厅．关于依法查处齐齐哈尔第二制药有限公司假药事件的紧急通知．2006 – 05 – 21．

93．蔡皓东．1937年磺胺酏剂（含二甘醇）事件及其重演．药物不良反应杂志，2006（3）：4．

94．黄传海，张庆柱，谢金洲．从"齐二药"到"欣弗"：药物警戒的重要性．药学研究，2006（10）：632 – 635．

95．国家食品药品监督管理局．关于加强对安徽华源生物药业有限公司收回药品监督管理的通知．2006 – 08 – 16．

96．国家食品药品监督管理局，卫生部．关于暂停上海医药（集团）有限公司华联制药厂两批注射用甲氨蝶呤用于鞘内注射的紧急通知．2007 – 07 – 30．

97．国家食品药品监督管理局，卫生部．关于暂停上海医药（集团）有限公司华联制药厂注射用甲氨蝶呤和注射用盐酸阿糖胞苷用于鞘内注射的通知．2007 – 08 – 30．

98．国家食品药品监督管理局，卫生部．关于暂停上海医药（集团）有限公司华联制药厂注射用甲氨蝶呤和注射用盐酸阿糖胞苷生产、销售和使用的通知．2007 – 09 – 05．

99．国家食品药品监督管理局，卫生部．关于暂停销售使用标示为黑龙江省完达山制药厂（黑龙江完达山药业股份有限公司）生产的所有注射剂的通知．2008 – 10 – 17．

100．国家食品药品监督管理局．关于开展刺五加注射液药品生产企业整顿工作的通知．2008 – 11 – 19．

101．国家药品监督管理局．关于长春长生公司行政处罚决定．2018 – 10 – 16．

102．国家药品监督管理局．关于长春长生生物科技有限责任公司违法违规生产冻干人用狂犬病疫苗的通告．2018 – 07 – 15．

103．全国人民代表大会常务委员会．中华人民共和国疫苗管理法．2019 – 12 – 01．